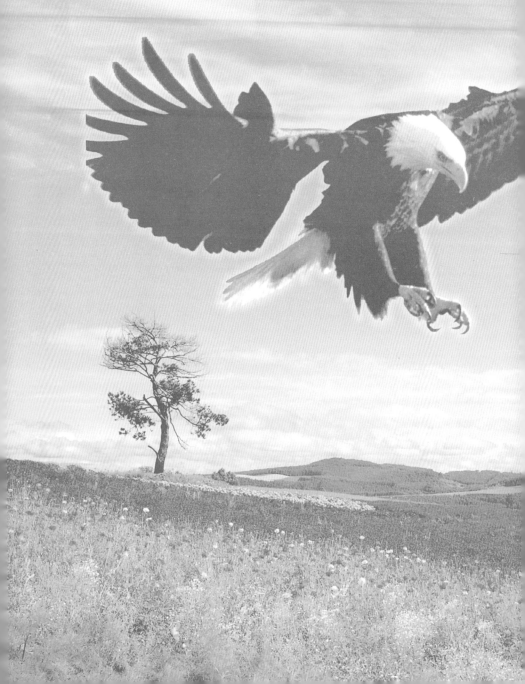

大展好書　好書大展
品嘗好書　冠群可期

大展好書　好書大展
品嘗好書　冠群可期

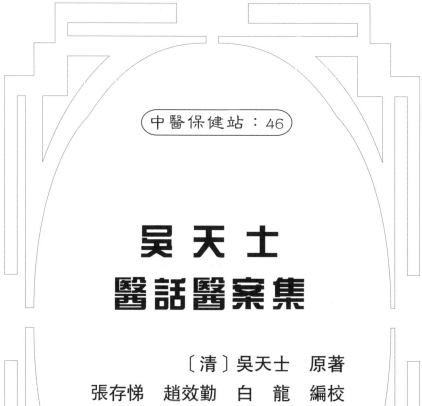

中醫保健站：46

吳天士
醫話醫案集

〔清〕吳天士　原著

張存悌　趙效勤　白　龍　編校

大展出版社有限公司

國家圖書館出版品預行編目資料

吳天士醫話醫案集／〔清〕吳天士 原著 張存悌 趙效勤 白龍 編校
——初版，——臺北市，大展，2013〔民102.8〕
面；21公分 ——（中醫保健站；46）
ISBN 978－957－468－965－1（平裝）
1.中醫 2.醫話 3.病例
413.8 102011179

吳 天 士 醫 話 醫 案 集

原 者／〔清〕吳 天 士
編 校／張 存 悌 趙 效 勤 白 龍
責任編輯／壽 亞 荷
發 行 人／蔡 森 明
出 版 者／大展出版社有限公司
社 址／台北市北投區（石牌）致遠一路2段12巷1號
電 話／（02）28236031・28236033・28233123
傳 眞／（02）28272069
郵政劃撥／01669551
網 址／www.dah-jaan.com.tw
E－mail／service@dah-jaan.com.tw
登 記 證／局版臺業字第2171號
承 印 者／傳興印刷有限公司
裝 訂／承安裝訂有限公司
排 版 者／弘益電腦排版有限公司
授 權 者／遼寧科學技術出版社
初版1刷／2013年（民102年）8月

售 價／280元

●本書若有破損、缺頁請寄回本社更換●

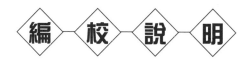

編　校　說　明

　　本書根據清初名醫吳天士的《醫驗錄初集》和《醫驗錄二集》綜合編輯校點而成。

　　《醫驗錄初集》初刻於 1684 年，是吳天士 1681—1683 年兩年的臨症實錄計 101 案，分上、下兩卷，病種涉及傷寒、內科、兒科、婦科、五官科疾病。卷首另有《蘭叢十戒》醫話 1 篇。

　　《醫驗錄二集》初刻於 1753 年，係吳氏自 1685—1703 年「計十餘年來奇驗者不下數千。……因刪之又刪，汰之又汰，僅存十之一二」，「大半皆追魂奪魄，與閻君相抗拒者，其餘皆爲易訛易錯與群醫若相反者」。可知都是疑難重症，卷一、卷二共計 102 案。內容側重傷寒、內傷、虛勞病症，間有部分雜症。卷首另有《破俗十六條》、《醫醫十病》醫話 2 篇。

　　本書根據清畹香草堂的初刻版本編校而成，說明如下：

　　豎排改爲橫排。原書係豎排，今改爲橫排，標點符號重新標注。

　　重新編排次序。吳天士輯案「因非有意立案，故不仿前賢醫案程式分別門類，但照日記中年月爲次第」。故未按常規分門別類編排，而以治驗先後爲序，各類病症混雜於一起，因而顯得有些混亂。由是編校者以病症爲綱，合

併同類項，將《醫驗錄初集》、《醫驗錄二集》混合重新編排次序，以求條理清晰，利於研讀；原書分卷，今已無意義，故取消；另外將3篇醫話置於醫案之前。此三點爲本書與原書最大變動之處。

部分案例新擬標題。《醫驗錄初集》原書各案均設標題；《醫驗錄二集》則未設標題，僅將醫案標分「傷寒（中寒合入）」、「內傷」、「虛勞」三部分。爲方便閱讀，今據案意擬立標題，且將相類病症歸於一起，只在首案示以標題，其餘不再設標題，但標以阿拉伯數字序號，以利檢索。同時將全部醫案分爲「傷寒（含陰證）」、「內傷」、「雜病」三部分。

另外，原書3篇醫話各論未設序號，爲清晰起見，標以一、二……大寫數字序號。

統一簡化漢字。凡原書出現的異體字、古今字、通假字，一律改爲現行通用正體漢字，不另出注。

注釋與糾誤。爲方便閱讀，對原書中生僻詞語給予注釋。凡原書脫文及衍誤、錯訛之處，一律訂補更正，不另出注。

刪除學友序跋。《醫驗錄初集》中有學友序文2篇，跋文1篇；《醫驗錄二集》中有學友序文3篇，跋文1篇。另外，「破俗十六條」文後亦有跋文2篇，「醫醫十病」文後有跋文3篇，均係學友贊頌之辭，與學術關係不大，均予刪除。吳氏本人序跋之文均予保留。

此外，爲幫助讀者理解，編校者撰寫了「吳天士學術思想探討」一文，較爲詳細地探討了吳氏學術思想，拋磚引玉，以期對理解本書起到啓迪作用。

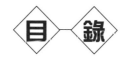

吳天士學術思想探析

吳天士其人其書

　　吳楚，字天士，號畹庵。清代康熙、乾隆年間安徽歙縣人，名醫吳正倫之玄孫，吳昆之侄孫。吳正倫號春巖，係明代名醫，曾在京城治癒不少王公重病，包括繈褓中的神宗和穆宗貴妃的病。吳昆則以著有《醫方考》等書而著稱，吳天士堪稱家學淵源。受封建科考影響，吳天士潛心攻修舉子業，初視醫為小道而不屑一顧。但康熙十年（1671）之夏，祖母的一場大病改變了他。74歲的祖母病傷食，「七日未進粒米，飲湯到口，反加嘔吐，……舉家惶懼無措。」當此之際，吳楚「乃竭一晝夜之力，將先高祖（吳正倫）所著諸書翻閱一過，微會以意，自投一匕，沉疴立起。始嘆醫之為道繫人死生，豈可目為小道而忽之乎？」此即吳楚《醫驗錄》初集中第一案，「不肖之究心醫理，蓋自此始。」「由是正業之暇，即捧讀先高祖所著《活人心鑒》、《脈症治方》、《虛車錄》，及一切家藏未梓行世等書。乃知醫之為道，通天地，明陰陽，變化無窮，神妙莫測。」

　　康熙二十年（1681）吳楚再次落第，懊愧無顏面對妻兒，退隱於山村發憤苦讀。友人善言勸導，鼓勵其窮則思變，在親友的支持與激勵下，吳氏兼以醫為業，「出所學以治人病，病者立癒。未幾，於鄉、於邑、於郡、於郡邑

以外之遙遠者，無不以病求治先生，先生不憚煩勞，悉治之，效俱奏。」很快名揚鄉里，成為遠近聞名的儒醫。

吳氏《醫驗錄》，乃是其行醫20餘年的部分疑難危重症的記載，包括初集和二集兩個部分。此外，還著有《寶命真詮》四卷、《前賢醫案》一卷。

吳氏生卒年份不詳，編校者略為考證：從《醫驗錄》二集「年家眷弟胡作梅」序文中，述及吳氏所作「長安秋興」詩，內有「七十年餘霜白髮」句，知其當年已70餘歲，其時為1690年，由胡序落款署「康熙庚午季秋……拜題」可知。

另外吳氏為《醫驗錄》二集所作「自序」時，落款署明「康熙庚辰季春，吳楚天士氏自識於錦山書舍」，考康熙庚辰年為公曆1700年，距康熙庚午年（1690）又過去10年，當時吳氏尚健在，已經80餘歲了。據此可以推測，吳天士生年不晚於1620年，卒世不早於1700年，享壽80歲以上。

下面主要以本書為據，對吳天士學術思想作一初步探討。

一、擅用附子，火神風格

吳天士崇尚溫補，贊同景岳「劉朱之道不息，軒岐之道不著」之論。認為「甘溫之藥如行春夏之令，生長萬物者也；寒涼之藥如行秋冬之令，肅殺萬物者也。……可見司命者，當常以甘溫益人氣血，不可恣用寒涼以耗人氣血，即有大實大熱當用苦寒，亦惟中病則已，不可過劑。病去之後，即須以甘溫培補。」由此他治陰證「熱藥多多

益善」，尤其推重附子，廣泛應用附子，危症重用附子，積累了十分豐富的經驗，彰顯其鮮明的火神派風格。

本書中屢有謂其「好用溫補」之語，即同道間亦盛傳其名，如「真熱假寒證」例1案，某醫告訴病人，所患係陰證，「今之能起此證，肯重用桂、附者，無如歙邑之吳某（指吳天士），盍請商之。」可知吳氏當時以擅用溫藥著稱，因此，編校者稱之為火神派前期的扶陽名家。

現對其應用附子的經驗，提要鈎玄予以介紹。

1. 廣用附子，重用附子

吳天士認為「熱藥至附子止矣，寒藥至黃連止矣。」「凡沉寒痼冷及傷寒中陰等證，非附子不能驅陰回陽。」「總非桂、附不為功。」強調了附子在治療陰證中的重要性。

他說：「種種陰邪，正須大劑溫補。培腎陽以逐陰火，燥脾土以除陰濕，升清陽以降濁陰，助命門以攝陰氣，補土母以開陰凝，總非桂、附不為功。」

「凡沉寒痼冷及傷寒中陰等證，非附子不能驅陰回陽，故本草稱其有斬關奪將之能，有追魂奪魄之功。正如大將軍臨陣赴敵，惟其有威猛之氣，有戰勝之勇，方能除寇亂，靖地方，奠民生，安社稷。凡此等功，豈可責之文弱書生及謙恭謹厚之人乎？」

「附、桂二味，為此證必需之藥，若不用此二味，即單服人參百斤亦無益，不可偏聽席流俗說，致誤性命。」

案中凡陰寒之證吳氏多選用附子理中湯，次則八味地黃丸、麻黃附子細辛湯等，方方不離附子，堪稱廣用附

子。

對於「中陰中寒之證，即俗所謂陰證傷寒也。不用熱藥便不可救，不用大劑熱藥，亦不能救。」自謂，「余治陰寒病，常有一病而用附子六七斤者，病癒之後並不見有絲毫毒發。」案中附子最多每日用至一兩，最多一案前後共用六斤，方得脫險。吳氏投用附子，一般是每劑二三錢，最多五錢，似乎劑量並不算大，但急症重症時，則日投二劑甚至三劑，如「戴陽」例1案記述：「每一晝夜，用藥三劑，俱同前理中、四逆之類」總量達到一兩，堪稱重用了。

在「虛陽上浮」例1中，羅某患傷寒已三日，脈數大無倫，按之豁如，舌色純黑，大發熱，口渴，頭面腫如瓜，頸項俱腫大，食不能下，作嘔，夜不能臥。

吳氏問：「何以遂至於斯？」答曰：「前日猶輕，昨服余先生附子五分，遂爾火氣升騰，頭面俱腫，頸項粗大，鎖住咽喉，飲食不能下，實是誤被五分附子吃壞了。」吳氏指出：「附子倒吃不壞，是『五分』吃壞了。」問：「何以故？」曰：「此極狠之陰證⋯⋯附子要用得極重，方攻得陰氣退，若只數分，如遣一孩童以禦千百凶惡之賊，既不能勝，必反遭荼毒。」形象的闡明重用附子的必要性。

2. 陰寒重症選用生附子

對於陰寒重症如陰盛格陽之證，由於陰陽格拒，服入頃刻便吐出者，吳氏嫌制附子藥力猶緩，逢此時刻，認為「用熟附子無力，須生附子方有效，否則少刻煩躁之極，

大汗一身而死矣。」毅然選用生附子，且日進二劑，取其
力峻效宏，直搗陰窟，破陰回陽，有膽有識。

「虛陽上浮」例1案，「服一劑，脈症如舊，舌上黑
苔絲毫未退，仍作嘔。乃知一劑猶輕，照方每日服二劑，
共用附子六錢，參亦六錢，胸膈仍不開，舌苔仍未退。又
照前方將熟附換作生附，每劑三錢……共服月餘而後起。」

3. 嫻熟附子的功用

附子主治陰盛陽虛之證，吳氏對附子的功用十分嫻
熟，達到精細入微的地步，有的頗為獨特，可以說補充了
火神派運用附子的章法。下面介紹一些：

▲行經絡之功效

凡用參耆等補氣藥，多加附子，如案中記載：「附子
二錢，回元陽以行參、耆之功。」「必要用附子以行經絡
……無桂附以行參耆之功，亦無濟於事。」

▲舌黑為投用指徵

案中屢有記載：「觀其舌純黑，餘再用附子三錢，桂
二錢……。」「中有一日，惑於俗見，云附桂不可多服，
只用二分，次早舌上即現黑色，胸腹不舒。忙照數服下，
舌黑又退，腹舒進食，始信附桂必用之藥，即少用尚不
可，況可以不用乎。」從正反兩方面驗證了附子用治舌黑
的特性。

▲消腫之功

「喘嗽」例8治水腫案謂：「一日附子用乏，只存五
六分，權用一劑，是夜遂復腫起五寸，方知附子之功所關
不小，仍照前加重。服十餘日，始消至腿肚下。」

▲固瀉之功

「產後」例5案謂：「此大便不禁，非獨氣虛下脫，兼腎氣欲絕也，故非附子不可，即單用參、朮，亦不能固其瀉也。」

▲潤舌之功

如治許師母崩漏案，「素常唇舌乾燥，服薑附後，唇舌俱潤，件件勝前。」

4. 指明服用附子的反應

服用附子等熱藥之後會出現諸多反應，甚至類似火熱之象，初學者容易認為熱藥之誤，其實係「陽藥運行，陰邪化去」之正常反應，鄭欽安在《醫法圓通》「服藥須知」一節中，對此專門予以揭示，這是其擅用薑附的重要體現，所謂「此道最微，理實無窮，學者當須細心求之。」吳天士亦有很多這方面的體會，豐富了鄭氏經驗，如：

▲出　血

「戴陽」例3案，病人面赤放光，知其為陰證面色也。脈浮大有出無入，按之細如絲，大汗不止。投用附子三錢，人參四錢。「服至第四日，痰中帶血，其家惶懼。余曰：此乃寒痰，即陰氣所化，服熱藥陰寒之氣始能化痰而出，所以帶血者，胃為多氣多血之腑，痰出時偶粘滯胃中之血，非此證有血，絲毫無是慮也……果少頃便不復有血矣。」

▲夜間發熱腹痛

「戴陽」例13案，坦公弟忽發熱，其脈浮滑數而無

根，面赤，渾身壯熱，舌上灰苔。急予附子理中湯，至夜又大發熱，每大發熱時，腹內必痛極。病人疑慮，「何以每至夜必發熱，每發熱反肚痛？」

吳氏解釋：「夜乃陰分，陰證至陰分必更狠，腹內陰氣盛則將虛陽逼出於外，故身外發熱，所謂內真寒外假熱也。所以發熱反腹痛者，陽氣盡逼出於外，則臟內純是陰氣，所以作痛。」

▲腹痛下利

「中寒」例8案，治岩鎮江某，患傷寒，嘔吐，下腹痛極。診稱「此太陰證傷寒也。痛在臍下，乃厥陰部位，陰證之至狠者。」立方用附子理中湯，服藥四劑，手足溫，嘔吐止，腹痛減而未盡除。

告曰：「此腹痛，必要下利方止。」「凡陰證下腹痛甚者，其濁陰之氣必要從大便中去，傷寒書所謂穢腐當去是也。穢腐不去，腹痛何由止？」「又服二劑，晚間果作利，一晝夜共七八次。仍照前藥，每日二劑，又服四日，利三日自止，而痛亦全卻矣。」

▲痰 多

「戴陽」例12案，治汪某之妾，診為「此似大熱證，實是中寒證也。」用八味地黃湯，服三日，「熱全退，夜安神，唇反潤，舌色反淡紅矣，惟是綿痰吐之不止。」告病人曰：「人見為痰，我見為寒，此皆寒凝於中，得溫熱藥寒不能容，故化為痰而出耳。」

仍於早晨服八味一劑，午用理中兼六君一劑，參、桂、附俱如前數。「服二日，痰吐盡，胸膈寬，知餓喜食，食漸增多。」

5. 對有關附子的俗說予以批駁

由於附子有毒，歷來醫家對其有種種不正確認識，在吳天士所在的江南一帶，有關附子的各種俗說尤為嚴重，他挺身而出，力予澄清。

在「破俗十六條」中，就有三條對這些俗說專門給予批駁，捍衛了附子的應用價值。

▲駁「俗說附子有毒不可用」

吳天士說：「凡攻病之藥皆有毒，不獨附子為然，所以《周禮》：冬至日，命採毒藥以攻疾。《內經》有大毒治病、常毒治病、小毒治病之論。扁鵲云：「吾以毒藥活人，故名聞諸侯。古先聖賢，皆不諱一毒字。蓋無毒之品不能攻病，惟有毒性者，乃能有大功。」「如兵，毒物也，然殺賊必須用之……用兵以殺賊，殺賊以安民，則不惟不見兵之毒，深受兵之利矣。故用藥如用兵，第論用之當與不當，不必問藥之毒與不毒。苟用之不當，則無毒亦轉成大毒；果用之得當，即有毒亦化為無毒。」

他並舉例證明服用附子的安全性：「嘔吐」例5案，對一停飲嘔吐病人反覆用附子理中及八味腎氣、金匱腎氣等湯加減服用，「爾時某先生又謂，服附子必要生發背，必要頭頂痛、渾身熱，必要使皮肉俱裂開。」結果共計服熟附子三斤半終獲病癒。當時，「其家患瘡者甚多，獨病人癒後，並無一絲瘡疥，更安得有毒耶？願醫家惟按脈審證，量證發藥，用藥救命，勿徒議附、桂有毒，致誤人命也。」

▲駁「俗說夏月忌用桂、附辛熱等藥」

「夏月不但不能無虛寒之人，而中陰、中寒之證在夏

月偏多……若夏月本屬伏陰在內，而人又多食冷物，多飲涼水或冷水洗浴，或裸體貪涼，故中陰、中寒之證夏月更多，豈以夏月陰寒之證，亦忌用溫熱以視其死耶？……況乎直中陰經之證，捨桂、附更將奚恃乎？第人不能辨認，故只知溫熱當忌耳。」書中有夏月中寒案多例，吳氏皆用附子救治成功。

▲駁「俗說桂、附灼陰不可用」

「惟是陰虛而脈躁氣盛、胃強善食者，方可用純陰藥，所謂壯水之主以制陽光，不宜桂、附、薑、尤等一派純陽溫燥之氣以灼其陰。若陰雖虛而脈軟脾弱，食少氣餒者，再用純陰藥，不惟孤陰不生，且使滯膈損脾，消削元氣，須少加桂、附於六味群陰藥中，使有一線陽光以濟其陰。如一夫而御群妾，方成生育之道。不惟不灼陰，正所以生陰，非欲加桂、附以補陽，正使桂、附引陰藥之補陰……至於陰不虛而陽虛，陽虛而陰彌熾者，即謂之陰邪。或為陰水上泛，溢於肌膚；或為陰濕生痰，湧於胸脅；或為濁陰不降，上干清道；又或陰氣上攻，不能歸原而作痛，陰寒凝結，不能運化而脹滿。種種陰邪，正須大劑溫補。……此桂、附之在所必用，欲其消陰而不虞其灼陰者也，所謂益火之源以消陰翳也。何乃不知分辨，概云桂、附灼陰不可用，於陰邪熾盛之證，猶必畏而戒之。此猶之嚴冬久雪而猶畏近日光，裸體凍僵而猶戒勿衣絮也。」

二、詳辨陰證，尤精陰火

一般研究《傷寒論》者，多詳於三陽證而略於三陰證。實際上，陽證易辨易治，陰證難識難療。元·王好古

云：「陰證毒為尤慘，陽則易辨易治，陰則難辨而難治。若夫陽證，熱深而厥，不為難辨；陰候寒盛，外熱反多，非若四逆脈沉細欲絕易辨也。」（《陰證略例》）。鄭欽安對陰證辨識作了全面的論述，唐步祺贊稱「其於陽虛辨治所積累之獨到經驗，實發前人之所未發，乃中國醫學之瑰寶，千古一人而已！」

此外，鄭欽安對於陰證中的一種特殊證型，即虛陽外越所產生的種種假熱之象所謂陰火者，有著十分深刻的認識，「鄭氏所特別指出而為一般醫家所忽略的，是陰氣盛而真陽上浮之病。」（唐步祺語）編校者因此稱之為鄭氏學術中最獨到、最精華的部分。

然而通觀本書，可以看出，吳天士在鄭欽安之前已對陰證陰火做過廣泛深入的研究，積累了許多寶貴的經驗，足可以補充鄭氏之不逮。下面予以介紹：

1. 凡治傷寒，須分表裏

吳天士云：「吾治傷寒，從來不錯。」積累了豐富的經驗。他認為「凡治傷寒，須分表裏。」這是首要原則，表裏不可錯認，「二者懸殊」，「有天淵之隔」，對此他在書中反覆對比論述。

「表證屬陽屬熱，宜表散，然用藥不過一二劑，汗出熱退，病尋癒。裏證屬寒屬陰，宜溫補，須多服方收功。有由表而入裏者，為傳經熱邪，宜清解以存陰。若不由表而直入裏者，為直中陰證，宜溫補以回陽。此一表一裏，一陽一陰，一熱一寒，有天淵之隔。」

「傷寒為傳經陽證，中寒為直中陰證，二者懸殊，無

如世俗不能辨認，概名之為傷寒。是以一遇陰證，但曰傷寒，亦以治陽證之法治之。表散不癒，繼以苦寒，殊不知陰證一服苦寒便不能救。」

「傳經與直中不同，直中入三陰乃寒證，傳經入三陰乃是熱證。寒證當用桂、附以回陽，熱證當用承氣以存陰。陽不回固死，陰液涸亦死。」

吳天士明確指出：「然以外感而誤作內傷治者少，以內傷而誤作外感治者多，猶之傷寒以陽證而誤作陰證治者少，以陰證而誤作陽證治者多，總以見熱便發散故也。」書中「以陰證而誤作陽證治者」確實比比皆是，幸賴吳氏勘破陰霾，力排眾議，以熱藥挽回。

2. 辨清陰證，批駁時醫

陰證係三陰證的總稱，由於時醫經常誤將陰證認作陽證，流弊甚廣，「奈何見人發熱，不審其為表為裏，為寒為熱，為陰為陽，概行發表。若是裏證、寒證、陰證，有不使之魄汗淋漓，亡陽而死者乎？」「是以一遇陰證，但曰傷寒，亦以治陽證之法治之。表散不癒，繼以苦寒，殊不知陰證一服苦寒便不能救。醫人於此為最毒，病人於此為最慘。」

吳氏「目擊心傷者久之，故獨於此道細心探討，辨之最明，療之最眾。」其醫案中所治陰證案例最多，總計55例，無疑對陰證辨析積累了豐富的經驗。

「水火寒熱之證，每多相似難辨，但以脈辨之則可據。」「又當辨之於舌色，辨之於脈。」「以脈辨之」為最關鍵依據，辨舌則係吳氏獨到之處。

　　「以通身熱，手尖冷，辨為陰證固矣，然陽證亦有手冷，且冷過腕者，何以辨之？又當辨之於舌色，辨之於脈。陰證之身熱手冷者，脈必浮大而空，以通身之熱是假熱，內有真寒，故外發假熱，熱是假熱，則脈亦現假象而反浮大，但按之甚空，此假不掩真，而知其為陰證也。若陽脈反沉者，以表邪去而裏邪急也，熱邪在裏，故脈反沉。人皆謂陰證脈當沉，陽證何以脈亦沉？殊不知陰證不發熱之脈則沉，沉而無力；陽證熱在裏之脈亦沉，沉而且數且有力也。陰證雖熱，而舌色必白或灰黑或有滑潤黑苔；陽證雖手尖冷，而舌苔必黃或焦紫有芒刺。蓋手尖冷者，陽極似陰。其脈沉者，熱極反伏也。」

　　除舌脈之外，他對陰證的辨識也頗多獨到之處，且看：「我明告子，子所治者，皮毛也；我所治者，臟腑也。如脈洪大，身有熱，面紅唇紫裂，皆火也，皆皮毛也；脈雖洪大而按之無力，身雖有熱而畏寒喜近衣，面雖紅，唇雖紫且裂出血，而舌苔卻灰黑滑潤，則皆寒也，皆臟腑也。子治皮毛，故見熱藥而畏；我治臟腑，故熱藥多多益善。」

　　由於時醫表裏莫辨，對陰證多有誤治，導致嚴重的後果，如「中寒」例6案，「此證乃寒中太陰脾經，亦甚易認。計二十日前曾經歷五醫，俱是表表著名者，不知何故，絕無一人認得是陰證，醫至將死，而後待餘以峻劑參、附救之。」

　　吳氏「目擊心傷者久之」，指斥「醫人於此為最毒，病人於此為最慘。」對此有著深刻的認識，因此不吝筆墨反覆予以批駁：「陽證誤治，猶可救；陰證誤治，便不能

救,故集(指《醫驗錄二集》)中所載陰證較多,要皆人所誤認,幾幾誤殺者也。」苦口婆心,仁心可鑒。

3. 精辨陰火,多有創見

單純陰證,舌脈、症狀是一致的,辨認起來並不困難。關鍵是陰寒內盛,格陽於外,導致一些所謂熱象,此屬假熱,亦稱陰火,內真寒而外假熱,多有惑眾之處,人多不識,以致誤辨誤治,實為「千古流弊,醫門大憾。」(鄭欽安語)鄭欽安對陰火的辨認給予深刻的論述,這是火神派的精華之處。

而在鄭氏之前,吳天士已對陰火的辨認積累了頗多經驗,「陰邪熾則孤陽浮越於上而面赤唇裂,此假火也。然舌雖紅紫,其中有隱隱一塊黑色,此則假火之中,究不能全掩其陰寒之真象也。」「此中寒證也,汗多,陽氣盡發越在外,故大熱面赤,乃假火也。」

其書中共收有真寒假熱案37例,包括虛陽上浮5例,戴陽12例,虛陽外越3例等,其例數之多在歷代醫案中無出其右者,足見經驗豐富。他對陰火的辨析頗多獨到之處,有些觀點鈎玄發微,富於創見,為鄭欽安所未論及,補充了關於陰火的理論認識,這也是本書最具價值的內容。下面摘要予以說明,皆係陰證而易誤認為陽熱者,所謂「真虛寒者,偏有假火」是也。

▲舌紅無苔

「戴陽證」例9,治翰林胡公案,「余診其脈卻洪大,按之又覺有力,視其舌色,鮮紅潔淨,並無苔。余甚疑之,暗自沉吟:據脈頗似熱證,若是熱證,服芩、連當

有效矣，如何反劇？若是陰證，脈不當有力，舌當有灰白苔，今舌紅，脈有力，又不似陰證。正坐病人床前，細細思索。見病人伸一指，向床頭邊冰水碗中，略沾些許冰水於舌上點點。余因問病人曰：『爾舌乾乎？』病人點首。余曰：『舌既乾，何不將此碗冰水大喝幾口？』答曰：『怕吃。』余暗喜曰：此一語審出真情矣，此是陰證也。若是陽證真渴，冷水一飲而盡，禁之不得，豈知怕飲？此舌之所以紅者，因服寒藥已多，反從火化，故色紅也。若是熱證，則舌當有黃苔，或舌色焦紫，豈僅如此之鮮明紅色乎？其脈之所以搏指者，至虛有盛候，真陽已竭，真臟脈現故也。」終因誤服俗醫黃芩黃連劑致死。

▲舌尖紅

「傷食」例5案，治文杏侄之子，甫四歲，發熱三四日。表散不瘉，繼以苦寒，遷延將二十日，人瘦如柴。「視其舌，灰白色，而**舌尖紅如朱砂，蓋脾虛之極也。**」經用十一味異功散加附子，連服四劑，熱始退盡，「舌苔退盡，其舌尖之紅反變成紅白淡色。」

▲舌　黑

「虛陽上浮」例5案，治紹文族嬸，素有汗證，此次汗出如沐，發上皆淋漓如墜水狀，人事昏沉。坐臥不安，心無主宰，汗出不輟，滿舌黑苔。人多謂舌黑有火，吳氏論云：「蓋舌黑有二種，有火極似水而黑者，乃熱證也；有水來剋火而黑者，乃寒證也。」「如是火證舌黑，則當口唇焦紫破裂，舌粗有芒刺。今口唇白，毫無血色，舌雖黑，卻無芒刺，又不乾燥，其為陰寒之象無疑。」因用「人參四錢，黃耆三錢，附子、肉桂各一錢，乾薑七分，

棗仁一錢，當歸、熟地各二錢，五味子三分……服後即鼾睡，至三鼓方醒，醒時汗遂斂，舌黑退去一小半。又服復渣，直睡到曉。舌黑退十之七，汗斂十之八。」

▲口舌乾燥

「傷寒誤清」例4案，治桓若家叔，舟中感冒，服發表藥，微汗熱退，外感症已癒，惟飲食不進，胸膈不寬，想有食滯故也。誤「用黃連、石膏，服之愈劇，口乾作渴，舌燥如銼，每日勉強飲米湯半碗，只喜食西瓜雪梨，日啖數枚。如此者四十日，吃過西瓜數十枚，雪梨二十餘斤。」

吳見其形容枯槁，瘦骨如柴。診脈極浮極數，按之似鼓革。認為「其口舌乾燥者，由過服寒涼，寒從火化故反似熱。且以寒藥奪其正氣，氣虛無津液上升，故舌乾澀，切不可更服涼藥。」認為此證仍要加重參、蓍，再漸加桂、附以溫中健胃方效。如法治之，舌轉潤，「見梨反畏而不敢食矣。」服藥1月而起。

▲唇裂出血

「中寒」例6案，治某僕人，患傷寒已半月。初起發熱，先發表共五六劑，熱總不退。更醫見胸膈脹悶，日用枳殼、厚朴、神麴之類，更劇。今則唇紫燥裂出血。吳氏診「其脈虛大浮軟，按之全無，口唇雖裂出血，而舌苔灰黑滑潤，面色亦復慘黑。」曰：「此陰證也。」予附子理中湯，服25日而痊癒。

▲面赤戴陽

「戴陽」例9案，治文杏侄忽腹痛嘔吐，診為「中陰中之極凶證」。急用理中湯加丁香、熟附子是夜連進三

劑，約吐去二劑，只好一劑到肚。次早「頭面目珠俱血紅，口舌乾燥之極，渾身壯熱，惟腳下冷，腰痛，其家疑是附子太多，致火起。余曰：若三劑，共四錢五分附子俱到腹，此證不出矣。總因吐去，到腹無多，故顯此證耳。此所謂戴陽證也，惟陰證之極故反似陽……前藥用熟附子無力，須生附子方有效，否則少刻煩躁之極，大汗一身而死矣。」「共用生附五錢，人參一兩，二劑俱服畢而頭面、目珠，赤色盡退，一身俱涼，腳下方溫，反叫舌麻，背惡寒，陰寒之象始見。」服一月而起，共計服附子二十四兩，人參二斤。「然非如此用藥，萬無生理矣。」

案中屢次記載：「陽浮於上，所以面赤放光，口乾作渴。腎中一線孤陽已令真寒逼浮於上，今惟用附、桂驅去真寒，引此孤陽復歸宅窟，乃為正治之法。」「一見病人面赤放光，心便驚懼，知其為陰證面色也。」

▲頭面腫痛

臨症所見「頭面腫如瓜，頸項粗大鎖住咽喉」、「頭面腫大如斗」等症，俗醫極易誤為陽熱，其實乃是虛陽上浮所致。

如治僕人來旺，「臥病六七日，頭面腫大如斗，紫赤色，起粟粒如麻疹狀，口目俱不能開。咸以為風熱上湧，又以為大頭瘟，服清散五六劑，絕不效。漸口唇脹緊，粥湯俱不能進口。」吳氏診兩寸脈浮而不數，兩尺脈沉而濡。認為「此寒中少陰也，連日小便必少，大便必溏。」問之果然。用八味地黃湯兼用麻黃附子細辛湯，服一劑色退淡，略消三之一。再劑消去一半，能進粥食。除去麻黃、細辛，服四劑而痊癒。

▲陰　躁

案中屢次指明：「正氣衰則虛陽出，亡於外而發熱、發狂，乃陰躁也。」「經云：誤發少陰汗，必亡陽。凡中陰之證，必先入少陰，一用表散則孤陽飛越，乘汗而出，是以煩躁不寧，妄見妄聞，譫言亂語。」「煩躁異常，並不發寒熱之時，總只坐立不定，始請余視。診其脈，浮大而數，重按全無，余心知是陰躁也。」均用溫法治癒。

▲假陽脈

「兩手脈重按如絲，輕按浮數洪大，乃假陽脈也。」

▲肢體紅腫

「戴陽」例7案，治希魯舍弟，初病寒熱，不頭痛，面赤，醫用發散藥一劑，大汗不止，發熱更甚。左腿上紅腫一塊，痛極，晝夜煩躁不安。吳視之，脈浮數無倫，按之如絲，面赤如朱，身如燔炭，口唇焦紫，舌色卻灰白。「此中寒證也。汗多，陽氣盡發越在外，故大熱面赤，乃假火也。兩手脈重按如絲，輕按浮數洪大，乃假陽脈也。腿上紅腫處，乃陰寒欲尋出路，若不急急攻之，一潰便成流注。」用附子理中湯，因有腫痛處，加當歸、五加皮、牛膝、秦艽。服一劑，汗止，面赤全退，身熱退輕，腿上紅腫處走至腳下。連服二劑，腳上紅痛全消。

▲小便黃赤，或如墨水

「大凡陰證，小便必黃赤色，甚者如墨水。蓋寒入少陰，腎不化氣，故小便停蓄不利，所出無多，必是黃赤色。醫家每以小便之黃白分寒熱，殺人多矣。其時又有醫見小便黃赤，謂是小腸經火，用木通、燈心、黃柏之類。」

如「傷寒誤清」例4案：患者「小便甚急，欲出不出，短澀而黃，乃由氣虛不化，停蓄許久而後出，小便必黃，不可以色黃而卜其為熱也。」如法治之，「是夜小便長而清。」

▲血證有陽火、陰火之分

「前賢謂血證皆源於火，有陽火、陰火之分。咯血、痰中帶血為陽火，宜清；暴吐極多為陰火，宜補。陽火乃五行之火，可以水折，故可清；陰火乃龍雷之火，得陽光則伏，故宜溫補，引火以歸原。」

三、善於思辨，獨創新見

醫學需要發展，發展需要創新，否則就可能裹足不前。因此一個醫家有沒有創新之論，是衡量其學識水準的重要標誌。吳天士以儒治醫，長於思辨，勇於探索，「證有疑難，精思詳審，獨出其學識以發藥，卓卓乎不隨庸眾之見。」吳天士提出許多新的見解，令人耳目一新，予人啟迪，舉例如下：

▲服藥內傷論

吳天士對東垣學說很推崇，然東垣論內傷，只談及飲食內傷、勞倦內傷，未有所謂服藥內傷者。吳天士從實踐中深切認識到服藥內傷很常見，而且「病傷猶可療，藥傷最難醫。」對服藥內傷體會頗深，「誤藥殺命甚於無藥救命」，因此他特別在飲食內傷、勞倦內傷之外另立「服藥內傷」病名，並附以自己的3個案例，以示其對此病的重視，「願服藥者慎之，用藥者尤慎之。」可謂補充了東垣內傷學說的涵義。

▲虛陽貫頂證

吳氏稱陰證而見頭頂痛極為「虛陽貫頂」，投以八味地黃湯收效，頗有新意。「戴陽」例8案，治族叔維貞，發熱數日，初用防風、柴胡等藥二三劑，病不減，且加頭頂痛，其痛如破，而其痛處又如有炭火在頭上燔炙，奇痛奇熱，將用清降藥矣。兩寸浮數無倫，按之無根，兩尺沉微，舉之無力，兩手尖冷如冰，腳下亦極冷，時出大汗。

吳氏認為「此寒中少陰，因升散而使虛陽貫頂，以故極痛極熱，切不可用涼藥。」乃用八味地黃湯，內用大生地八錢，附子三錢，肉桂一錢五分，山萸二錢，丹皮八分，茯苓一錢五分，澤瀉八分，山藥一錢五分，加人參七錢、龜板二錢、牛膝一錢、童便半盞。「服一劑，痛減十之八，熱全卻矣。再服一劑，痛全止。」

▲暑月最多中寒論

在「暑月中寒」例1中，病人問吳氏，如此暑月何得中寒？告知：「惟如此暑月最多中陰，此必是多食寒物，寒入三陰，便為中陰。」詢其病起時，果由吃兩個大西瓜，飲冷水六碗而引起。

他進一步解釋：「寒即陰也，暑月陽發於外，則陰伏於內。既有陰伏於內，則凡遇陰氣即相引而入，所謂同聲相應，同氣相求，理固然也。夫暑月安得有陰氣？抑知此陰氣不必天寒地凍之氣始能中入。在暑月或食冷物，或飲冰水，或裸體貪涼，其氣皆能中人，總由陰伏於內，陰氣便於直入，猶之奸細潛伏城中，賊來便易攻打也。所以謂之中寒者，以其深入在臟，而非若感寒之感觸在表也。惟有大劑薑、桂、附以驅陰寒，大劑參、朮以回元陽，乃為

可救。稍一游移，命在呼吸矣。」

此證極易誤辨誤治，吳氏親眼目睹漢上醫家，「凡是夏月中寒之證，無有不醫至死者。彼絕不知夏月有中陰一證，又絕不知治陰證當用何藥。但有發熱者，必先予九味羌活湯二劑；熱若不退，便云是火證，即用黃芩、黃連、花粉、梔子之類，狠服數劑；熱又不退，便加石膏、犀角；熱又不退，則用大黃，日有大便，便且溏，仍然用大黃。不知此種傳受，從何處到來。」

▲夏月瘧、利多陰證

由暑月最多中寒論推衍，順理成章可知，「夏月，瘧、利兩證最多，而此瘧、利中亦多夾陰之證，即當同傷寒陰證治法，非溫補不能救，……往往見治夾陰瘧、利，亦同治邪瘧、熱利法，直以黃芩、黃連、大黃殺之。」

▲舌苔白膩係「寒潭積雪」

有一患者白苔如麵粉厚塗在舌上，其白異常。吳氏云：「此名寒潭積雪，寒之極也，如潭水本黑色為寒，又加雪積其上，其寒更甚。今兄（指患者）舌本黑色，又加一層白苔，掩住其黑，若白苔退開，黑色自現。其有鼻紅者，乃下焦陰寒之極，將一線孤陽逼之上浮，用附桂則引之使下。」

▲寒入血室證

「寒入血室」的提出為吳氏善於讀書，精於思考提出新見解的典型例子。

他治一女患，「病甚奇怪，每日間屢發寒戰，發時揚手擲足，渾身顛簸，身體憑空跳起一二尺高。前醫或用發散，或用養血，藥俱不效……右脈略有一線，左脈全無，

視其面色如平常時，舌色微白，問其病狀，應對清悉，精神爽朗。」吳認為此病無脈，然卻不死，細細思索：「傷寒書有熱入血室一證，既有熱入血室之證，又豈無寒入血室之證？古人往往只說一半，後之明者自可悟其全，如東垣雲氣有餘便屬火，後人因悟氣不足便屬寒。夫熱入血室者，病由三陽經入，雖受寒亦為熱病，故謂之熱入血室。血室者，肝也。由月信行時，熱邪乘之而入也。此疑其為寒入血室者，原無外感三陽之證，想亦由月信行時，血室正虛，寒氣客之，肝臟有寒，鬱閉不得出，所以筋脈收束而戰慄驚跳也。彼之熱入者，涼以解之；則此寒入者，自當溫以舒之也。」

如法用肉桂溫逐肝經之寒，柴胡疏通肝氣，當歸、川芎助肝經之血，丹參去污生新，吳萸引藥入肝，天麻搜肝經之餘邪。「服下一劑，是日便安靜熟睡，絕不戰跳矣。十日之奇病，一劑立瘥。」

▲傷寒入經證

書中有3例「傷寒入經」之證，吳氏稱「惟余一人知治此證，實非余妄自誇口也。」

且看例1：其弟媳某日左腳腿痛起，服發散五六劑，汗出而痛不減。某醫云是火痛，用黃芩八分，服一次即大吐，吐後即死去不知人事，僵臥在床。診脈滯澀之極。抉開牙關見舌灰黑色。

遂「用人參三錢，附子三錢，薑、桂、白朮各一錢五分，茯苓、半夏各一錢，炙甘草三分，煎熟灌下，少刻即蘇，仍吐去痰涎若干……左腳痛處尚未移動。將參、附各加至四錢，其痛處始移至右腳，仍作嘔，間或大吐，不能

進食。余知藥力猶輕，總因一劑黃芪，便要多用許多附子。立定一方，每日二劑。因其無力，人參每劑只三錢，每日二劑共六錢，附子每劑卻用四錢，每日共用八錢。白朮、肉桂、炮薑照前方。又加入當歸、川芎、五加皮、牛膝、鹿角膠、山萸，一派營經行血脈之藥。服數日，其右腳痛處又移至左手腕。隔一二日，左手瘥，又移至右手腕，並手指骨節及兩足腕，凡有筋脈轉折之處，俱痛到……共服半月餘，始改作每日一劑，用附子五錢，人參三錢，又服半月始能行動。然後減去肉桂，專用附子三錢，加虎骨三錢，調理五十日而後痊癒。」

揣摩吳氏所謂傷寒入經之證，又稱「寒中入經」，當指「陰寒中入經絡」，與風寒痺證不同之處在於，表現為關節疼痛游走，「手足走痛」，「凡有筋脈轉折之處，俱痛到。」「若時俗名醫，必謂是痛風，恣用風藥，無有癒時矣。」「此證非風，用不得風藥，為溫經絡，行血脈，聽其流動。凡手足轉折筋節處，俱要痛到，方可漸癒。」「每見醫家遇此種證即云痛風，日用風藥，經年不癒，且令手足漸成廢疾。」

其治療需用「養血營經溫補之藥」或稱「營經行血脈之藥」，「余治手足走痛之證，斷定是陰寒中入經絡，加附、桂於養血營筋藥中，無一不效。」此或為吳氏獨家秘訣。

典型處方如例2：附子一錢，肉桂一錢，當歸二錢，川芎七分，五加皮一錢，陳皮八分，牛膝一錢，桂枝五分，人參一錢。後加鹿角膠三錢，虎骨二錢。

四、精於脈診，屢試皆然

辨證認病，吳天士最重脈診，「獨是微妙在脈」，對脈診下了很多工夫。「問難無從，乃研究《內經》之脈要精微、平人氣象諸論，並參究王叔和《脈經》，崔真人之《舉要》及家鶴皋先生之《脈悟》，李士材先生之《診家正眼》。靜夜思之，思之不得，嘗達旦不寐。如是月餘，忽覺鬼神來告，而於諸脈之呈象、主病悉洞然於心，而了然於指。試一按脈詢病，如取諸其懷，辨證用藥，如桴之應鼓。親友見之，且信且疑，初亦不敢嘗試，往往有疾日就危，醫窮氣索者，召余治之，輒霍然起。屢試皆然，始相嘆服。」

吳天士說：「凡治病，須得病情。欲得病情，必須審脈。」「從來症之疑似難決者，於脈決之。」將脈診視為醫人看家功夫，因此精於脈診，憑脈者十之八九。他「能出獨見於群流之上，奏奇效於轉瞬之間」，仗的是高明的脈診功夫，茲舉其驗案一則證明：

「瘧疾」例9案：丁卯夏月，治一管家，年十八歲。入冷水洗澡起，是夜即嘔吐，頭痛如破，不發熱。

次日，天士為診之，脈沉細，手尖冷，頭有冷汗。斷為中陰證，用附子理中湯，二劑而頭痛止，服三劑而嘔吐止。第四日復診之，兩關脈弦起，汗多。告曰：「此欲轉作瘧疾，然亦係陰瘧，仍如前藥加半夏一錢，人參二錢，略用柴胡五六分，使引邪出表。」是夜果發寒熱，一連三日，俱發寒熱。

第四日又為視之，弦脈已平，又告曰：「今日瘧止，

不復寒熱矣。」前方去柴胡、半夏，加黃耆、當歸。是夜果不復寒熱，如前方服四劑而痊癒。

病家曰：「年翁初斷是陰證，果是陰證；繼而云要轉成瘧，果即轉成瘧；後云瘧止，果即不復寒熱。言之於前，必應之於後，何奇至此也？」吳氏曰：「絲毫無奇，不過據脈言耳。」

五、善治虛勞，倡用補養

吳天士善治傷寒，亦善治內傷，對飲食、勞倦內傷及服藥內傷均有許多驗案。此外，他對虛勞病症經治尤多，本書即收錄了26例，在單病種中最多，由此積累了豐富的經驗，這裏專門討論一下。

1. 火分虛實，先要辨清

吳天士認為虛癆所現火熱之症，首先要分清是實火虛火，兩者不可混淆，「實火一瀉即平，虛火愈清愈起。」

他說：「虛癆之證，固不敢謂無火，然火有虛實之分，非可一味用清。丹溪云：實火宜瀉，芩連之屬；虛火宜補，參耆之屬。試問虛損之證，既失其血矣，又發熱蒸灼其陰矣，又久嗽傷其肺矣，又出汗吐痰重損其津液元氣矣，其火豈猶是實火乎？而日為清之瀉之可乎？」

根據臨床表現，他斷虛勞為虛火為患，他說：「癆者，勞也。勞傷虧損其氣血之謂也，既虧損其氣血，則大虛矣，故名為虛癆。」

吳天士對時醫認虛癆為「火癆」、「為實火」，肆行清瀉、降氣之法，反覆予以尖銳批駁：

「奈何近世治此證者，若忘其名為虛癆，竟易其名為火癆，絕無補養之功，一以清火為事。且不獨易其名為火癆，更認其證為實火，不但清火為事，更以降氣為先。清則元參、花粉、黃柏、知母，恣用不休，且更有用黃芩、黃連者；降則桑皮、白前、蘇子、旋覆花，信手輕投，且更有用枳殼、卜子者。虛癆必吐血，止血則曰茜根、小薊；虛癆必咳嗽，止嗽則曰紫菀、百部、枇杷葉；虛癆必吐痰，清痰則曰麥冬、貝母；虛癆必潮熱，退熱則曰青蒿、鱉甲、地骨皮、銀柴胡。服之至脾損腹脹，食少作瀉，則以穀芽、石斛為助脾之靈丹；服之使肺損氣喘，不能側臥，則以百合、沙參為保肺之神劑。服之無效，更多服之……使氣血日虧，真元削盡，脈僅一絲，氣存一息。」

「在丹溪先生醫學多精到處，獨以六味加知、柏為治癆之方，實足貽禍於後世……一見失血、咳嗽、發熱等證，動以此種清降損真諸藥投之，一醫有然，更數醫皆然；庸醫有然，即名醫亦無不然。」

「試思世之以清降治癆者多矣！其遠者勿論，即耳目所及者，細數之千百人中有一二得生者乎？」對此他「目擊心傷而無可如何」，尖銳指出：「凡見用清瀉之劑者，百人百死，千人千死，無一得活，遠觀近覽，可數而知也。」堪稱醫醫警世之言。

2.倡行補養，擅用人參

「既名為虛為癆，則當補當養不待言矣。」「所謂虛火者，本因乎虛而火乃起，則一補其虛而火自降矣。」順理成章，吳天士倡用溫補法治療虛勞，自謂「百發百中，

屢試屢驗」，活人甚眾。

「余起此等證甚多，雖病之淺深不同，藥之輕重不一，要之大旨不離乎是，則用補之法，百發百中，屢試屢驗者也。」

「余於此種證，不論病起遠近，但肝肺未損，兩側可臥，審無實邪者，即以參、蓍、歸、地之類補之。服後脈數必平，浮火必降，痰少嗽止，熱退食進。可取效於崇朝，可收功於經月。」

「余值此證，惟是脈已細數，形消肉脫，兩側不能臥者，肝肺損，脾腎絕，不能復救亦付之，無可如何而已。否則相其虛之輕重而補之養之，往往得生，且生者頗多，不可謂非明效大驗矣。」

臨床實踐中，他多從脾腎兩臟虛損著眼，腎虛者多選六味地黃湯或八味地黃湯出入，脾虛痰盛者取六君子湯加味，氣血兩虧者則用八珍湯或十全大補湯為基礎。對虛勞包括虛證他特別推重人參，無論選用何方，人參在所必用，案中選用人參例次最多，這是他治虛勞的突出特點。嘗云：「止血莫如人參」，「降火無如人參」，「安胃止吐，莫如人參。」「人謂吐血不可用參，余謂吐血必須用參。」如病家貧困，無力購參者，則以黃蓍代替之。

六、常用方藥，經驗舉隅

作為一個臨床大家，吳天士對許多病症都積累了豐富的經驗，選方用藥具有鮮明特色，對學者多有教益，這裏摘要予以介紹。

▲凡陰證首選附子理中湯加味

附子理中湯是全書最常用之方。除原方外，辛熱藥常加肉桂、川椒、吳茱萸等，其中椒‧萸多用於兼見腹痛者；引火歸原多用茯苓、澤瀉；降逆化痰多選半夏、陳皮，寓二陳湯之意；理氣除陳皮外，時選木香、砂仁；人參必用，否則必代以黃蓍，有時參蓍並用；由於二陳、茯苓在多數情況下都被加用，所以吳氏治陰證常用方也可以理解為六君子湯合四逆湯加肉桂等。

▲虛陽上浮有時用八味地黃丸

對於虛陽上浮包括戴陽證而又脈躁、證躁之證，倡用八味地黃湯。此刻「要攻陰寒，則不可不用熱藥，然脈躁證躁，則熱藥又不可用於上焦，是當用八味地黃湯，從陰以斂陽，即從陽以驅陰。」

頭面頸項之腫亦用本方，另外「治虛人喉乾，八味丸為聖藥。」

善後調理，通常「晨服八味一劑，午用理中兼六君。」

▲傷寒太陽證多用羌活沖和湯加味

此證很少選用麻黃湯、桂枝湯，但治陰證兼見表證時，有時加麻黃、細辛。太、少兩感證則徑取麻黃細辛附子湯。

▲喘嗽推崇溫肺湯

對各種虛證痰喘咳嗽十分賞用溫肺湯，吳天士有5個案例即選此方取效，「乃知此湯之治肺氣虛寒，誠屢試屢驗，百發百中者也。」「喘嗽之有溫肺湯，乃氣虛肺寒的對之藥，投之得安，無不立效。」

溫肺湯組成：炮薑、肉桂、白朮、半夏、黃蓍、人

參、茯苓、甘草、橘紅、桔梗。

▲傷食常用方

厚朴、枳殼、枳實、神麴、山楂、麥芽、甘草、茯苓。便秘選加大黃。

食厥則在上方基礎上再加半夏、陳皮、香砂、草果、煨薑、大黃等。

▲三陽證奉仲景為圭臬

陽明白虎湯、承氣湯，少陽柴胡劑，不離經方規矩，吳氏自謂：「余於傷寒一證，從無絲毫錯誤。」

此外，傷寒入經、虛勞等病症選方用藥已在相關章節中介紹，不再重複。

總之，從全書選方用藥來看，吳氏除擅用附子及理中湯等，彰顯火神派風格以外，對各種虛證多用「參、耆、歸、地之類」溫補藥物及六味地黃湯、八味地黃湯等，且於東垣學說、景岳理論頗多賞識體驗，在其書中時有表露。

從此意義上說，吳氏又兼具補土派和溫補派的風格，這一點是很正常的。事實上，包括近現代諸多火神派醫家如祝味菊等人在內，不少都兼具補土派或溫補派的風格，這並不影響其火神派的名分。因為任何一個醫學流派都不可能不吸取其他醫派的精華，融入自己的風格之中，這同樣是很正常的。

有些學者以為宗於某一流派，就只會該流派的東西，其他則全然不知，如說攻下派只會汗、吐、下三法，火神派只會用附子、四逆湯，只會治陰證之類，其他一概不講，等等，這就未免狹隘了。豈不知「子和一生豈無補劑

成功？立齋一生寧無攻劑獲效？但著書立言則不及之耳。」（李中梓語）

孫一奎亦說：「仲景不徒以傷寒擅長，守真不獨以治火要譽，戴人不當以攻擊蒙譏，東垣不專以內傷樹幟，陽有餘、陰不足之談不可以疵丹溪。」（《醫旨緒餘》）

這幾句話被《四庫全書提要》稱為「千古持平之論」。對比一下，那些動輒對火神派譏以偏見的醫家不該反思嗎？

七、破除時俗，針砭庸醫

一般而言，醫家的醫案集是專門收集其驗案的。吳天士以儒治醫，以仁心仁術行世，倡導「品高者道自高」，「欲精醫術，先端心術。」因而他的兩本醫案集在醫案之外，附帶收錄了3篇醫話，即《醫驗錄初集》中的「蘭叢十戒」和《醫驗錄二集》中的「破俗十六條」、「醫醫十病」。

這些醫話的主旨在於針砭當時醫家醫風的問題，「蓋先生能隔垣視物，洞見病人之臟腑，即洞見病醫之臟腑。見之真，斯言之甚悉，而醫之為病無遁形，醫醫之法無餘蘊矣。」通篇破字當頭，破中有立，觀點鮮明，語言犀利，頗多警世之義，在歷代醫籍中堪稱難得一見的倡導醫德的佳篇傑作，讀者可用心品味，因非本文的討論重點，這裏不多涉筆。

同時這些醫話中亦涉及一些學術問題，主要是破除當時的一些流俗時弊和錯誤傾向，「醫之為道，動關死生，尤不可狃於習俗而不為之正其失，辨其非也。」「庸俗之談，最有害於正道。」這些問題突出，誤人非淺。「憫時

醫之憒憒，而病人之多為所誤也。」

他認為：「人之品行文章，其美惡只在本人，與他人無與，吾置之不論不議可也。若醫之為道，一言之得失，即係人之死生，豈亦可不論不議……一言之失，自不得不諄諄乎辯之。」為此「每投藥之際，輒如此辯論一番，幾欲嘔出心肝。」

極欲破除時俗，針砭庸醫，澄清認識，時人稱其「撥雲霧而見青天，燭迷途而開覺路。」這是其學術思想中的重要組成部分，具有很高的理論價值，值得探討，這裏選出幾個重要問題予以歸納探討。

1. 破「萬病皆生於火」說，「戒恣用寒涼」

清初，江浙地區誕生了溫病學派，受其影響，醫界流行「萬病皆生於火」之說，「凡視一病，便云是火。」「甚至脈已沉遲，猶云有火；脈已將絕，猶云不可補。」由此推衍，進一步產生諸多流弊，如「俗說我是火體，毫不可用補」，「俗說病雖虛卻補不得」「俗說後生家不虛，不可補，又謂孩童純陽，更不可補」，等等，之所以「不可用補」，皆因為「惟火之一字，最熟於胸中，最滑於口角。」

吳氏推其原因有三：「一則誤信六氣火居其二之說，而不得其解；一則認證不真，凡虛人偏覺火炎，內真寒者，外偏顯假熱，不能審其火之為虛，熱之為假，但就外貌治之，故信手用清，似對證而實與證相反也；一則用清不見破綻，蓋溫補藥設一不當，其弊立見。」這種分析言之有理。

受「萬病皆生於火」之俗說誤導，眾多庸醫自然「恣用寒涼」，「動以此種清降損真諸藥投之，一醫有然，更數醫皆然；庸醫有然，即名醫亦無不然。」「黃芩、黃連、石膏、苦參等項，信手輕投，卻如摧山倒海，使陰寒之證立刻見殺。」可知其弊何等嚴重。

吳氏強調，恣用寒涼之弊在兒科尤為多見，許多患兒虛弱之症，「諒無他事傷損，想愛惜之深，常服幼科之藥，多為清降藥所傷，多降則傷氣，多清則傷脾，所以胃寒中氣弱也。」

典型者如服藥內傷例 1 案，治黃朗令，六月酷熱非常，病人之畏寒更非常：身穿重綿襖袍，又加以羊皮外套，頭戴黑羊皮帽，每吃飯則以火爐置床前，飯起鍋熱極，人不能入口者，彼猶嫌冷，極熱之飯，只連扒數口，忙傾紅爐鍋內復熱，每一碗飯須復熱七八次而後能食完。脈浮大遲軟，按之細如絲。辨定「此真火絕滅，陽氣全無之證也。」

然「方少年陽旺之時，不識何以遂至於此？細究其由，乃知其尊翁誤信人云，天麥二冬膏後生常服最妙。翁以愛子之故，遂將此二味熬膏甚多，囑乃郎早晚日服勿斷，朗令兄遵服二三年。一寒肺，一寒腎，遂令寒性漸漬入臟而陽氣寢微矣。」

吳氏批評恣用寒涼之害：「前賢所謂寒涼藥如陰柔小人，至國祚已移，人猶莫知其非也。所以皆視溫補為鴆毒，愛苦寒為靈丹，相習不覺，傷命實多。」

「寒涼藥投之不當，不即見其害。不惟不即見其害，初服反見其利，如虛炎無津液，口舌乾澀，得清潤之味亦

覺暫快一時。信用不已,遂至於元氣日削而不可救。」即使在今天,這種恣用寒涼之弊猶未肅清,吳氏之論仍有著深刻的現實意義。

2. 破時俗輕清之風

其時,流行一種所謂輕清之風,眾醫趨之若鶩,大有成為門派之勢,「凡病人來前,不審其病之為虛為實、為寒為熱也,但曰有火宜清;亦勿究其病之為輕為重、為緩為急也,概曰用藥宜輕,且自負此輕清之法得之家傳,得之秘授。」「其方藥大都相似,皆係極輕浮無力者,每味三五分,合成一劑,共計不過三錢有零。」「凡味厚有益人元氣者,盡皆不用,惟選極輕淡清降者二三十味,如石斛、百合、扁豆、二冬、二母、二皮、花粉、黑參、桑皮、白前、蘇子之類,無論中風、中痰、傷寒、虛損、久困、猝發之病,皆以此投之。」

吳氏諷刺其「正如戴寬大之帽,不必各合人頭;又如咀屠門之肉,何須真充入腹。至若參、蓍、歸、尤等項,稍有益於元氣者,概行刪去不用。誠恐味厚之藥,一有不當,即顯弊端,招人指責,以致失名失利。」

「更可怪者,用補益之藥,則確遵輕浮之訓,不過百合、石斛、葳蕤、扁豆之類,所用不過三、五、七分,猶之以發懸鼎。」

輕清時派還發明了「輕藥易解」、「輕藥保名」之論:「名醫之傳人曰:藥性勿厚,藥數勿重,氣薄劑輕,庶易於解手。是明教人以用藥不必中病矣。」

「曾見名醫嗔其子弟,偶用一二味厚之藥,則痛斥之

曰：用此味厚之藥，設一有誤，豈不喪名！若是則名醫實欲以此保名，而非他人代為之解也。嗚呼！但欲自保其名，而不念病勢之危急，人命之死生，良心喪盡，陰騭大傷。」

「病重切不可為人擔利害，只與輕輕數味，仍留原病還他。嗟嗟！延醫用藥原為去病，若仍留病，何貴乎醫？既留病，則必不能留命。若留一輕病，必漸加重；若留一重病，必漸至死。」

吳氏對此等輕清流弊深惡痛絕，堅決予以揭露：「以云補虛輔正，則如一線而挽千鈞之鼎；以云瀉實攻邪，則如寸草而撞萬石之鐘，欲其鼎之舉而鐘之鳴也，此必不得之數也。」

「在病之輕而不至傷命者，猶可屢為更易，若猝中陰證、類中虛脫等證，命在呼吸者，禁得幾回更易，幾回解手乎？即使輕浮之藥無害，然終不能起沉疴，救危命，反使因循增劇。名為無害，而實有大害也。」

吳天士尖銳地指出輕清流弊的危害：「以故養癰為患，使病輕者漸重，病重者頓死。猶之治國者，初未嘗見其操刃以屠民也，然而大寇不為民除，大荒不為民救，釀成禍亂，忍視死亡。」「由是病人命登鬼錄」，「不殺之殺深於殺也。」

3. 破「用藥穩妥」論，「戒托名王道」

「用藥穩妥」似乎是個「好字面」，用藥穩妥還不對嗎？「無如今之所謂穩妥者，非真穩妥也，俗見喜其穩妥，必將有大不穩妥者在也。」

俗醫的所謂用藥穩妥，「但見藥性不寒不熱，不溫不

燥，其味則至浮至淡，其數則至少至微，舉方不令人驚，誤服亦無大害，此今之所謂『穩妥』也。吾恐不癢不疼，養癰為患，雖不傷人於目前，必貽禍患於異日。人方喜其穩妥，孰知其大不穩妥者，即由之而伏也。」實際上，這種吃不好也吃不壞的所謂「輕浮之藥」，即是為吳氏屢次奚落的「通套果子藥」，誤人多矣。

更奇怪者，時俗將這種所謂「用藥穩妥」稱之為「王道」，「但以藥性和平輕微無力者，推為王道。服之不效，則解之曰：『王道無近功』。至藥力峻重，君臣佐使配合得宜，實能起死回生，救危痾，活人命者，反視為霸道，謬之甚矣。」

吳氏指斥：「如是之謂王道，竊恐病人其鬼道矣。」「蓋用藥以中病為貴，服藥以得效為憑。若不必求其中病而但曰穩妥，則不如用飲湯之為更穩妥也；不必期其得效而但曰相安，則不如飲白水之為更相安也。其真穩妥者，在於輕重得宜，補瀉恰當，見之似可畏，服之必奏功，與病狀似相反而於病情實相合，無一毫錯誤，無一味不切當。」

與吳天士同時代的大學者顧炎武說過：「古之時庸醫殺人，今之時庸醫不殺人亦不活人，使其人在不死不活之間，其病日深而卒至於死……今之用藥者，大抵泛雜而均停，既見之不明而又治之不勇，病所以不能癒也。」顧氏所謂用藥「泛雜而均停」，「治之不勇」，即指這種吳氏所痛戒的「用藥穩妥」之風，二者異曲同工。

4. 批「遵守時套」，「藥似對症」論

吳氏指出：「醫人之視病，當如明鏡之鑒形。明鏡之

在台，未嘗顧存一形於其中也，惟隨物賦形，斯形無不肖，故醫人亦不可預存一成見於胸中。」

「故遇一病，必以對證之藥投之。其凶險危急者，必以重劑挽回之，必不肯模棱兩端，含糊塞責。故余之方，俗不經見，見之必駭。及反覆辯論，強之使服，必無不驗。」

庸醫與此相反，「只照尋常故套，予以不痛不癢之藥少許。」

「其用藥則不寒不熱，不補不瀉，又或寧寒無熱，寧瀉無補，氣薄味淡，而又所用無多，不憂瞑眩。所以為時俗之所喜，為時流之所尚。斯能合乎時宜，入乎時派，且能趨時而得名，行時而獲利，故共推為時套。」

「如發熱，則用柴胡、黃芩、羌活、乾葛之類，似也，至其熱之為外感乎？為內傷乎？為陰虛、為中寒乎？不問也，但曰：此退熱對症之藥也。如頭痛，則用川芎、藁本、菊花、秦艽之類，似也。至其頭痛之為風寒乎？為血虛乎？為虛陽貫頂乎？陰證頭痛如破乎？不問也，但曰：此止痛對症之藥也。如腹脹，則用枳殼、大腹皮、厚朴、蘿蔔子之類，似也。至其脹之為食滯乎？為脾虛乎？為寒凝氣結乎？陰水成鼓乎？不問也，但曰：此寬脹對症之藥也。又如口渴，則用麥冬、花粉、知母、石膏之類，似也。至其渴之為實熱乎？為虛炎乎？為陽邪入胃乎？為陰邪入腎乎？抑氣虛無津，腎水不上升乎？不問也，但曰：此治渴對症之藥也。」

所謂「遵守時套」、「藥似對症」者，無非置辨證施治原則於度外，陷入「頭痛醫頭，腳痛醫腳」的對症治療

的低俗地步。

吳氏講：「天下事，莫便於套，而亦莫害於套。醫而涉套，則至便而尤至害也。」「蓋其所習慣者，此種不痛不癢之法，原非有真學問、真膽識，故不能用藥，不敢用藥耳。」可謂一針見血，入木三分。

其他如對有關附子、人參的俗說已在相關章節中予以批駁，不再重複。

綜合而論，吳天士學術見解精到，具有鮮明的火神派風格，是一位學驗俱高的儒醫大家，其著作值得進一步深入研究探討。

自 序 (《醫驗錄初集》)

　　寒家自先高祖春岩公，以醫術之神，致太醫之嫉，嗣是子若孫世讀儒書。雖不復專以醫為業，而明於醫者代有其人。獨不肖於制舉藝外一無所知，尤不解醫理。曩年，諸先伯間以醫理語不肖，茫然罔辯。耳之亦不甚經意，蓋忽之為小道耳。迨康熙辛亥之夏，家祖母攖重疾，時年七十有四，遍延諸醫，日益增劇，一息奄奄，彷徨無措。乃竭一晝夜之力，將先高祖所著諸書翻閱一過，微會以意，自投一匕，沉疴立起。始嘆醫之為道，繫人死生，豈可目為小道而忽之乎？

　　適見張長沙有云：居世之士，曾不留神醫術，上療君親，下救貧賤，中以保身。卒遇非常，身居死地，百年壽命，委付凡流，豈不殆哉？又見元晏云：人受先人之體，有七尺之軀而不知醫，此謂游魂耳。雖有忠孝之心，慈惠之性，君父危困，赤子塗地，何以濟之？兩賢之言，恰似為余勖❶者。

　　由是正業之暇，即捧讀先高祖所著《活人心鑒》、《脈症治方》、《虛車錄》及一切家藏未梓行世等書。乃知醫之為道，通天地，明陰陽，變化無窮，神妙莫測。體上天好生之德，同君相造命之功，其為道至大而其理尤至

---

❶ 勖：勉勵之意。

微也。既而讀家藏先叔祖鶴皋公所著諸集，益欣然有得。更思《素問》、《內經》為醫學之大原，遂竭五月之力，息心靜氣，專志探討，得其微奧。再讀歷代諸賢及近代名公所撰述，遂覺頭頭是道，別其醇疵，辨其得失，棄短取長，纂輯成帙，而於古今醫學宗派囊括無遺矣。獨是微妙在脈，問難無從，乃研究《內經》之「脈要精微」、「平人氣象」諸論，並參究王氏之《脈經》，崔真人之《舉要》及家鶴皋先生之《脈悟》，李士材先生之《診家正眼》。靜夜思之，思之不得，嘗達旦不寐。如是月餘，忽覺鬼神來告，而於諸脈之呈象、主病悉洞然於心，而了然於指。試一按脈詢病，如取諸其環，辨證用藥，如桴之應鼓。親友見之，且信且疑，初亦不敢嘗試，往往有疾日就危，醫窮氣索者，召余治之，輒霍然起。屢試皆然，始相嘆服。

有客詢余曰：「醫之證治方藥或可得之於書，無俟師傳，若脈理微茫豈亦無師可得？」余曰：「其他一切可藉師傳，獨脈理不易，有是師，亦非師所可傳。夫脈之為言神也，神則當以神遇。即一切證治方藥，中多變化，亦須神而明之。若執師說陳言，是刻舟求劍耳，其不夭枉人命者幾稀矣！」然不肖之究心此理，不過鑒於家祖母之幾受醫累，故藉茲以事親保身，或不得已而應親友之命，初不敢以之問世也。

無何，辛酉之秋，文戰又北，冬歸里閈❶，羞對妻孥，野館棲遲，閉門岑寂，臥雪飲冰，徑徑自守。友人汪

---

❶閈：鄉里。

子過而問之曰：「奚為至於斯？子有神技，曷不出以濟人？人之濟即君之濟也。《易》曰：窮則變，變則通。今所遇窮矣，何弗變而通之？況良相良醫皆吾儒事也。」余謝曰：「醫關人命，尚未敢自信也。」汪子曰：「子之明效大驗，已無不共信，乃猶不自信耶？」固勸之，乃勉從之。

自辛酉冬杪❶至今癸亥孟冬，兩年以來自揣未誤認一證，未誤用一藥。即前此間為親友診治亦復如是，方案具有，可數而知，此心無愧，實可指天日而質鬼神。非曰矜功，聊免罪過耳。但余之治病，悉遵古昔聖賢之正法，不肯墮入時趨。必確然辨其為實、為虛、為寒、為熱，或大實似虛、大虛似實、真寒假熱、真熱假寒，人見其似者、假者，我必審其真者而治之，是以立方用藥多不當人意。然余只欲切中病情，不必求當人意也。使余不顧病情，僅僅迎合人意，夫亦何難？

不過效時趨通套治病之法，只用和平輕飄之藥數味，不補不瀉，不燥不寒，無論虛實寒熱，輕重緩急，處處可投，人人可服，多服不見功，即誤用亦無損。因自命為王道，服之者亦無所疑畏，猶且交口譽之曰：某方與某名醫無異。既得美名，又邀厚實，豈不甚善？

然而寒熱不明，虛實不分，輕重不知，緩急不計，病有千般，藥唯一例，勢必使病微增劇，病劇致死，醫中鄉愿，造孽殊深，我輩心存利濟，斷斷不忍為此。故遇一病，必以對證之藥投之。其凶險危急者，必以重劑挽回

---

❶杪：文言，年、月、季的末尾。

之。必不肯模稜兩端，含糊塞責。故余之方，俗不經見，見之必駭。及反覆辯論，強之使服，必無不驗。及既驗矣，好事者以方案質之諸各家，必交相詆毀，吐舌搖首，謂某藥有害，某藥不可服，余聞之滋惑矣。

夫藥，所以療病也，所以救死也，今病已療矣，死者生矣，猶曰某藥有害，某藥不可服，則必如彼服之終不療而生者且死，斯其藥乃為無害耶？乃為可服耶？不肖苦無師授無從印證，又不能起軒岐、扁鵲、倉公諸醫聖而問之。聞諸君之言不勝疑懼，因將歷驗諸案中錄其疑難，而為醫家昕錯誤者約存十之一二，其中所用之藥大率皆所謂有害而不可服者，輯成一帙，請政高明。仍當投其所謂有害而不可服者，以生人乎？抑寧投其所謂無害而可服者，以殺人乎？孰得孰失，何去何從，惟高明進而教之，幸甚！

康熙癸亥小春，上浣畹庵吳楚天士識

自 序 (《醫驗錄二集》)

　　甚矣！人情之好死而惡生也，一起如怪峰特拔，於何知之？於醫人之治病而知之，於病人之求醫而知之。或叱之曰：「子何言之不經，一至於此也？人情不甚相遠，縱使好惡懸殊，何遂至有好死惡生者？矧醫人之治病，原為救死，病人之延醫，原為求生，即或有誤，夫豈其情？」余應之曰：子言似矣！然余言非無證也。醫人固欲救死，而不知其所以救死者，適所以傷生，苦於無識；病人固欲求生，而不知其所以求生者，適所以致死，苦於不知。若云誤，則當悔且改矣，乃終不悔不改，則是好死也，是惡生也。第未有明指以告人者，人遂皆在好死惡生之中而不之覺也。

　　蓋人之為病，必有虛實寒熱之不同，亦必有輕重緩急之各別，而醫人之治病，則必有補瀉溫清之異用，亦必有和平峻猛之殊施。審病用藥，用藥應病，斯能起積久之沉疴，救急猝之危命。至於輕淺之恙，又不足言矣。若所謂好死惡生者則不然，凡病人來前，不審其病之為虛為實、為寒為熱也，但曰有火宜清；亦勿究其病之為輕為重、為緩為急也，概曰用藥宜輕，且自負此輕清之法得之家傳，得之秘授。故有書亦不復讀，讀之亦不能解，名論亦不欲聞，聞之亦不虛受。止守其家傳秘授之法，第擇藥性之無力無味者二三十種，一任男婦老幼、新舊危困者，悉以此

投之。

　　夫病之變幻無常，醫之經權難泥。如同一病也，而彼此異治；同一病且同一人也，而前後亦異治。況病狀多端，入類不一，安可執此輕清數味，遍治千百之人之病乎？而無如病人之所喜正在此，醫之深中乎病人之心者亦正在此。一切風寒燥濕及表裏虛實，種種病情，病人何知？惟「火」之一字，最熟於胸中，最滑於口角。故見以為清火也，遂信服而不疑。見藥性至輕而分數又至微也，遂多服而不畏。在病之可不藥而自癒者，服之亦無害。若病之必藉藥力挽回者，服之無有不由輕致重，由重致死者也。間有明者，微詞諷之，委曲諭之，苦口勸之。醫人不惟拒諫飾非，而讒謗轉熾；病人不惟執迷不悟，而疑畏轉深，甚至有挽救奏效，可幸復生者，而病人愈見效，愈多疑。而前醫又從而簧鼓之，旁人又從而間阻之，遂復卻甘露而飲鴆酒，捨蘇合而弄蜣丸，必令氣盡血枯，形銷神滅，死而後已。如此死者，誤乎？否乎？

　　明明有可生之路，而必不由其路；明明是取死之門，而甘牢籠其門，則欲不謂之好死不得也，欲不謂之惡生不得也。好人之死，惡人之生而不覺，人即自好其死，自惡其生而亦不覺也。噫！亦可哀矣。

　　余曩因先亡母危疾幾誤之後，始知醫之關係非輕。遂細心研究，悉從古先聖賢之所垂訓者，玩索而佩服之。未獲一日奉教於時道名家，故只知「認證施治」四字便是大醫王，絕不知有趨時之道，絕不知有周旋之法，絕不知承順病人之意，絕不知迎合旁人之情，絕不知避讒免謗、隨波逐流，絕不知固寵圖利、為己誤人，而又不肯模糊疑

似，將就塞責，不肯模稜兩端，因人可否。惟期切中病情，如射者之審顧而發，發必中的。凡有自愛其生者，信而納之，無不隨手見功，雖死者不能使之生，而生者斷不令之死。

前此因家坦公之意，已略陳所驗者，請政大方。嗣是欲歲匯一冊，以告無過，緣食指❶浩繁，無力為此。庚午入都門，余諸賢達欲留余京邸，並欲以《醫驗錄二集》代付剞劂。余以老親繫念，力疾辭歸，因之未果。今春承一二知己，力倡付梓之舉，悉將積案檢出，計十餘年來奇驗者不下數千。竊恐卷帙繁多，太費主人物料，因刪之又刪，汰之又汰，僅存十之一二，大半皆追魂奪魄與閻君相抗拒者，其餘皆易訛錯與群醫若相反者，總無非好生惡死之心迫而為此。夫於群相好死惡生之中，而獨以好生惡死為情，則大拂乎人情矣！然拂乎人情者，必不拂乎古先聖賢之情，則以此告無罪於古先聖賢者，乃可告無罪於天地鬼神，亦惟告無罪於天地鬼神者，始可返而無愧於一心。噫！吾亦求無愧於一心已耳，知我罪我，又何計焉。

康熙庚辰季春，吳楚天士氏自識於錦山書舍

---

❶食指：指家中供養的人口。

凡　例

——是集不曰醫案，而曰醫驗錄者，錄之以自考驗，而非有意立案以示人也。余自辛酉歲暮，始兼理醫事，並前此間為親友診治，皆隨時筆之日記簿中，亦猶了凡先生之功過格，暗自考驗，務期有功而無過耳。茲於其中選其病之疑難而易錯誤者另錄一冊。因非有意立案，故不仿前賢醫案程式，分別門類，但照日記中年月為次第。錄畢質之諸友，一友笑謂余曰：「編年紀月其醫史乎？」又一友笑曰：「是是非非，不少假借，史則其春秋也。」余亦笑謝曰：「如斯隆比，愧何敢當？但知我罪我則誠有之耳。」

——凡治一病，只注明立某方、用某藥，似亦可矣，一切閑語盡皆削去豈不簡捷？殊不知閑處卻是最吃緊處。蓋不詳載其病之原由本末，及問答辯駁等語，則理之似是而非者不明，而理之至是者亦不出，故寧使繁瑣，無取簡捷。

——凡答問之言皆質直筆之日記簿中，類多粗率諺語，非不能點竄文雅以飾觀聽，然稍一更易，反失本來面目，且有類於造作文字矣。此事不過欲人共明白此理，以期無誤人命，原與文字殊途，故寧本色粗理，無貴人工文飾。

——俗見謂余好用溫補，茲集中所載用寒涼而驗者十之三四，用溫補而驗者十之五六，則誠如所謂矣。然有說焉，一以人多治假病，而余獨治真病故也。蓋真虛寒者，偏有假火，人但見其為火而清之，清之不癒，又更一醫，

醫又清之。必歷數醫，始轉而就余，余直審其真者，而以甘溫投之。人不問其投之果效，而第見大反其從前之寒涼，遂以為此好用溫補也。一以人多治新病，而余多治久病故也。世俗耳食❶，趨名如鶩，一任清之、瀉之、攻之、消之，苦不自知其害。日深月久，醫窮力竭，真元耗盡，幾無生理矣，始索救於余，若再不以甘溫回其元氣，病何由療？而人何由活乎？此用溫補之所以較多於寒涼者，實諸君有以成之也。蓋群好清降，若特留一溫補地位，以待余救其後，此余不得不用，而非好用也。好則必不驗矣，驗則定非好矣。故俗見謂余為好用，而識者則謂余為知用，為當用，為能用，為善用也。世之吠聲者固多，而知音者亦自不乏，此亦毋庸置辯也。

　　──人之品行文章，其美惡只在本人，與他人無與，吾置之不論不議可也。若醫之為道，一言之得失，即係人之死生，豈亦可不論不議，以為全吾厚道乎？若不論不議，而竟聽人之受誤致死，又何厚道之有？故凡一言之得，吾師之；一言之失，自不得不諄諄乎辯之。辯之者，誠欲著軒岐之理以冀人之生，非欲表一己之長，以形人之短也。孟子曰：楊墨之道不熄，孔子之道不著。蓋大不得已也，識者諒之。

　　──是集錄自癸亥初冬，因科試後即辭謝醫事，溫習舊業。故將從前經驗諸病總結一案，擇其稍別庸常者，錄存一冊，請政諸友，以告無過，初未嘗有意付梓也。次年

---

❶耳食：比喻不假思索，輕信所聞。

春，家坦公之尊堂病困篤，強囑余治，治之效。遂索是集代付剞劂，以申酬報之意。此出自家坦公之盛心，在楚實深慚歉。自揣原非專家，學識未能精到，其中或有偶然幸中，而於理未必盡當者，惟祈高明直削教我。

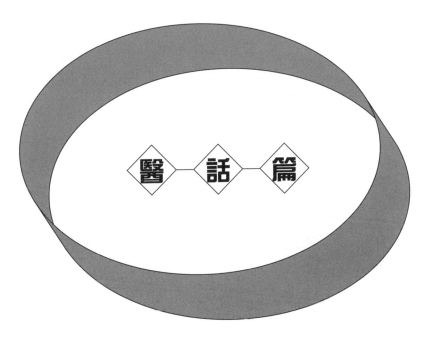

蘭叢十戒

欲奏醫中之功，當先去醫中之弊，約略計之，其弊有十。閑中一一拈出，榜之臥側，以便朝夕警戒。偶為家坦公見之，欲附入《醫驗錄》中。余止之曰：「此余暗室自矢，不可以告人也。」坦公曰：「使人同守此菩薩戒，即同證無上菩提，豈非滅度無量無邊之大願力，奈何秘之枕中，而猶存人我相耶？」余曰：「諾。」遂錄一通授之，亦願與同志者共戒之。如非同志，則聽其吐罵可也。

一、戒貪吝

自炎帝嘗百草，軒岐闡發精微，歷代聖賢，窮極理要，著書立說，皆苦心救世，而非有自利之見也。故凡業醫者，當仰體往聖之心，先存濟人之念，不可專藉此為肥家之計。若專藉此以肥家，則居平必不求其術之精，臨症必不念夫命之重，惟是較量錙銖，操約取盈。其所需藥料，只以土產賤草，採割充囊，千方一例，糊塗應付，一切貴料，概置不用，即間一用之，必令病人自備，力有餘者能自備矣，若屬貧寒力既不能自備，而我又吝不與，不將坐視其斃乎？

況猝急之病命在呼吸，病人力即能備，一時措備不及，亦與無力者同歸於死矣，豈不重可嘆哉！此貪吝之心與聖賢救世之心全相反者也。此余之所痛戒也。

二、戒粗疏

人生他事猶或可率意為之，獨至醫之一事，必須細心考究，臨症倍加戰兢，然後能審脈辨證，用藥無訛。若心粗氣浮，不耐思索，病中疑似，錯誤必多，至於倥偬稠雜之際，尤須細心檢點，不可苟且草率，若只圖收盡末利，打發一空，診脈時如拈子著棋枰，指一落便起，人眾則如走馬看花，一覽而過，不究病原，厭人瑣告。

口乾便云是火，發熱即謂有風，便閉即攻，泄瀉即澀，脹滿即寬胸，喘嗽即降氣，遇痛即云無補法，失血遂恣用清涼，夏令必云傷暑，冬月定擬受寒。致一劑之誤，十劑難回，一時之失，百法難挽，此孟浪魯莽之流，直以人命為戲者也。此余之所痛戒也。

三、戒偏執

醫人用藥，最貴靈通，最忌偏執。靈通則頭頭是道，不但聖賢之書可觸目會心，即輿人僕隸，閑言冷語，皆足以悟醫事而通病情。若偏執，則雖前聖至正之言、至當之理，待其摹樣而行，偏又倒裝逆掣，無一是處。

總由學不圓通，性多執滯，或泥某書之一字一句而不知曲暢旁通；或守一成之方而不知揆時度勢；或因一時之偶效而終身守之不移；或因一味之偶乖而終身置之不用；或牢記從入之師說而一切名言俱置罔聞；或堅持一定之方法而百種病狀一例施行。又或偏於學東垣而執定升補，或偏於學丹溪而執定清降，或偏於學仲景而執定峻重，或偏於學守真而執定苦寒，偏則不全，執則不化，膠柱鼓瑟，

誤事必多。此余之所痛戒也。

四、戒勢利

人生有貧富之殊，貴賤之別，至於性命則一也，故醫人之視病人，無論貧富貴賤，當如釋氏之作平等觀，不可稍存勢利之見，分別高卑。

竊怪庸流惡習，勢利迷心，遇富貴人則加詳慎，即學識止此，無可詳慎，亦必故為遲徊思索，閉目點首，手勢推敲，曲作慎重之態，使富貴人感其慎重之意而主顧不失，取利必多。至貧賤人索診，則輕忽之，或此告而回答他人，或屢問而視向他處，或無資而吝解藥囊，或哀求而凶言唐突，使抱病而來者反增病而去，此勢利之徒，存心最毒者也。此余之所痛戒也。

五、戒妒嫉

今有醫者焉，見理明而用藥當，吾稱之頌之，重其道之能活人也。有醫者焉，見理未明而用藥鮮當吾辯之，必詳辯之，恐其道之誤傷人也，皆非有私意存乎其間也。若夫妒忌之流，道既不高，惟恐人之高於己，非恐人之道高於己，恐人之利不專於己也。

故見他人用藥，必加誹議，其於不當者，議之固宜矣，其於至當者，亦必創為不經之論。謂某藥不宜，某藥有損，欲病人必捨彼以從此而後快，甚至服藥已效者，猶必巧言恐嚇，謂效於今必貽害於後，使愚夫愚婦，懼不復服，將既奏之功轉敗，已活之命復傾，其意不過欲取盡人之利也，遂爾不復顧人之命。此嫉妒之流，造孽至深而人

品至下者也。此余之所痛戒也。

六、戒托名王道

古人用藥，無論輕劑峻劑，總以君臣佐使配合得宜者為王道。若矜奇走險，於藥性相反，而相為用以奏奇功，如甘草、甘遂同行之類，乃為霸道，以其雖奏效於一時，而不可為法於後世也。

今人不知「王道」二字之解，但以藥性和平輕微無力者，推為王道。服之不效，則解之曰：「王道無近功。」至藥力峻重，君臣佐使配合得宜，實能起死回生，救危疴，活人命者，反視為霸道，謬之甚矣。如仲景，醫聖也，《傷寒論》一百一十三方，其中非大發表即大攻裏，非大苦寒即大辛熱，非大瀉實即大補虛，且一味數兩，豈《傷寒》一書皆霸道乎？何為後世宗之不易也？近以醫家不能認證，恐藥味稍厚與病不對，遂顯弊端，以致失名失利，故寧以輕緩不切之藥予之。

若輕病原不必服藥者，服之而癒，則遂認為此藥之功；若重病服之而死，則曰此種藥豈能殺人，又可謝為非藥之過。於是守為秘訣，父以是傳諸子，師以是傳之弟，但期保守身名無失厚利足矣，豈曾一念夫人之性命所繫非輕，病之生死攸關甚重乎？故今之所謂王道，非謂其能生人也，謂其能牢籠俗眼耳。蓋輕飄之藥，醫人可不用擔心，病人又無所疑畏，旁人執方又無可辯駁。更一醫視之，又無從詆毀，非之無可舉也，刺之無可刺也。孔聖所謂德之賊也，而奈何尊之為王道哉？噫！如是之謂王道，竊恐病人其鬼道矣。此余之所痛戒也。

七、戒選藥誤病

醫人之視病，當如明鏡之鑒形。明鏡之在台，未嘗顧存一形於其中也，惟隨物賦形，斯形無不肖，故醫人亦不可預存一成見於胸中。惟隨病施治，隨症用藥，則藥之和平者可用，藥之峻烈者亦可用，總期於中病而止。緣醫家認證不真，又因繆氏《經疏》述藥性之過劣，遂不待見病用藥，先選藥以待病，不遵古法，不按古方，惟恐藥性與證不對致服之不安，招人訾責，遂將氣味厚重有力者盡同毒草，一概刪除不用。

如六味丸，補陰藥也，今則動云地黃滯膈不可用；八味丸，補陽藥也，今則動云桂附辛熱不可用；補中益氣湯，氣虛下陷之要藥也，今則動云參蓍助火不可用；六君子湯，治脾虛生痰之聖藥也，今則動云白朮、半夏性燥不可用；即至四物湯，乃養血之常藥也，又曰當歸辛溫不可用。凡味厚有益人元氣者，盡皆不用，惟選極輕淡清降者二三十味，如石斛、百合、扁豆、二冬、二母、二皮、花粉、黑參、桑皮、白前、蘇子之類，無論中風、中痰、傷寒、虛損、久困、猝發之病，皆以此投之，初莫不謂和平無害也，而不知其大害存焉。

以云補虛輔正，則如一線而挽千鈞之鼎；以云瀉實攻邪，則如寸草而撞萬石之鐘，欲其鼎之舉而鐘之鳴也，此必不得之數也。以故養癰為患，使病輕者漸重，病重者頓死，猶之治國者，初未嘗見其操刃以屠民也，然而大寇不為民除，大荒不為民救，釀成禍亂，忍視死亡，不殺之殺深於殺也。此余之所痛戒也。

八、戒恣用寒涼

　　甘溫之藥如行春夏之令，生長萬物者也；寒涼之藥如
行秋冬之令，肅殺萬物者也。故常服甘溫之味，則氣血充
盈；日進寒涼之味，則氣血衰耗。前聖云：人身賴氣血以
生，惟氣血充盈則百邪莫禦，病安從來？氣血衰耗，則諸
邪輻輳，百病叢集。可見司命者，當常以甘溫益人氣血，
不可恣用寒涼以耗人氣血。即有大實大熱當用苦寒，亦惟
中病則已，不可過劑。

　　病去之後，即須以甘溫培補，如國家不得已而用兵，
平定之後，即宜撫恤殘黎，休養元氣，若窮兵黷武，好戰
不休，其國未有不亡者。奈何近日醫家，語以溫補藥則云
不敢用，至於大苦大寒如黃連、苦參之類，則信手輕投，
並不萌一不敢之念。豈其不敢於生養，而獨敢於肅殺，不
敢使人氣血充盈，而獨敢使人氣血衰耗乎？

　　推其故有三焉：一則誤信六氣火居其二之說，而不得
其解；一則認證不真。凡虛人偏覺火炎，內真寒者外偏顯
假熱，不能審其火之為虛，熱之為假，但就外貌治之，故
信手用清，似對證而實與證相反也；一則用清不見破綻，
蓋溫補藥設一不當，其弊立見。

　　前賢所謂溫補藥如陽明君子，苟有過，人必知之也。
寒涼藥投之不當，不即見其害。不惟不即見其害，初服反
見其利，如虛炎無津液，口舌乾澀，得清潤之味亦覺暫快
一時。信用不已，遂至於元氣日削而不可救。前賢所謂寒
涼藥如陰柔小人，至國祚已移，人猶莫知其非也。所以皆
視溫補為鴆毒，愛苦寒為靈丹，相習不覺，傷命實多。姑

就耳目所經見聞者，屈指計之。有停飲吐食反胃等證因於火衰胃寒者，日用黃連，致火益衰，胃益寒，粒米不能入而死者矣。有勞傷虛炎，日用花粉、黑參、知母、黃柏，致真元愈虛，虛火愈炎，則加黃連大苦寒以折之，致肺絕失音，胃敗泄瀉而死者矣。

　　有吐血因於氣虛不能攝血，亦用犀角、黃連，致氣愈不固，血漸脫盡而死者矣。有三陰下利，概以治熱利之法治之，用黃連、黃芩一劑而死者矣；有三陰久瘧，仍用柴胡、鱉甲、黃芩、花粉而死者矣；有黃疸屬陰，亦用山梔、黃芩、燈心、黃連而死者矣；有脾虛腹脹，反用黃連、童便，致脾衰不能進食，氣衰便閉而死者矣；有中風脫證，亦用牛黃以引邪入裏，且用花粉、黃芩、黃連，重損其真氣而死者矣；有臟脹脈細，由命門火衰不能上蒸脾土，直用黃連、苦參滅其真火而死者矣。甚至有陰證似陽，用黃芩湯致不可救，用石膏白虎湯而立死者矣。如此死者，非死於命，死於藥也。亦既目擊心傷，不能匍匐往救，若猶不自加警惕，倘偶一錯誤，傷在他人，孽在自己。此余時刻懍懍，倍加痛戒者也。

九、戒趨時希利

　　俗人耳食，誰辨賤良；病者志昏，何知高下。況曲高者和必寡，道高者謗偏多。齊人之傅無二三，楚人之咻盈千百❶。若悔卞和之鮮人知，羨碔砆❷之易見售，遂舍夫往聖之所期，而思為流俗之所許。群尚輕浮，我亦如之。群尚清降，我亦如之；群尚平守，我亦如之。俗見動云是火，我亦固然；動云不可補、不可攻，我亦曰然。卑詞媚

語，趨附時流，逢迎俗見，何患名之不至而利之不歸？然而病之真者弗問，病之重者弗問，病之猝急難緩者弗問，如是以圖利，竊恐利盈而孽亦盈，利散而孽不與俱散也。此余之所痛戒也。

十、戒自滿

戴叔明曰：醫以活人為務，與吾儒道最切。則凡起一病，活一命，乃醫人分內事，亦即吾儒分內事也，何足誇詡？況此中道理極精微，極變化。學問原無終窮，工夫不能間斷，若因屢試屢驗，輒自滿足，不復研究探討，雖得手於今，安知不失手於後？故須愈得手，愈讀書，愈細心研索，兢兢乎以人命生死相關為念，庶無愧為司命。若曰吾道已高矣，技已售矣，利已歸矣，吾更何求？而仍終日苦心役志，博求無已耶？若萌此一念，即墮地之因，戒之！戒之！切勿犯此。

❶齊人之傳無二三，楚人之咻盈千百：典出《孟子·滕文公下》：「一齊人傳之，衆楚人咻之，雖日撻而求齊也，不可得矣。」成語「一傳衆咻」比喻學習或做事時受擾，不能有所成就。
❷砒硪：砒，古同「玭」，似玉的美石。硪，古同「珸」，像玉的石。

醫醫十病

　　人有病，醫亦有病。欲醫人，先醫醫。人病不藉醫，安能去病？醫病不自醫，安能醫人？夫人病不醫，傷在性命；醫病不醫，傷在陰騭。性命傷，僅一身之害也；陰騭傷，乃子孫之害也。第人之為病，多在百骸；醫之為病，止在一心。心存濟人，則諸病不起；心專利己，則諸病叢生。約計之，其病有十。大都非冒昧即妄誕，非殘忍即貪鄙，非陷諛即奸狡非卑陋即惡劣。種種病狀，皆根於心，皆根於捨人利己之心。不肖愧無越人術，徒深杞國憂。竊恐膏肓之入深，漫陳攻治之良劑。若不嫌苦口，不畏瞑眩，而能細咀其味，猛吞其液，頓令盪滌邪穢，遂而超脫塵凡。亦切廣救生靈，定然世受福報。又何必蠅營狗苟，病其心以邀名圖利，致造孽無已也哉！

一、醫醫不學無術之病

　　醫以生人，亦以殺人。夫醫所以生人也，而何以亦殺人？惟學則能生人，不學則適足殺人。蓋不學則無以廣其識，不學則無以明其理，不學不能得其精，不學則不能通其權、達其變，不學則不能正其訛、去其弊。如是則冒昧從事，其不至殺人也幾希矣！甚矣，業醫者不可以不學也。

　　或曰：醫安有不學者哉？醫必有傳，或傳之於師，或傳之於祖若父，皆學也。抑知恃此以為學，其去學也遠

矣！非謂其傳者不足為學，亦以所傳之不足盡所學也。彼僅恃其傾耳聽受之逸，必不復有心思研究之勞。且既守其一成不易之規，則必昧乎神明變化之理。

一若岐伯、越人、倉公歷代諸賢聖，皆不如其師、其祖、若父之足信從也；一若歷代賢聖垂訓之書，皆不如其師、其祖、若父之口語為足憑也。咦！如是而謂之學，其學可知，其醫可知矣。

故善學者，不論有傳無傳，總非求得乎古昔聖賢之理不可也；欲深得乎古昔聖賢之理，則非多讀書不可也。自《靈》、《素》而下，以及於近代諸書，無不細心探討。而又參考互訂，就其旨歸別其醇疵，辨其得失，棄其糟粕，取其精微，悉其源流，悟其奧義。夫然後識高理透，眼快心靈。凡遇一病，必認得準，拿得定，不為邪說所惑，不為假象所欺，不為俗說所撓，得心應手，實能起死回生，肉人白骨。以此言學則真學也，學真而術自神矣。豈僅僅得之聽受之間，守其一成之規者，遂得謂之學哉？若僅恃此以為學，則必得其偏而失其全，得其淺而失其深，得其皮毛而失其神髓，得其俗套而失其真詮，甚且以訛傳訛，終莫知其非者。

又且有一昧世法，只教人行醫，不教人知醫者。但授以保名獲利之方，而於人之死生置之勿問。或示以不擔利害之法，而於病之緩急置而不言，而學醫者遂謂道在是矣。及其臨症施治，非隔靴搔癢，即傍皮切血；非畫餅充饑，即鴆酒解渴。此術之不精，由學之不足也。此不學無術之病，所宜急醫者也。

二、醫醫脈症罔辨之病

凡醫人用藥須先認症，認症須先審脈。審脈明，斯認症真；認症真，斯用藥當。於以療病也，何難之有？然而難矣。凡有一症，即有一症之寒熱虛實。寒與熱相反，虛與實相懸。在兩人，則彼與此各不相同；即在一人，其前與後亦非一轍。苟不有以辨之，其能不倒行而逆施乎？然其為寒為熱、為虛為實，又不令人一望而知也。症之重者，大寒偏似熱，大熱偏似寒，大虛偏似實，大實偏似虛。若僅就其似者而藥之，殺人在反掌間。此症之不可不辨也。於何辨之？即於脈辯之。

如傷寒脈浮、洪、數、緊，按之有力者，知其症為陽邪在表也；若沉而急數，重按有力者，知其症為陽邪入裏；若浮大滿指，按之如絲者，知其症為陰極似陽也。又如咳嗽一症，右寸脈浮數有力者，知其症為肺有實邪也；若浮軟或沉小者，知其症為肺氣空虛也。諸如此類，宜細心辨之。辨之至精，斯臨症無騎牆之見，用藥無相左之虞，而醫之能事畢矣。

其奈近日醫家，決不言此，但曰某藥可治某病，某病當用某方。至問起所用某藥某方之症為寒為熱、為虛為實乎？則茫然罔辨也。其不能辨證者，由於不能辨脈也。甚矣，辨脈為尤要矣！奈何著名一世，遠近推重之醫，其吾見多矣。常屢告人曰：脈作不得準。嗚呼，噫嘻！脈作不得準，更有何者可作得準乎？從來症之疑似難決者，於脈決之。今反云脈作不得準，是全不知脈者也。既不知脈，又何能認症？故無怪其每以竹葉、石膏治陰證，芩、連、

栀子治胃寒。甚至脈已沉遲，猶云有火；脈已將絕，猶云不可補。總緣不知辨脈，遂令流毒至此。雖昔賢亦有從脈不從症，從症不從脈之論，抑知所謂不從者，正深於從也。如沉、細、遲、澀，乃陰寒脈也，而其症卻煩躁作渴，面赤身熱，若以此為熱證而清之則斃矣，惟補之溫之。不從其假熱之證，正從其真寒之證，而非真謂症有不必從者也。又如狂躁力雄，逾垣上墙，此火熱證也，而其脈卻沉伏入骨，若以此為陰脈而溫之則危矣，惟清之下之。不從其陰寒沉伏之脈，正從其熱極反伏之脈，而非謂脈有不可從者也。

總之，從其真，不從其假。不從者，其外貌；從者，其神髓。醫家苟不辨此，未有不顛倒錯亂，觸手乖張者，一劑之誤，命即隨之。此脈症罔辨之病，所宜急醫者也。

三、醫醫輕忽人命之病

諺云：醫家有割股之心。若是，則醫之愛惜人命也至矣。安得有輕忽人命者哉！然觀於今而嘆其言之不驗，或是古昔之言而於今不符也？如夏諺所云：游豫休助。而孟子嘆之曰：今也不然。則所謂醫有割股之心，亦猶夫夏時之諺也，今豈其然哉！若觀今時之醫，不惟無割股之心，若並無援手之意。病家殷勤延醫，竭心力，費資財，希冀醫能療疾以安生。而醫人若漠不相關，守定故智，以緩不切膚之藥，每味與以三、五、七分，否則與清涼反藥一劑，便懷利而去。絕不躊躇審顧，以期藥之得效，病之得生。迨緩藥漸死，或反藥立死，又絕無引咎之心，愧悔之意。異日他家延治，又復如是，是真以人命為戲也。其殘

忍慘刻，不較之屠人而尤加烈哉！

推其故，皆原於傳授之訛，習俗之誤，利欲薰心之害。聞名醫之傳人曰：藥性勿厚，藥數勿重，氣薄劑輕，庶易於解手。是明教人以用藥不必中病矣。為之徒者，是忍視起死也，非輕乎人命而何？習俗之弊，尤為可笑。謹遵名醫妙決，謂病重切不可為人擔利害，只與輕輕數味，仍留原病還他。嗟嗟！延醫用藥，原為去病，若仍留病，何貴乎醫？既留病，則必不能留命。若留一輕病，必漸加重；若留一重病，必漸至死。還他者，聽其從容自死之謂也。可以生而必不救之生，本不死而欲坐待其死，其輕乎人命為何如？至於利欲之薰心，不待較而知之也。

學醫之初，原欲借此為謀生計耳，豈真是菩薩心，而欲以此救世哉？故見夫享虛名而得厚實者，必尤而效之。彼名醫一概用輕微，即學其一概用輕微；名醫一概用清降，即學其一概用清降。以為名醫之所以致富者在此，吾能學之致富足矣。若必捨此而別求真能活人之法，非愚則迂。所以愈遵輕藥易解之師傳，共安於留病還人之習尚。一任急來，我惟緩授。所以往往有可生之機，必不用切當之藥以相救；明明見相反之藥，一惟隨聲附和以妄投。只恐失一己之名利，遂不顧人之死生。此輕忽人命之病，所宜急醫者也。

四、醫醫遵守時套之病

天下事，莫便於套，而亦莫害於套。醫而涉套，則至便而尤至害也。

夫病人之望醫，猶望歲也。誠能用藥切當，起死回

生，以赴病家之望，豈非莫大之陰功？奈之何以寬緩不切
之套應之，使病輕致重，病重致死，寧不殺他人以造己孽
乎？無如今之醫有不得不從事於套者，何也？有人焉，脫
套用藥以治人，必相與誹謗之，讒間之，使病人不敢服其
藥，使其道不得行而後快。若醫者果立志救人，不圖利己
也，則固以道自重，不肯稍自貶屈，思所變計。無如業醫
者，皆以利己為事也。欲利己，則必效他醫利己之法；欲
效他醫利己之法，自不得不同流合污，從事於眾所共習之
套，其套為何？其視病在影響之間，其議論為庸眾所共
之，為婦人、女子所共曉；其用藥則不寒不熱，不補不
瀉，又或寧寒無熱，寧瀉無補，氣薄味淡，而又所用無
多，不憂瞑眩。所以為時俗之所喜，為時流之所尚。斯能
合乎時宜，入乎時派，且能趨時而得名，行時而獲利，故
共推為時套。時哉，套乎！苟不遵而守之，何以享厚實而
肥身家乎？如或不爾，即是背時之醫。欲認真治病救人，
徒為他人爭死活，而不能為一己爭財利也，豈計之得哉？
此醫之所以不得不遵守時套也。

　　況時套之學，學也至易。不必費心思之勞，不必多研
究之苦，不煩按脈切理，不顧生死利害，不待讀書講求，
不待深究藥性，詳查病情，只學一二最易入俗之語。凡視
一病，便云是火；或病人自以為虛，則云雖虛卻不可補；
或云只宜平補，不可過補；或云只宜清補兼施，不可溫
補。只此數語，便以投病人之機，動旁人之聽矣。而於藥
則單擇輕飄無力及清降損真者，共計不上三十餘種，便足
橫行一世。凡治一病，即此三十種中，每種各少許，無論
寒熱虛實、男婦老幼及輕淺危篤者，悉以此投之。正如戴

寬大之帽，不必各合人頭；又如咀屠門之肉，何須真充入腹。至若參、蓍、歸、尤等項，稍有益於元氣者，概行刪去不用。誠恐味厚之藥，一有不當，即顯弊端，招人指責，以致失名失利。不若輕清之味，微微用之，雖不見功，亦不即為害，而孰知其大害存焉。邪熾不能為之攻，正衰不能為之輔。甚至虛寒已極，猶云有火宜清；危篤已極，猶云平守勿急。由是病人命登鬼錄，而醫人則病入膏肓矣！此遵守時套之病，所宜急醫者也。

五、醫醫藥似對症之病

甚哉！「似」之一字，為害非淺也。夫似則大遠則不似者矣！豈非其似者之猶勝於不似耶？抑知不似之害，人易知；似之為害，人不易知。孔子曰：「惡似而非」者，不惡其非，而惡其似而非，良有已也。蓋一於非，則人猶見其非，而非者可以改圖；似，則人將信其是而莫辯其非，而非者終不知返，此似而非之為害甚於不似而非之為害也。若醫之用藥，坐此病者不少矣。

夫醫之權衡，在於用藥；藥之妙用，期於對症。在醫人用藥，安有不以為對症者哉？無如今之所謂對症者，正其不對症也。如人身有一病，即有一味藥對之；人身有十病，即有十味藥對之。逐味按之，若無一味不對症也。識者從旁觀之，卻笑其無一味對症，何也？如發熱，則用柴胡、黃芩、羌活、乾葛之類，似也，至其熱之為外感乎？為內傷乎？為陰虛、為中寒乎？不問也，但曰：此退熱對症之藥也。如頭痛，則用川芎、藁本、菊花、秦艽之類，似也。至其頭痛之為風寒乎？為血虛乎？為虛陽貫頂乎？

陰證頭痛如破乎？不問也，但曰：此止痛對症之藥也。如腹脹，則用枳殼、大腹皮、厚朴、蘿蔔子之類，似也。至其脹之為食滯乎？為脾虛乎？為寒凝氣結乎？陰水成鼓乎？不問也，但曰：此寬脹對症之藥也。又如口渴，則用麥冬、花粉、知母、石膏之類，似也。至其渴之為實熱乎？為虛炎乎？為陽邪入胃乎？為陰邪入腎乎？抑氣虛無津，腎水不上升乎？不問也，但曰：此治渴對症之藥也。如此之類，不勝枚舉。彼所謂對症者，大都類此耳。

　　豈知古人用藥，中多變化，有似乎不對症而實對症者，不僅在形似之間也。其用藥之法，有如上病下取，下病上取者，若用上藥治上，下藥治下，則似而非矣；又有從陽治陰，從陰治陽者，若以陽藥治陽，陰藥之陰，則似而非矣；又有通因通用，塞因塞用者，若以通藥治塞，塞藥治通，則又似而非矣。此皆貌似而實非者也。如陽虎貌似孔子，若徒取其貌之似，則陽虎亦大聖人矣！孰知其為大奸大惡也乎？

　　藥之似對症而實與症相反者，亦猶是也。無如業醫者，不求其真，但求其似。以真者人不知，似者人易曉。故一得其似，而醫人遂自負其明，病人遂深信其似，旁人無由見其誤，他醫亦莫得指其失。此「似」之一字，易於欺人，易於惑世，易於入俗，易於趨時，易於見售，易於盜名，易為人信而不為人疑，易為人喜而不為人畏。詎知其藥與病全無涉者，此一「似」；藥與病正相反者，此一「似」也；藥不能去病反增病者，此一「似」也；藥期以救命而適以送命者，此一「似」也。「似」之為害，可勝言哉！此藥似對症之病，所宜急醫者也。

六、醫醫曲順人情之病

醫有為病人之喜近，為旁人所稱揚，為群醫所款洽，而實為醫人之大病者，曲順人情是也。

病人何嘗知醫，遇病輒疑是風、是火；病人安知藥性，對醫自謂宜散、宜清。醫人欲得病人之歡心，不必果是而亦以為是，未必相宜而亦以為宜，其曲順病人之情有然也。或旁有鄰居親友來探問者，意念非不關切，醫理未必精通。然每每自負知醫，往往自出己見。但知病起何日，始於何因，便向醫人擬為何症；未知病是真相，抑是假象，輕向醫人增減方藥。而醫人遂極口贊其高明，不敢自出主意。未舉方，先謙恭請教；既舉方，又依命增刪，其曲順旁人之情有然也。近醫以隨波逐浪為良法，以同流合污為趨時。前醫用藥有害，亦必不議其非；數醫議論未善，聞其言亦必附和為是。不求病家有實效，只顧眾醫無間言。是以千病一方，千醫一例。無論緩急，總無敢異同。其曲順醫人之情，又有然也。

夫其所以曲順病人之情，旁人之情，醫人之情者，何也？蓋醫人意欲取資於病人，苟拂其情，則病人必謂是堅持獨見，不通商量，由是推而遠之而主顧失矣。醫人欲藉吹噓於旁人，苟拂其情，則旁人皆議為偏執驕傲，不肯虛心，從茲望而卻步，不復為之薦舉矣。醫人更欲互相標榜於醫人，苟拂其情，則皆惡其攻人短，表己長，讒言布散，則聲名減而財利去矣。此所以不得不曲順人情也。

然吾為醫計，果能學識高，道理明，而又認症真，用藥當，實能起沉疴，救危命，何妨特立獨行！每製一方，

用一藥，如山岳之不可動搖，依用則生，不依用則死。如或病人疑畏，亦必剖心瀝血，為之析其疑，解其惑，使病人感悟，信服立效。在病人方稱感不已，旁人自嘆服不遑。醫人即懷嫉妒，亦無從肆其蜚斐之言。將不求名而名自至，不求利而利自歸。又何必委屈周旋以圖主顧，希薦舉，避讒謗哉！

無如醫人未必能具卓然之見也。惟無卓然之見，而又恐獲罪於人，失利於己，所以隨風倒舵，唯唯諾諾，阿諛順從，徒效妾婦之道，使人喜其謙和，忘乎司命之責，聽人受誤致死也。此曲順人情之病，所宜急醫者也。

七、醫醫輕藥保名之病

曩常見病家危急之際，竭忱盡力，延請名醫。名醫用藥不效，又更一名醫。其方藥大都相似，皆係極輕浮無力者，每味三五分，合成一劑，共計不過三錢有零。以病不能除，命不能挽，心竊疑之，得非名醫不能用此種藥，非此種藥不能成其為名醫乎？乃親友多為之解曰：此名醫保名之妙用也。蓋其醫至今日，其名已成，其利已盈，更何所求？若復認真用性重之藥，設一有誤，豈不失名？所以只用輕輕數味，留其原病，不至醫壞，則無過可指，而其名乃得不損。余聞之，不禁嘆曰：有是哉，名醫之無良一至此哉！病家延請之時，舉家仰望，竭力支持。藥資之費幾多，酒席之費幾多，輿從工食之費幾多，其為費亦不輕矣。在素豐之家，不難措辦，若寒儉之家非借貸即質典，總為救命計耳。而醫人於此不一念及，只期保名以為己，不想竭力以救人，不亦忍乎？抑思病家費如許心力，費如

許資財，豈請爾來保名乎？或是人子憂其親，或是父母愛其子，哀痛迫切，跪拜求救，而名醫絕無矜憐之心，只照尋常故套，予以不痛不癢之藥少許，甚至有虛寒將絕之際，猶與以清潤數味而去。

病家茫然不知，只以此藥出自名醫，便捧為拱璧，珍若靈丹，急急煎服。其病尚緩者，服之不見功，則越日又復迎請；其病勢甚急者，服之隨逝，則曰名醫自然不差，此藥何得殺人，當是數盡，命自難保耳。嗟嗟！不保病人之命，而獨保醫人之名，此心安可問哉？

且名醫之計亦左矣。如果為名，則何不出其真實學問，審定病情，不可救則已，如可救則以重劑救之。況名醫久為人推服，用藥人必不疑。人所不敢用、不能用者，毅然用之，使病者起，危者安。人更嘖嘖稱之曰，真醫聖也，真藥王也，此真名不虛傳，高明迥出時流者也。豈不名益彰著，遠近播聞。又何待兢兢乎恐藥重有誤，以為保名計乎？若用藥有誤，豈猶得為名醫乎？又豈不用藥以救命乃得保名，能用藥以救命反令失名乎？吾不能為之解也。

或謂名醫亦非專為保名，故意不肯用藥。蓋其所習慣者，此種不痛不癢之法，原非有真學問、真膽識，故不能用藥，不敢用藥耳。世俗素重其名，欲為回護，故以保名之說，曲為之解也。此論良然，然欲為其全無保名之念，則又不可。彼始之浪得其名者，此伎倆；後之終保其名者，仍此伎倆。曾見名醫嗔其子弟，偶用一二味厚之藥，則痛斥之曰：用此味厚之藥，設一有誤，豈不喪名！若是則名醫實欲以此保名，而非他人代為之解也。嗚呼！但欲

自保其名,而不念病勢之危急,人命之死生,良心喪盡,陰騭大傷。雖令陽受虛聲,竊恐陰遭譴罰,名縱得保,而其不能保者多矣。此輕藥保名之病,尤宜急醫者也。

八、醫醫吝惜藥料之病

醫人用藥,有如用兵。兵不備,不能禦敵;藥不備,不能禦疾。不能禦敵則國危,不能禦疾則命危,醫故司命者也。凡禦疾之藥,無論貴賤,皆不可不備;備而善用之,善用之而又不吝不惜,乃可謂之良醫。良者,善也;良醫者,善於治病之謂也。又曰:良,良心也。醫有良心,不虛受人財,不忍傷人性命者也。

若今之醫殊不然,藥性即取其至輕,藥料即取其至賤。惟是土產之物,每斤只值數分,每劑所值不過數文錢者,信手亂投。若藥料稍貴,每斤以兩計、以錢計者,概置不用。即或不得已而用,所用不過二三分。而此二三分,猶不出自囊中,必另使病家自備。若他藥雖貴無復有貴於人參者,且所用不過二三分,能值幾何,亦必令病人自備耶?在病家何能預備,勢必取之於市中。市人無療病之責,只有取利之方,每以假借之物充之。病家不知審擇,不辨真偽,增入劑中。其數既輕微,其質又低假,豈能應手奏效耶?不但此也,鄉落無藥肆之處,又須奔走道途,向他方採買,在病緩者,尤可緩圖;若病勢急者,不獨低假不靈,亦切時日難待,往往有謀得藥至而人已不保者,此皆吝惜藥料之罪也。若醫果貧癃,情有可原;乃有醫已致富,而仍然吝惜不肯少用者,此其心果何心也?

余常與人曰:欲精醫術,先端心術。心術端則心存不

忍，不忍自不貪，不貪自不吝。無問貴賤，凡當用之藥，必備而用之。即多用之，屢用之，而皆不惜。救一富貴人命，吾固無所虧；救一貧寒人命，吾固有所快。彼貧者於求藥無資、求生無路之際，吾以藥生之，我所費無幾，而彼所生甚多，寧不快然於心乎？彼貧人即不能報冥冥中必有代為報者，而況仁人君子之心，報與不報具非所計也。此則真良醫也，真有良心而又善用藥以救人者也！如或不然，忘其為活人術，而但以利為事，較錙銖，爭毫末，一切價貴之藥，吝惜工本，概不備用，而使緩急莫濟，危困莫蘇，雖不失利，卻已失德。失利則失之東隅，旋收之桑榆；失德則不及其身，即及其子孫，良可畏也！此吝惜藥料之病，所宜急醫也者。

九、醫醫妒忌讒謗之病

嘗讀《詩》至「巷伯」之章，有曰：「取彼譖人，投畀豺豹。豺豹不食，投畀有北。有北不受，投畀有昊。」因思《詩》三百篇，類皆溫厚和平之語，雖怨而不怒，獨此詩惡之深，怒之至，痛切言之，而絕無溫厚和平之氣，何也？良以彼譖人者，即妒忌讒謗之人也。以妒忌之心，肆讒謗之口，其為禍至烈，其為害至無窮也。斯人也，在朝則排斥忠良，在家則離間骨肉，處鄉里則黨邪攻正，處朋友則覆雨翻雲。或損人財物，或破人身家，或壞人行止，種種惡戾，其害無窮，然猶未即令人死。

若在醫道中，其害直令人死，何也？從來學識高明者，心愈謙虛；學識卑陋者，心多妒忌。妒忌者，恐高明之醫功高而利厚，於己遂成冷淡生涯。故簧鼓其舌，顛倒

是非，以惑亂人之聽聞，使病人不趨彼而趨此，則其利可奪。若是則不過為利見耳，何嘗欲令人死，而不知人之死實由之。

余親見夫妒忌而讒謗者矣，窺病家有欲延某醫之意，彼即預為謗之，謂某醫切不可近，某醫之藥切不可嘗。言之醇切似是一片盛心，遂令病家畏而終止，而病由之漸深矣。迨病家既延某醫，則又謗之曰：雖取效於目前，必遺禍於後日。後日一復，不可復救。有明達者，不為所惑，得收全功；若愚昧者，聞而驚懼，改途易轍，使已成之功覆敗，得救之命復傾。則是讒謗於未延醫之先者，阻病人求生之路也；讒謗於既延醫之際者，絕病人救死之藥也；讒謗於取效之後者，復令生者歸於必死之途而後已也。

嗟嗟！彼既無活人之術，而又使病人無求生之路，無救命之藥，而歸於必死之途。其惡可勝誅哉？故曰：在醫道中直令人死，其害為尤大也。

夫所以為此者，無非欲損人益己耳。究之在人未必損，而在己亦未必益。彼活人之功昭昭耳目，雖一二人謗毀之，其如千百人稱道之。即庸眾之流，一時為所惑，久之窺破伎倆，方將訕笑之，吐罵之。雖復巧言如簧，詎復聽之？徒然自喪其心，自作其孽，使人見而鄙之。其品益卑，其行益污，穢惡腥聞，真為犲豹所不食，有此所不受也。獨不知有昊將何以處之耶？

更有人焉，言甘如蜜，心毒如蝎。其妒忌之意，隱而不彰；讒謗之言，曲而不覺。此不令人知其妒忌讒謗，而實深於妒忌讒謗者，均為世人所深怒而欲取而投畀焉者也。此妒忌讒謗之病，更不可不醫者也。

十、醫醫欺哄詐騙之病

醫之中有其品至下，其為病至深而莫可救者，欺哄詐騙是也。

夫醫之為道，貴誠篤端方，奈之何有欺哄為事、詐騙為心者？原其人道不足以活人，人皆棄之，門前冷落，衣食迫膚，百計圖利，利卒不至，因而思一騙之之法。騙則不得不欺，不得不哄，不得不詐，是欺與哄與詐皆所以為騙之地也。患此病者猶之癩癲癖疽，至穢至惡，人不常有，亦未嘗無。

姑就目擊者言之：有病本輕淺，不藥亦將自癒者，若人故為凶惡之言，使病人畏死而求治之念切；又誇以舉世罔知，惟己獨能，使病人欣喜而仰賴之心專。由是議定厚資，一藥而癒，便自居功，懷利而去。此雖計端，卻未殺人，其罪猶輕也。乃有病勢危急，且夕就斃，神仙莫救者，諸醫盡辭，一醫獨任，力言包好，否則甘罰。病家喜出望外，不復惜財，騙財到手一劑而斃。此原是必死之人，猶非特殺，其顏雖厚，其罪猶可原也。

若夫命介生死之交，全賴得當之藥以生之。而若人不識病情，不顧利害，動云保治。巧言蠱惑，議酬若干，先付其半；大言不慚，孟浪用藥，使可生者不生，此真騙其財而又殺其命者也。更有他醫服藥有效，將漸次收功者，或已痊癒偶爾又復者，而若人巧說以奪之：或云前藥不可再服，再服必將有害；或云前藥補早，尚須清開，然後用補；或云服參太多，必將發作為害，宜以藥解之；或云前藥太溫補，致有火起，只宜清補兼施。百種簧口，使病人

疑懼，頓令棄彼從此，去生就死。又暗使旁人吹噓，得財瓜分，共相誇獎，使病家深信而不疑，遂慨然先山財，後受藥。孰知藥與前醫相反，人即與世相違矣。此皆騙財殺命，罪不容誅者也。

又有一種騙法，凡治一病即要病人合丸藥，以丸藥無從辨認，可任其欺哄故也。病人索方，則云此祖傳密妙，從不傳方；且多珍貴之物，即與方，亦無從覓藥，惟議價代制。富者索以數十金，貧者亦勒以七八金。得財到手，僅以錢數一斤藥應之。愚人多墜其術中，待悟破時，人與財已兩亡矣。然後怨恨而吐罵之，有何益乎？

又有一種以丸藥騙人者，不論病之輕重，只論藥之貴賤。定例上料幾兩，中料幾兩，下料幾兩。富人則諾以用上料，貧人亦勸以用中料，必不能，亦必勒以用下料。世豈有富病恰當用貴料藥，貧病恰當用賤藥者乎？其如婦人女子不明此理，多為所哄，遂多傷命。

各種騙法，有身受而切恨者，有旁觀而竊笑者，而騙人之醫恬然不覺也。余非敢懸照孽鏡，預使奸惡無遁形。第願燃昏衢燈，欲使沉迷登覺路己而。極知此一種病最為難醫，然非必不可醫。釋氏云：放下屠刀，立地成佛。乃知佛不難成，惟屠刀難放下耳。苟能刮骨滌腸，痛自攻治，放下欺哄詐騙之心，立變為端方誠篤之品。品高者道自高，能見重於人，必無虧於己。又何俟日夕勞勞，弄巧反成拙哉！妙藥妙方，和盤托出。如諱疾忌醫，不諒婆心，但嗔苦口，狂言吐罵，擲地咆哮，則當正告曰：人事昏亂，深入膏腴，縱有靈丹，不能下咽矣！請辭。

破俗十六條

從來高妙之道，必大遠於俗情，而庸俗之談，最有害於正道，凡事類然，惟醫尤甚。

夫醫之為道動關死生，尤不可狃於習俗，而不為之正其失，辨其非也。昔人云：劉、朱之道不息，軒岐之道不著。況俗說之背道，又非可與劉、朱同語者乎。因之根據真詮，破除謬妄，豈同婦舌好為雌黃？亦出婆心，慮能變白耳，識者諒之。

一、俗說萬病皆生於火

又云人身之中，火居其二，故火病為多。又嘗親耳聞名醫云：凡病皆是火，試看「病」字，下是「丙」字，丙乃火也。如此等說，莫不奉為格言，殊不知謬妄可笑。

萬病皆生於火，豈傷寒、中陰等證，亦生於火乎？氣虛下陷、脾瀉清冷等證，亦生於火乎？魄汗淋漓、氣脫、血脫等證，亦生於火乎？臟寒腹滿、水腫臌脹、中寒吐瀉等證，亦生於火乎？

所云火居其二者，以君火、相火為二火也。抑知臟腑各分陰陽，五行各居其二。君火屬心，心屬手少陰丁火，相火屬三焦，三焦屬手少陽丙火，火之為二，固矣。然肺屬手太陰辛金，大腸屬手陽明庚金，金亦二也。肝屬足厥陰乙木，膽屬足少陽甲木，木亦二也。腎屬足少陰癸水，

膀胱屬足太陽壬水，水亦二也。脾屬足太陰己土，胃屬足陽明戊土，土亦二也。是金、木、水、土皆居其二，而獨以火為二而畏之深、滅之力，何也？

至名醫所云「病」字以丙為火之說，余幼時從旁聞之，竊笑其與王荊公《字說》「滑」乃水之骨，同一見解也。後偶見笑話書中，有譃罵僧人一條，不覺拍案笑曰：「名醫學問，正從此得來乎？」真匪夷所思也。

其笑話云：有人問「病」字如何從丙？答曰：凡病是火故也。又問「疾」字如何從矢？答曰：凡病之來，如矢之速也。問者深服其解，因又問曰：然則「痔」字從寺，何也？答曰：子未知乎？其患處乃小僧人往來出入之所耳。此絕妙譃語也。

而名醫遂以從丙是火為妙解，認真凡病是火，而清之不已。設若作外科治痔患，豈不真欲殺滅僧人，拆毀寺宇耶？可笑極矣。

二、俗說我是火體，毫不可用補

此說誤命最多。只聞風鑒家分金、木、水、火、土之形，未聞服藥者分金、木、水、火、土之體。況又未聞有金體、木體、水體、土體，何得獨有火體？人之臟腑，各分配陰陽、五行，又安有專以火為體者？其故由於病人偶為庸醫所誤，於不當用參之病，偏妄用參二三分，再或他藥又復不對證，服之不安，而病人遂獨歸咎於參。

醫人又欲自掩其誤用之失，因誑之曰：原來爾是火體，用不得參。病人遂夢寐志之，畢世戒之，雖至大虛大寒危迫之際，猶曰我是火體，切不可用補。庸醫深信為

然，遂束手不敢用補，坐視其死而不為救。「火體」二字之害，可勝言哉！

余嘗親見許多病重命危之人，自執火體，堅不用參，余力為辟之，投以重劑參、附，得以回生者，不知幾幾。願病人、醫人細審其理，勿泥俗說，自誤誤人也。

三、俗說病雖虛卻補不得

病人便深信之，抑知其說自相矛盾，為可笑也。病不虛則已，既是虛，便當用補，如何又補不得？如人既已饑寒，自當予以溫飽，若云饑寒而又溫飽不得，有是理乎？揣其意，以為虛而有火，故謂不可補耳。抑知虛而有火，即是虛火，正當用補，補則虛回而火自降。丹溪云：實火可瀉，芩、連之屬，虛火可補，參、蓍之屬。

夫丹溪主滋降者，且云虛火可補，更復何疑乎？今人喜清降，動云吾學丹溪，至丹溪虛火可補之說，卻又茫然不解。然則學丹溪者，單學其偏處、弊處耳？至真學識處，則全未領會也。如學書者，單學敗筆，有何益哉？願治病者，先審病，再用藥。審定是虛病，便放心用補，無火固補，有火亦補。只論虛，不必論火，補其虛，火自退。如作文字，先須審題。比如此是「虛火」二字題，只從「虛」字上著想，方中題竅，若泛做「火」字，便通入「實火」之火矣。

以虛題，通作實火之文，便不成文；以虛火病，通用實火之藥，豈能療病哉！奈何醫家不審虛實，但執「補不得」三字，如「莫須有」三字一般，便斷定虛人罪案，使監守虛牢中，安心待斃而莫之救，亦可哀矣。

四、俗說後生家不虛，不可補，又謂孩童純陽，更不可補

　　守此俗說，所以殺人無算也。余嘗親見老名醫為一後生治虛證，後生問：「可用得人參否？」名醫曰：「爾今年幾何？」答曰：「我二十歲矣。」名醫曰：「二十歲便要用參，何時用得了？」聞者嘆為名言，抑知此至不通之論也。

　　用藥只論證，豈論年紀？若實證不當用參，不但二十歲不可用，即八十歲亦不可用；若虛證必當用參，不但二十歲當用，即半歲孩童亦當用。若云二十歲雖虛亦不可用參，彼虛人豈能坐待數十年，然後用參以補之乎？況乎虛癆之證，偏多在少年人也。

　　至於孩童，其質脆嫩，尤易成虛，薛立齋先生云小兒易為虛實。此「易為虛實」四字最妙。如食啖稍多即內傷，風寒一觸即外感，此易實也。消導稍過脾即弱，表散略過汗不止，此易虛也。

　　蓋小兒氣未盛，血未旺，骨未堅，肉未滿，脾胃卑弱，臟腑空虛。如桃、梅諸果，未至成熟之時，其核尚軟，核中之仁，猶是水漿。又如樹木老幹，雖斧斤不易傷，若初發嫩條，指略攀便折。孰實孰虛，不較然易辨乎？

　　奈何不顧此脆嫩之質，而任意清之、散之、消之、降之。虛極則發熱痰湧，吐瀉交作，漸成慢脾。慢脾者，脾氣欲絕而散漫無收拾也。乃又以牛黃、紫雪通利而鎮墮之，其能復有生機乎？嗚呼！孩童之欲得為後生也，難

矣！後生之欲復為孩童也，易矣！

五、俗說清補兼施

今名家亦常為此說，遂相習慣，而不知其說之非也。「清補」二字，不能聯貫。蓋一清一補，彼此相反，如伯勞與飛燕，生性各分東西，不能強使合做一處，故宜清者，斷不可雜之以補，補則不能清矣；宜補者，斷不可加之以清，清則不復補矣。

清之味必苦寒，其性降下，如行秋冬之令，肅殺為事者也，宜用之於病邪未去之時；補之味必甘溫，其性升發，如行春夏之令，生長為事者也，宜用之於元氣未復之候。故用清則曰清降，用補則曰溫補。

凡用藥須先審病，審明宜清則清，宜補則補，何得模糊夾雜，於補之上加一「清」字，清之下易一「補」字。若用清又用補，既用補又用清，是南其轅又北其轍，使五臟神將何所適從乎？

即清暑益氣一方，乃為暑月壯火食氣，故以此清其壯火，使不食氣而氣乃受益，並非清與補兼用也。且此方單為暑月而設，非可概施於三時體虛之人，並不可概施於暑月無火之人。惟癆證虛火上炎，則補以滋之，不似他證之可用溫燥，卻非補而又清，且虛火上炎者，一補火便降，丹溪所謂虛火可補是也。

若用清則元氣愈虛，虛火愈起，蓋清之味必苦而下降，何柏齋云：苦寒之性，不久下注，下注則下元愈寒，虛陽被寒性逼而上行，則上焦復熱愈甚。可見癆證有虛火者，亦不可補與清兼行，況他證乎？且癆證多有服八味而

癒者，又有當用歸脾、八珍及十全大補者，是補癆藥中並不拘泥一「滋」字，而於凡補劑中，又何必牽搭一「清」字？乃世之為此清補之說者，緣醫家認證不真，既似乎虛，又似乎有火，故創為清補兼施之名以欺愚俗，若謂是虛，吾用補矣，若謂有火，吾又清矣。

因之相傳有清補兼施之法，而庸流俗子遂從而遵信之，甚至大虛大寒，病勢危急者，雖溫補、峻補尚恐無功，而彼猶曉曉然曰：當清補兼施。詎知補力未至而清味迅行，非徒無益而又害之矣！願司命者，究心真實醫理，勿道聽塗說，狃於習俗而不之察也。

六、俗說用藥宜輕浮，便於解手

嘗聞有自詡其得師之秘傳者，實此一法。若然則是名醫之傳人，單傳以認證不真，用藥不當，治病不效之法乎？此萬不可為訓也。解手云者，明是用藥有誤矣，一回有誤，第二回解之，二回有誤，第三回解之，若再有誤，勢不得不更一醫解之。

在病之輕而不至傷命者，猶可屢為更易，若猝中陰證、類中虛脫等證，命在呼吸者，禁得幾回更易，幾回解手乎？即使輕浮之藥無害，然終不能起沉疴，救危命，反使因循增劇。名為無害，而實有大害也。

嗚呼！相傳如此，安望有入軒岐之域，而登盧扁之堂者？醫道之衰，人生之不幸也！更可怪者，用補益之藥，則確遵輕浮之訓，不過百合、石斛、葳蕤、扁豆之類，所用不過三、五、七分，猶之以髮懸鼎。至於用寒涼藥，偏又不顧性重味厚，黃芩、黃連、石膏、苦參等項，信手輕

投，卻如摧山倒海，使陰寒之證立刻見殺，又無怪乎名醫傳授輕浮之法，猶為緩手殺人之法也。

七、俗說附子有毒不可用

抑知凡攻病之藥皆有毒，不獨附子為然，所以《周禮》冬至日，命採毒藥以攻疾，《內經》有大毒治病、常毒治病、小毒治病之論。扁鵲云：吾以毒藥活人，故名聞諸侯。古先聖賢，皆不諱一「毒」字。

蓋無毒之品，不能攻病，惟有毒性者，乃能有大功。凡沉寒痼冷及傷寒中陰等證，非附子不能驅陰回陽，故本草稱其有斬關奪將之能，有追魂奪魄之功。正如大將軍臨陣赴敵，惟其有威猛之氣，有戰勝之勇，方能除寇亂，靖地方，奠民生，安社稷。凡此等功，豈可責之文弱書生及謙恭謹厚之人乎？

今人不思附子有起死回生之功，而但因「有毒」二字，遂禁錮不用，使陰寒之證無由復生，抑何忍也？又何愚也！且有病則病受之，亦無餘性旁及作毒，即使有毒，卻能令人生，有毒而生，不勝於無毒而死乎？況又加以炮製之法，盡去其毒矣，而猶必兢兢以有毒為戒，則愚之至矣。余嘗親聞名醫自誇云：吾行醫一世，一般不曾用一厘附子。吾屈指名醫行道五十餘年，此五十餘年之中，豈竟不曾遇一陰證傷寒乎？

若遇陰證傷寒，而彼必不用一厘附子，更有何物可代？何術能救此疾耶？此其所以遇陰證亦云是火，直以黃芩、石膏竹葉湯等，一劑殺之，比比而是，歷歷可指也。此則真大「毒」也。

八、俗說夏月忌用桂、附辛熱等藥

若則治病用藥不必論證，只論四時可矣。夏月天炎，便用寒涼藥；冬月天寒，便用溫熱藥；春秋不寒不熱，便用平和藥。自古至今，有是理乎？且必夏月絕無虛寒之人，絕無陰寒之證，然後可抑知夏月不但不能無虛寒之人，而中陰、中寒之證，在夏月偏多，正如傷寒在盛冬，乃屬傳經陽證，偏要用石膏、大黃、三承氣之類，豈以冬月天寒，便當忌用寒涼耶？

若夏月本屬伏陰在內，而人又多食冷物，多飲涼水或冷水洗浴，或裸體貪涼，故中陰、中寒之證，夏月更多，豈以夏月陰寒之證，亦忌用溫熱以視其死耶？

在夏月，瘧、利兩證最多，而此瘧、利中亦多夾陰之證，即當同傷寒陰證治法，非溫補不能救，而況乎直中陰經之證，捨桂、附更將奚恃乎？第人不能辨認，故只知溫熱當忌耳。豈知寒涼殺人，易於反掌耶？

往往見治夾陰瘧、利，亦同治邪瘧、熱利法，直以黃芩、黃連、大黃殺之。遇中陰寒證，不曰中暑，便云受熱，並不疑到陰證上，所以一直用白虎湯、六一散、香薷飲之類殺之。彼既殺之，而猶切切告人曰：暑令忌用辛熱。辛熱固忌矣，不知寒涼殺人亦當忌否？

九、俗說桂、附灼陰不可用

此說猶近似，人皆遵信之。然亦有辨，未可概以灼陰而禁之，以誤人命也。陰虛者，畏灼矣；陰不虛者，亦畏灼乎？陰虛而陽有餘者，畏灼矣，陰不虛而陽又不足者，

亦畏灼乎？惟是陰虛而脈躁氣盛、胃強善食者，方可用純陰藥，所謂壯水之主以制陽光，不宜桂、附、薑、尤等一派純陽溫燥之氣以灼其陰。若陰雖虛而脈軟脾弱，食少氣餒者，再用純陰藥，不惟孤陰不生，且使滯膈損脾，消削元氣，須少加桂、附於六味群陰藥中，使有一線陽光，以濟其陰。

如一夫而御群妾，方成生育之道。不惟不灼陰，正所以生陰，非欲加桂、附以補陽，正使桂、附引陰藥之補陰。況又非合薑、尤一派純陽溫燥之藥，更何慮其灼陰乎？然此猶為陰虛者言也。至於陰不虛而陽虛，陽虛而陰彌熾者，即謂之陰邪，或為陰水上泛，溢於肌膚；或為陰濕生痰，湧於胸脅；或為濁陰不降，上幹清道；又或陰氣上攻，不能歸元而作痛，陰寒凝結，不能運化而脹滿。種種陰邪，正須大劑溫補。

培腎陽以逐陰火，燥脾土以除陰濕，升清陽以降濁陰，助命門以攝陰氣，補土母以開陰凝，總非桂、附不為功。此桂、附之在所必用，欲其消陰而不虞其灼陰者也，所謂益火之源以消陰翳也。何乃不知分辨，概云桂、附灼陰不可用，於陰邪熾盛之證，猶必畏而戒之。此猶之嚴冬久雪而猶畏近日光，裸體凍僵而猶戒勿衣絮也。何弗思之甚也！

十、俗說治重病，先須用藥探之，方為小膽細心

愚謂此非小膽也，非細心也，第無目耳。試看門前無目乞兒，以竹棒點地，探途路也，捫牆摸壁，探門戶也。

縱探知是路，又不知兩旁是水、是山，前邊是坑、是埂；縱探著有門，又不知是廟宇、是住宅，且不知是衙門、是朱戶。何如有目者，一目了然，既看得清，又毫不費力、何等爽快。

故治病而用探法，再探不著，即探著亦探不清。況從來重病最易哄人，大實偏似虛，大虛偏似實，大寒偏似熱，大熱偏似寒。探著相似處，必與真處相反，再待探著真處，而前之反藥已不可救矣，此探之為害也。

惟有目醫人，一眼覷定病之真情，斷不為似是而非之假病所眩惑。即於其真處，斟酌審顧，或大瀉實，或大補虛，一發中的，使久病立效，危病立安，豈不直接痛快，何用東掏西摸，作瞎子行徑。若危急之證，豈能待爾從容細探？又豈堪一探不著，復探幾次乎？甚矣！「探」之一字，非良法也。

十一、俗說人有生來服不得參者

此醫家誤人，而人遂自誤也。人參，一草根耳，亦一藥耳。他藥皆草根樹皮，未見有服不得者，亦並未有服之而稍疑者。至於參，則未服先疑，因有謂生來服不得，終身不能服者，此必無之事，而人誤信之，直至死而不悟也。夫參之為物，真有起死回生之功，第在病有當服不當服之殊，而在人斷無有服得服不得之別。病苟當服，多服愈見功，病若不當服，即少服亦見過。

今醫家視參如毒，本不知用，而於不當用參之病，偏又誤用三五分，用之不安，遂曲為之說，以為此生來服不得參者，而人遂深信之，終身守其說而不知變，以至虛脫

危殆之候，猶戒醫者曰：我生平服不得參，切不可用。而庸醫以耳為食，信以為然。由是斷絕回生之路，安心坐視其斃，真可嘆也。

十二、俗說痛無補法

又云諸痛無補。此說未可盡非，然未可拘執，若執此說，殺人多矣。惟是新傷食滯，污血積聚，挾熱下利及外患火毒證等痛，自然不可補。若臟寒陰證，氣虛血澀，寒證下利，胃脘寒凝及外患陰毒等項痛證，非用參溫補其能療乎？前賢有云：人參能止胸腹痛。現以人參止痛，安可謂痛無補法？

若執定痛無補法，必漸至死。故醫之為術，貴靈通變化，最忌執著。若執著不通，雖遵《內經》語，亦足誤事，況其為庸識俗見哉！然而「通」之一字，難言之矣。

十三、俗說產後服不得參

此極不通之論，不知出自何書，有一何引據而為此語，以誤人命，遂令家喻戶曉，莫不鏤心刻骨而信從之。細究之，其說竟出自專門女科，惟其出自專門女科，故人更易聽信。見有用參以救產婦者，必群力阻之，坐視其死而後已，此真不能為之解也。彼謂產後服不得參者，俗見恐其補住污血，不得行耳。

抑知氣行則血行，氣滯則血滯，然氣之所以滯者，氣虛故也；氣之所以行者，氣旺故也，故必用參以補氣，氣旺則氣行，而污血自行，必無補住不行之理。況產後虛證甚多，要緊處不專在行污，安可單為污血而置性命於不問

乎？丹溪云：產後氣血大虛，當以大補氣血為主，一切雜證，皆以末治之。

彼有雜證者，尚以補氣血為主，若無雜證而一味是虛，豈反不當用補，而謂服不得參乎？又王肯堂《證治準繩》一書，其產後門中，首一方是獨參湯，用參一兩，產後眩暈者主之。奈何今人好死，醫家既不知用參，病家又樂於不用參，一任產婦發寒發熱，出汗作瀉，神昏氣亂，虛證百出，一息憊憊，猶必不肯用參。

最喜專門女科，動加以產後驚風之名，於益母、澤蘭通套藥中，加以防風、柴胡、鈎藤、僵蠶、秦艽、天麻、貝母、膽星之類，使產婦虛而益虛，雖欲不死，不可得也。可憫尤可恨也！

十四、俗說吐血服不得參

此說劉、朱嘗言之，普天遵信之。一見血證，便云是火。固不可謂此證必無火，然不可謂此證必皆是火。如擔夫出力之人，或縱酒受熱之輩，初起自當稍稍清之，稍久血去多，便已成虛，而不得復謂之火矣。

若富室嬌兒、深閨弱質，未有不由於虛者，不待吐血後血枯氣竭，然後成虛，在未吐血之先，原因虛而後吐，蓋氣耗則血出，氣固則血止，血必從肺竅出。肺主氣，肺氣虛不能攝血，血乃走漏，衝口而出，且氣虛不能吹噓入經絡，血亦滲泄聚於脾、升於肺，咳咯而出。故不獨失血之後，當補氣生血以復其固有，在血未止之時，急宜重劑人參以固其氣，氣固則血自固。

所謂血脫者必益氣，又所謂「有形之血不能驟生，無

形之氣所宜急固」也，此古人正治之法也。今人治此證，必曰有火，吾見其日用花粉、黑參之類以涼之，而血不止也；又曰是肺火，吾見其日用麥冬、貝母之類以潤之，而血不止也；又曰是陰火，吾見其日用龜板、鱉甲、知母、黃柏之類以滋之，而血不止也；又曰氣逆上行，吾見日用旋覆花、桑皮、鬱金、蘇子之類以降之，而血不止也；又曰宜去污生新，吾見其日用丹參、藕汁及童便之類以蕩滌之，而血不止也；又曰宜保肺清金，吾見其日用百合、薏苡、紫菀、枇杷葉之類以保之清之，而血不止也；更有謂宜急於止血者，動以茜根、大小薊之類以止之，而血愈不止也；且有用犀角、黃連大寒以冰伏之，而元氣愈虧，血愈不止也。何也？總未得補氣固血之法也。

故人謂吐血不可用參，余謂吐血必須用參。人謂要用參，須待血止，余謂不用參，血必不止，直待血吐盡而後自止，夫待吐盡而後議補用參，晚矣！血已竭而難生，氣已空而難復，遂令咳嗽、吐痰、發熱、氣喘，而損證成矣，無可救矣！此不用參之害也。

故余謂參不可不用，而尤不可不早用。余實本於古先聖賢之良法，而非故與今人相反，創為不經之說以誤人命，以造己孽也。余若妄言，鬼神鑒之。

十五、俗說某醫用藥穩妥，某病服藥相安

此「穩妥、相安」四字，豈非上好字面？無如今之所謂「穩妥」者，非真穩妥也，俗見喜其穩妥，必將有大不穩妥者在也。今之所謂「相安」者，非真相安也，俗見幸其相安，必將有大不相安者在也。

　　蓋用藥以中病為貴，服藥以得效為憑。若不必求其中病而但曰穩妥，則不如用飲湯之為更穩妥也；不必求其得效而但曰相安，則不如飲白水之為更相安也。其真穩妥者，在於輕重得宜，補瀉恰當，見之似可畏，服之必奏功，與病狀似相反而於病情實相合，無一毫錯誤，無一味不切當。如《內經》所云：無盛盛，無虛虛，而遺人夭殃；無致邪，無失正，而絕人壽命。此則真穩妥也。

　　若真相安者，重病服之頓減，輕病服之立除。「安」之云者，病卻而復於安康無事之謂也。如《內經》所云：可使破積，可使潰堅，可使氣和，可使必已。此則真相安也。今則不然，但見藥性不寒不熱、不溫不燥，其味則至浮至淡，其數則至少至微，舉方不令人驚，誤服亦無大害，此今之所謂「穩妥」也。吾恐不癢不疼，養癰為患，雖不傷人於目前，必貽禍患於異日。

　　人方喜其穩妥，孰知其大不穩妥者，即由之而伏也。又若病人服藥，不增不減，無是無非，到口無臭味之可憎，入腹無功過之可指，情形如故，瞑眩俱無，此今之所謂「相安」也。

　　吾恐因循日久，邪氣不退則日進，正氣不長則日消。人方幸其相安，孰知其大不相安者即隨之而至也。故今人問某醫何如？則曰：也還穩妥。問病人服藥何如？則曰：也還相安。蓋猶云也還無害耳。

　　此今人治病用藥，只求無害足矣，不必求有功也。然既不能有功矣，寧得復謂之無害哉？此無害之害，不令人知而人亦卒不知也。

十六、俗說用補藥要關住賊邪在內

此一語最易動人，最易害人，如新傷食滯、傷寒陽證、傳經熱邪、時令邪瘧、結熱下利、頭痛發熱、表邪方熾，如此等證，自無用補之理，亦必無妄補之人，何待有關住賊邪之議。彼所議者，不在此種實邪之證，而在陰盛陽衰，正虛邪湊，斷當用補，斷當急補，而不可游移延緩者也。

如傷寒陰證、陰寒下利，及寒瘧、三陰瘧、夾陰痢疾、脾虛成臌、臟寒脹滿、吐瀉欲脫等證，俱宜以溫補為主。正氣旺，邪氣自除，陽氣回，陰邪自退，皆當急補，唯恐補之不早，稍一遲延，邪熾正衰，陰凝陽滅，命即危殆。乃亦以關住賊邪為詞，戒勿用補，眩惑病人，使堅信拒補，以致傾命。如此俗說，真是賊邪，如前種種俗說，俱是賊邪，願醫家同以慧劍斬之。

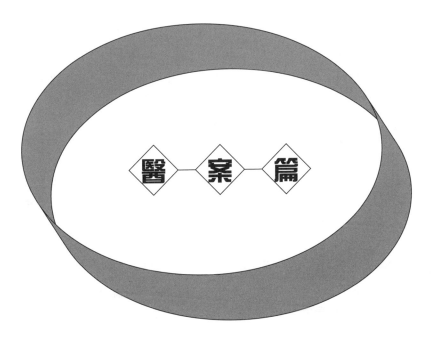

傷 寒（含陰證）

虛人外感

戊寅五月中旬，道經屯溪，一人邀於路，托為其令親診視。其人年四十餘，發熱頭痛，渾身痛，初服羌活一劑，無汗，病不解，又服麻黃一劑，亦無汗，病不解，其人素體虛，前醫束手，謂如此虛體，已服羌活、麻黃二劑矣，豈可再而三乎？且傷寒書云：三汗而病不應者，不治。倘再用表藥，仍然無汗，豈有生理乎？因辭不復用藥。其家仿徨，連迎數醫，紛紛聚訟。有一令親，知余是日從此地過，特迎候為決之。余診其脈，洪大數緊，確是傷寒太陽證。何故當此熱天，又用此種表藥，竟表不出汗？見其人體質甚弱，知必是元氣虛，故無力作汗。因用柴、葛、甘、桔、荊芥、薄荷輕浮之味，加參八分，薑一片。服之煩躁，少頃，大汗一身，臭不可聞，各症立癒。蓋彼原有重表藥性在腹，故只用輕劑，彼得參力助其正氣，則前之藥性自鼓勇助威，將寒邪齊逐而出。

此虛人表散之法，實遵喻嘉言先生之教也，先生豈欺我哉！

停食外感（2例）

1. 壬戌秋月，師成族叔祖之二令媳，患病七八日，頭

痛發熱，腹中時有一物直上沖抵喉間，遂覺氣不能轉，口不能言，腰痛不能轉側。醫者視之，云體虛又微有風，用防風、杏仁、麥冬、貝母、百合、杜仲、續斷、丹皮、茯苓等藥，服之愈劇。復延視之，批其案云：脈弱體虛，凶險之極，須尋高明商酌。師翁情急無措，擬為不起矣，至第八日乘便延他醫視之。云腹中氣上沖心，乃奔豚證也。

方用肉桂，師翁疑而未敢用。乃邀余視之，六脈洪數而緊。余曰：「此感寒病也。」七八日竟未發表，故頭痛身熱不退。問：「腹中氣沖上之時，按之痛否？」答云：「痛甚。」余曰：「此兼食滯，隨氣上升耳。於體固虛，於證則實，可無慮也。」用羌活沖和湯加神麴、麥芽、山楂、枳殼、半夏。一劑服後，半夜出汗熱退，頭痛止，腹中不痛，氣亦不見沖上。次日用調胃承氣，只用大黃錢許，微導之，諸症立癒。

2. 丁丑八月，里中一男人，年甫十七八，患發熱頭痛。其家甚貧，延挨數日後方求醫。服發散藥一劑，有汗，通身熱已退，惟胸腹上段常熱，頭額前常痛，上半身亦時時微汗出，下半身皆冷，腹中亦覺空虛如饑，而胸前脹滿，食不能下，已經九日未進粒米，始彷徨而來求救於余。余診其脈，寸口滑大有力，兩尺滯澀，關脈亦軟，備詢其病狀如前。

余曰：「此冷食填塞太陰，又兼外寒侵入，交結固塞而不運化。今若消之，雖有食積，卻有寒邪，非消之所能化；今若下之，奈邪在高分，未轉入大腸，下之亦不動，徒損正氣。計惟有吐之一法，為日已久，不堪遲延姑待

也。」又思既有冷食，又有寒邪，則脾中純是陰寒凝結，若用瓜蒂、鹽湯探吐之法，必傷脾胃，寒亦不除。因熟思之，不覺躍然曰：「是當用止吐之藥以吐之。」病者之父忙問曰：「既是止吐，何得又吐？」余曰：「胃寒作吐者，則以溫藥止其吐，今冷食固結不動，若不用溫熱之藥，彼中氣何能發舒？故必須溫中之品，使脾胃融和，邪物自不能安，勢必一湧而出，所以反能使之吐也。」

遂予藥一劑用：肉桂二錢，吳萸五分，炮薑三錢，炙甘草三分，木香、白蔻仁各八分，厚朴二錢，陳皮一錢五分。服後覺胸前溫暖，遂噯氣。約一時，又將復渣服下，未幾連嘔數聲，大吐一二盆，十日前之宿食並痰涎盡概吐出。仍令服薑湯，安臥半日，上身熱退，下身溫暖，頭額已不痛，汗已不出，知餓食粥，不須服第二劑矣。

傷寒下利

丁巳秋月，潛溪友人汪虛老諱舟，號岸舫，清晨來館，促余為其尊嫂診視，即同往為診之。不覺驚駭曰：「何沉重至此，經幾日矣？」答云：「前自秋社日，吃羹飯稍冷，又穿夏衣，風起怯寒，夜遂發熱頭痛，迄今九日矣。初請醫視之，因自乳子，恐體虛，使用參數分，熱不退，更加瀉利。云是脾虛又用白朮，利益甚。前請教某先生，用肉豆蔻、砂仁、扁豆等藥，愈不能飲食，作嘔。至今身痛，熱不退，一晝夜利二十餘行，而食粥不過半碗，危甚，故煩酌之。」

余視其舌黃，苔積厚一分，毫無津液。余曰：「此傷寒中挾熱下利證也，脾得補而邪彌熾耳。太陽挾熱利，亦

有用人參桂枝湯者，內有人參、白朮，然彼以表未除而誤下，以致脾虛，故當用參朮。此因停滯起，並未用下藥，則脾實可知。實而補之，是謂實實，害莫大焉！愚意當遵仲景用葛根連芩湯，以清解為主。」遂用葛根、黃連、黃芩、甘草，加茯苓、澤瀉、薏苡、木香、生薑、神麴，服二劑而利減，進粥食。

第三日因鄰家接某名醫，乘便迎視之，用花粉、苦參、青蒿、澤瀉、扁豆、穀芽、旋覆花，云舌上不過是白苔，不必用黃連。服二劑，又復不進飲食，下利又甚，且覺煩悶。仍邀余視之，余曰：「如此黃苔滿舌，且乾燥之極，奈何云是白苔？」因問名醫來已晚否？是燈下看舌色否？曰：「然。」余曰：「是矣。凡物黃色者，燈下視之都成白色，此所以錯認真黃苔為白苔出。以苔之黃白，辨熱之輕重，所關不小，安可草草忽略？愚見謂此證當以黃連為清挾熱利之主藥，無此一味，病勢必增。」仍照前方，加厚朴五分。服五六劑，粥食漸增，利漸少。

時余過呂村賀壽，稽阻二三日，歸復為診之，脈又變矣，驚究其故。答云：「因某云黃連不可多服，某雖知醫，亦未可過信，故兩日未服黃連。」余笑曰：「我知醫者，固不可過信，彼不知醫者，又可輕信乎？」仍復加黃連，服五六劑，一晝夜只大便二三次，舌苔漸退，脈數漸平，惟身熱未盡退。

余曰：「利少食多，則正氣自旺。正氣旺則邪氣自不能容。日內當得大汗一身，而羈留在經之邪始出，身熱始盡退。」是日藥內倍蒼朮，加柴胡，使邪還於表。服後至五更時，果大汗一身，臭穢不可聞，熱退身涼，舌苔盡

去。腹內空虛，喜用飲食。再用白朮、山藥、扁豆、茯
苓、甘草、當歸、白芍、薏苡，仍用薑炒黃連二分。調理十
劑，而後大便如常，飲食復舊。藥中用黃連，雖前後加減輕
重不同，共計服過三十餘劑，始收全功。

可見有一病，必有一病之主藥。如作文之有題旨，始
終不可失也。

傷寒熱結在裏（3例）

1. 甲子年七月中旬，在省應試，汪虛老令兄殷候先生
親來迎余為令愛診視。令愛適❶江文瀾兄，在省中住家。
為診脈，兩寸微浮，關尺俱沉數，舌有黃苔。問其病由，
云自某日起，發熱，渾身痛，胸腹脹悶，已經七八日矣。
醫云是停食，日用消導藥，時作嘔，又加乾薑、肉桂。昨
五更時，忽大發暈，死去，手足冰冷，牙關緊閉，逾一二
時方回，前醫又云是虛極。余問：「有汗否？」答曰：
「無汗。」余曰：「誤矣！此傷寒熱結在裏之證也，用薑
桂則益增其熱，是以暈死非暈死，乃發厥也。熱結於內，
手足反冷，乃陽厥似陰，宜下之。但兩寸脈微浮，仍發熱
身痛，表邪未盡解，不宜驟下。今仍用表藥一劑，使微汗
出，熱退痛止，明日再用大黃，病可立癒矣。不必慮其體
虛，體雖虛而證則實也。」

用羌活、防風、乾葛、柴胡、陳皮、甘草、秦艽、川
芎、生薑。一劑服後，微有汗，熱退身涼，渾身痛俱止。
次日用小承氣湯加減，只用熟大黃二錢。江兄攜方與前醫

---

❶ 適：舊稱女子出嫁予男方。

並略知醫者酌之，俱云體虛不可用大黃，服大黃要直瀉不
止。江兄畏而不敢予服，連隔五六日，大便究未通。每日
服扁豆、陳皮之類一劑，再只囑其餓，粒米不許入口。

　　最可恨者，江寧淮揚一帶醫人治傷寒，其六經正治之
法全然不知，只是叫病人餓，其中餓死者不知若干。余向
在揚州，見病人一餓二三十日，氣已將絕仍不許進粒米，
忙勸其家速予粥食，遂不藥而起。又見病人餓幾死時，萬
分難忍，暗自偷竊飲食遂得生者。諸如此類，指不勝屈。
可見病死者少，餓死者多，然餓之致死，而病家與醫人決
不知是餓死，但云此病不能救。噫！亦何愚也。

　　不思病傷寒者，既受寒邪，傷其元氣，又或汗或吐或
下，重傷其元氣，全恃胃氣漸回，庶幾元氣漸復耳。若一
餓數十日，胃氣何由開？元氣何由復乎？即無病，人餓二
三十日亦死，況重傷元氣之病人乎？但須飲食有節，只宜
稀粥，借穀氣以養胃氣，由漸而進，不宜驟食、多食、雜
食，以致食復。故《傷寒論》只戒多食肉食成食復之證，
非謂粒米不可入口也，向有志欲作一「傷寒不宜久餓
辯」，以救無辜餓死之命，終年碌碌，有志未迨。因此證
亦令長餓，不覺有感而發。

　　維時病人終日僵臥不動，漸幾乎殆。適值文瀾兄之令
叔祖宗一先生來省應試，即假寓渠宅。文瀾兄談及乃眷病
困，某予方未敢服等因。宗一先生叨責之曰：「某先生真
是神仙，有此機緣恰得診視，奈何猶不依方服藥？」遂復
浼殷翁來迎余。余仍照前方，囑令先食粥一碗以開胃氣，
再將藥服下。但恐大黃輕微，仍打不動耳，毋畏其直瀉不
止也，服後果仍不大便。

次日仍加元明粉以潤之，大便遂通，腹內頓寬。囑令聽其每日食粥四五碗，由漸而多，斷然無礙，不必依本地醫生只是長餓。如言日進粥食，不再劑而癒矣。

2. 乙丑冬月，隆阜一戴兄，年近三旬，病傷寒六七日。初用表劑，藥輕未得汗，胸腹不舒，四五日未大便。遽以巴霜丸下之，反覺滿悶，胸前脹痛，捫之高起，按之堅硬。或視為寒凝，或視為食積，或視之痰塞，各試一劑，俱不效，始迎余視之。

兩寸脈數甚，詢知前番所用之藥，知由表邪未解，便用丸藥下之，引邪入膈而為結胸證也。幸今頭仍痛，身仍熱，表猶有邪，未盡入裏，猶是小結胸，當用小陷胸湯，然須解盡表邪方可用陷胸湯，否則又蹈前轍矣。路遠不能次日又來，又無暇留宿，只得一時立二方，備藥二劑。

前一劑用：防風、羌活、柴胡、乾葛、川芎、秦艽、陳皮、甘草、生薑。次劑用：川連一錢，半夏二錢，瓜蔞仁三錢，厚朴、陳皮各一錢，薑三大片。囑令先服防風、羌活表藥一劑，待熱退頭痛止，然後服次劑。盡此二劑，諸症可痊癒矣。

別歸，過五六日，病人親至舍稱謝，云蒙惠藥二劑，挨次服下，其應如響。服頭劑，果即熱全退，頭痛止。服次劑，胸膈頓寬，便思食。今再請教，當如何調理？為診之，脈和平，病痊癒，可勿藥矣。因其遠來，予輕輕和中藥二劑而去。

3. 丙辰年九月，梅村葉兄，字蘭友，患傷寒經九日

矣。更歷七醫，日益增劇。九日以來，飲湯不進，大熱不退，昏沉譫語，未得閉目一睡，嘔噦不止，鼻珠煽動。歙中名醫俱已延遍，絕無寸效，舉家彷徨為不治矣。仍有望八老堂，更加憂慮。時王子赤山，晤其長令兄孟亢先生，道及見余立起數危證，因肩輿❶來迎。

余往為診之，其脈浮洪數實，舌苔黃厚。閱其從前所用諸先生方，初一劑只用羌活三分，次日即用石膏三錢，不覺驚嘆曰：「此病之所由深也！」此後則有用二陳湯者，有用蘇子降氣湯者，有用清熱化痰藥者，有用消導者，有用小柴胡湯加竹茹者。其最後一名醫方，因熱久不退，用青蒿、地骨皮、丹皮、貝母、麥冬、旋覆花之類以退熱化痰，不覺欲笑破口頰。余曰：「諸方中惟小柴胡一方稍近似，然亦似是而非。此病卻非半表半裏之小柴胡證，乃表證未除裏證又急之大柴胡證也。為今之計，仍宜用大柴胡兩解表裏，病可立退。」然余非久著名醫，且病人十日未進粒米，見有大黃下藥，宅中必不信用，可奈何？無已，作一變通之法，不必照定古方用藥。正如作文用先輩文章，只用其意，不必用其詞可也。

遂定方用：半夏、蒼朮、陳皮、茯苓、枳殼、枳實、厚朴、柴胡、前胡、香附、黃芩、黃連、木香、檳榔、生薑三片。兩令兄持方沉吟，似不甚當意，又以名醫盡皆治過，再無他法，姑用試之。余坐俟其照方備藥一劑，煎服下始辭歸。歸未至中途，而病者便已得睡矣。醒後吐出濃痰碗餘，嘔遂止，下邊不住矢氣，胸膈頓舒，遂索粥食，

❶肩輿：人力轎子。

食後又復睡。是夜睡三回，食粥三回。

　　次早又迎余至，備告夜來見效情狀。診其脈，脈已稍平，舌苔與身熱俱退其半，精神清爽。謂余曰：「昨妙劑下咽後，頓覺此身墜下在床，從前數日，總如在雲霧空中，且渾身手腳俱如被繩索捆住，服藥後，覺盡解其縛，手足展舒，不勝快暢。非獨安臥、進食、吐痰、止嘔等項而已，何神效若此也？」余仍照前方，倍蒼朮，加薄荷，再一劑。是夜一睡直到日高，醒後大汗一身，臭不可聞，復迎余視之。

　　六脈盡和平，身涼，舌苔盡退，腹中知餓。余為稱賀，十日來，如許重證立地冰釋矣。畢竟大便燥結未通，越三日，每日能食粥七八碗，胃氣已大回，渠家已放心矣。仍用大黃錢餘，通其大便，遂平復如初。

　　其四令兄明楚兄詢余用藥之意。余曰：「此病雖癒，方實可笑。最不可解者，用木香、檳榔。然余實費苦心，因大黃不肯用，故用此以代之。夫木香、檳榔，何能代大黃？抑知有說焉。蓋邪熱入胃，用芩連以折之是矣，然終不能驅之使外出，故用木香、檳榔以墜下其氣，服藥後果不住矢氣，則腹中之渣滓雖存，而邪熱之氣已盡驅出矣！余觀其嘔逆之聲中有濕痰膠結，故用薑半蒼陳以燥去其痰，痰去則胸膈寬而嘔逆止。上去其有形之濕痰，下泄其無形之熱氣，胸腹中不泰然舒暢而思得飲食者乎？又思身熱頭痛，一團表邪全然未解。原意大柴胡湯中仍加羌活以解表，然病已十餘日，若用羌活，猶之大黃，均為宅中所畏，故代以蒼朮，使開其腠理。初劑服後，即進飲食，則正氣已漸回。正氣一回，而邪氣自不能容，其在表之邪已

躍躍欲出。次劑再倍蒼朮，又加薄荷，雖云去舌苔，實佐發其汗。故次劑服後，而十日在表之邪遂乘勢盡出，臭汗一身，而裏外兩解矣。此以意為之，傷寒門中無此湯頭，病雖癒，此方不可予名醫看，彼必笑為不通。」

越一月，復晤明楚兄，謂余曰：「先生之言，果然不差，日前見某名醫，詢舍弟之恙如何得癒。余道及賴先生之妙手，並以尊方示之，某先生只是搖頭。」余戲語明楚兄曰：「名醫若不搖頭，令弟之命搖頭矣！」相與一笑。

傷寒失表（3例）

1. 壬戌初冬，汪右老一僕婦，盛使❶天貴之妻，有七八個月孕，患病半月餘。時因縣父母❷在潛口點保甲❸，余過其宅，盛使天貴乘便托為診之。寸脈沉數而緊，余曰：「此傷寒失表證也。」問其病由，云自某日發熱頭痛起，至今半月餘未退。頭與渾身仍痛，又覺虛極氣喘，說話氣接不來。視其前所服諸方，初起發熱，因有鼻血，遂雲有火，用黃芩、黑參、花粉、山梔之類。繼又因其懷孕，疑係血虛熱不退，又用養血藥。繼又因其氣喘，云是氣虛，又用黃蓍、白朮等藥，經歷數醫而諸症如故。余視其舌色紅紫，鼻珠煽動。

余曰：「此風寒閉入肺竅，久久不出，故而作喘，非氣虛也，幸爾仍發熱，邪氣可還從表出，否則為害不淺

---

❶ 盛使：亦作「盛價」，對別人僕役的尊稱。

❷ 縣父母：舊時對知縣之尊稱，比喻如民之父母。

❸ 保甲：宋代自王安石始創的一種戶籍制度。若干家編作一甲，設甲長；若干甲編作一保，設保長。

矣。」余歸，予藥一劑用：麻黃二錢，羌活一錢，防風八分，細辛三分，蘇梗七分，甘草三分，桔梗六分，杏仁八分，生薑三片。服下渾身微汗出，半夜熱退，頭痛渾身痛俱止。次日遂不復喘，自己亦不叫氣虛矣。仍予尋常疏散藥一劑，撒其餘邪，而半月之病立癒。

2. 乙丑春日，本庠❶許師尊一僕婦，素稟質極弱，已二十餘日發熱不退，煩躁不安。在城諸醫，咸謂是陰虛，皆用六味地黃湯加知母、黃柏、黑參、花粉之類。病日益重，余適至城，便中往候許師尊，即囑為病婦診之。

脈數而緊，按之有力，口乾，舌有黃苔，頭與渾身俱痛。余曰：「此傷寒失表也。雖日久，尚宜汗之。若清潤滋補，則表邪固結而不出，所以發熱作痛而無已時也。」因用羌活湯兼柴葛解肌湯，加薑二片。服一劑，汗出熱退，頭痛一身痛俱止，便安神熟睡，二十餘日之病立癒矣。許師尊因嘆曰：「人皆謂吳天士好補，此則他醫皆用滋補者，卻用發散一劑而癒，可見人言皆妄也。」

3. 甲子九月初旬，下第歸里，抑鬱無聊。因思此一回辛苦，雖未能搏一科名，然救活數命，亦慰私衷。正無事聊自解嘲時，子與舍弟來，邀同為一族弟診視。此弟孤寒之極，其一枝派只此一人，與裏中一族嫡股❷，故里中號為「通村對半」。因此一人關係不小，故邀同往為診之。

---

❶庠：古代稱學校。

❷嫡股：嫡，嫡親，血統最近，封建宗法制度下家庭的正支。股，事物的分支或一部分。

詢其病因，云自某夜旅店中夢遺，次日又遇大風雨，歸即惡寒發熱。某醫謂是瘧，遂用小柴胡湯，服數劑不癒。又有人勸彼往見俗呼為「張一帖」者，因夢遺後得病，遂疑是陰證，用附子亦不效。歷今二十日矣，渾身麻木，熱總不退，胸前、左手腕及小腹右旁腫起三四塊，飲湯不能入口。

余診其脈浮洪數緊，余曰：「此傷寒失表也，其腫處則欲成流注矣。若流注一潰，如此貧人，何力服參？則此命不能保矣。」急急予大發散藥一劑，用：羌活、柴胡、乾葛、防風、川芎、陳皮、甘草、桔梗、秦艽，服下即大汗兩身，熱盡退，渾身遂輕鬆，知痛癢。服復渣藥後，諸腫處遂平一半。次日再予清解兼消散之藥二劑，腫處盡散。惟小腹下一塊仍有鴨蛋大，牽引作痛，正成疝氣矣。余思此證雖非陰證，然從夢遺後再受寒起，腎臟獨虛，寒遂乘虛而入，故而寒氣凝結此處不散。肝腎陰髒，非溫之不可，用肉桂、吳萸、炮薑、川椒、小茴、青皮、半夏、橘核、澤瀉，連服三劑，此塊亦消。

傷寒誤清（4例）

1. 癸亥年四月，項左宜兄之令岳，竭田人，姓胡，字培生，患傷寒至第八日，人已昏沉，醫者謂必不治矣，已托乃婿為買板備後事，乃婿左宜兄托余往為視之。

其脈浮洪數緊，發熱，頭與渾身俱痛，面與目珠及一身俱發黃，口中燥渴之極，一夜約飲湯水一桶。視其前兩日所服之藥，乃黃芩、山梔、花粉清熱解渴之劑，而渴愈甚，熱愈不退。前醫更用黃連、石膏，幸藥未服。余曰：

「頭痛發熱，表邪未除，即用寒涼以凝之，表邪如何得解？且以陰從陰，更將引邪歸內，安得不燥渴發黃？傷寒太陽經用白虎湯者，以大汗出後大渴不解，故用石膏。今發熱無汗，不思解其表，而以寒伏其裏，其不死也幾希矣！」

余思傷寒太陽及陽明經中發黃證，用茵陳蒿湯，內有大黃。然此證表邪未去，大黃非所宜，惟用茵陳五苓散能解太陽入腑之邪，又以利小便而去濕熱，內加羌活一錢五分，川芎五分，防風、柴胡各八分，以重解其表。急令煎服，且囑之曰：「服頭藥後如發躁，即是要作汗，不要怕。待有汗出，即不必服復渣藥。」服藥後果煩躁之極，將衣帶盡扯斷，幸先予說明，其家人不至忙亂。未幾大汗淋漓，渾身痛頭痛俱止，遂安神熟睡矣。夜復發寒熱，至三更復出汗一身，此後熱不復發，亦不復作渴，不但吃粥，並欲吃飯。次日照前藥去柴胡、羌活、川芎，加山梔、薏苡，服二劑而黃色盡退，飲食如常。

病者發汗之次日，其前原醫在鄰家看病，有攜余方示之者，云某病之危，服此表藥得癒。前醫者大發議曰：「傷寒八日，如何還表得？此命休矣！」而孰知彼云休者不休，前云不治者竟治耶？余初舉方時，即知俗醫不解用表之理，因批於方案曰：仲景云日數雖多，但見有表證而脈浮者猶宜汗之，奈何云八日便不可表耶？且太陽一經有留連半月二十日尚可表者，況七八日乎？彼醫未讀仲景書，輒敢醫治傷寒，余方中引經立案，彼又不解，且病已癒而猶生議，真不知其為何心？

2.一族伯母，即汪虛老之令岳母也。甲子年將七旬，

五月間患感寒已經六日，服藥不瘳，人事不清，胸喉間一片痰聲，徹夜說鬼，耳聾舌縮，危急已極。第七日，汪虛老至舍，邀為視之。

兩寸脈浮緊，兩關滑而帶結。閱其前方，悉皆麥冬、貝母、花粉、黃芩之類。余曰：「表有寒邪，中有寒痰，醫不用溫以散其表，復又用寒以結其裏，遂至如此其危也。」余用二陳湯加羌活、川芎、蒼朮，重用薑汁，服藥後吐出痰碗餘，亦微有汗，人事遂清，熱盡退，便進粥食。次日復視之，脈沉細而遲矣，舌純黑。用六君子湯加附子一錢，用人參一錢五分。連服二劑而舌黑退。服三四劑而平復如初。

3. 乙丑夏日，本縣父母靳公一管家病大發寒熱，迎余至署。見其人魄汗淋漓，診其脈，浮數虛大，按之絕無。其時正將服藥，余問：「此藥從何來？」云是城中專治傷寒者。余問：「據此專治傷寒醫人，認是何病？」答云：「彼認是瘧疾。」余曰：「危矣！危矣！彼認是瘧，必用小柴胡湯，內必有黃芩，若服此一劑，神仙不能救矣。」索方視之，果是小柴胡湯。急令將藥傾去，另為立方，用附子、肉桂、炮薑各二錢，白朮一錢五分，陳皮、半夏各八分，茯苓、澤瀉各一錢，人參四錢。靳公見方驚駭，問：「如此大熱天，奈何用此大熱藥？」余答曰：「治病只論證，不論天氣。若云大熱天氣，不當用大熱藥，則大熱天氣便不當害大寒病。此乃中陰、中寒之證，即俗所謂陰證傷寒也。不用熱藥便不可救，不用大劑熱藥，亦不能救。」力為剖析，始信服。服後大熱遂退，二便俱利，汗

少安神，始信心無疑。

次日又迎余至，病人又覺發寒，但不似昨日之甚。問余：「今又發寒，得非瘧乎？」余曰：「非也，此發厥耳。昨未得熱藥，故寒戰非常，寒退遂大熱，所謂厥深熱亦深也，昨已服熱藥，今日寒戰遂輕，寒後熱亦必輕，所謂厥淺熱亦淺也。」仍照前藥，再子一劑。次日，果不復寒熱。若是瘧疾，豈能二發即止乎？仍如前重劑，囑服五日，方能進粥食。然後各減其半，加當歸，服十日而痊。靳公因嘆為認病如神。

4. 桓若家叔，向在漢口，於甲子年八月十四日渡江過武昌，舟中感冒，回本店即服發表藥，微汗熱退，外感證已癒。惟飲食不進，胸膈不寬，想有食滯故也。漢上有醫欲下之，又一醫云年過六旬，不敢下，當為清開。噫！若有食滯，法當下，否則從容消導，猶可言也。若清，則癒滯矣，此「清」之一字，即致病之源也。此醫遂添山梔、花粉、麥冬之類，膈愈不寬。因是歲夏秋酷熱異常，遂疑積熱在胸，更用黃連、石膏，服之愈劇，口乾作渴，舌燥如銼，每日勉強飲米湯半碗，只喜食西瓜雪梨，日啖數枚。如此者四十日，吃過西瓜數十枚，雪梨二十餘斤，而醫必謂熱極不能清開，仍日投以前藥，絕不效。病人彷徨，歸里調治。

另扳一醫在舟中服藥，醫者立案云：亢則害，承乃制。此是陽亢之極，無陰以承之，故熱不解，當滋陰以抑陽。每劑用川連八分，生地二錢，餘亦天麥二冬、知母、丹皮之類。一日服二劑，每日又服黃連一錢六分、生地四

錢，而口舌乾燥益甚，仍前不能飲食。

九月盡，抵家，余聞之甚驚駭，急往候之。見其形容枯槁，瘦骨如柴。細詢如前病狀，閱從前諸方案，再為診脈，極浮極數，按之似鼓革。余思仲景云「浮則傷胃，數則動脾」，此脾胃受傷之脈，並非火熱亢極之謂也。然服藥許久，脾胃豈有他傷？即多服寒藥以傷之也。

況此脈按之如革，仲景又云「弦則為寒，芤則為虛，虛寒相搏，而見革脈」，其由誤服寒涼，奪其正氣，而為寒為虛無疑矣。小便甚急，欲出不出，短澀而黃，乃由氣虛不化，停蓄許久而後出，小便必黃，不可以色黃而卜其為熱也。其口舌乾燥者，由過服寒涼，寒從火化，故反似熱。且以寒藥奪其正氣，氣虛無津液上升，故舌乾澀，切不可更服涼藥。

桓叔曰：「我意專托老姪，但歙中諸名醫，亦不可不接來一商。」余曰：「此何等重證，又何等有干係人，姪何敢擔承？但恃骨肉至愛，則知無不言，言無不盡耳。凡高明諸公，皆當請教。某先生是第一個有名醫人，明日開手，便當接起。然有一說，亦須預告：某先生凡病皆認是火，若見此證口乾舌燥，小便不利而色黃，彼必云是一塊火。其藥定是芩、連、花粉、天冬、麥冬、丹皮、骨皮、蘇子、白前、桑皮之類，此藥斷不可服。業已一誤再誤，不堪三誤矣。」

次日接某先生至，果云是一塊火，還要清。立方果如余前一日所擬，一味不差。又再四堅戒病人，不可服絲毫人參，只宜吃生蘿蔔並蘿蔔菜。噫！且無論氣虛不宜食蘿蔔以破氣，此四五十日來，每日半碗粥湯尚難下咽，其能

食蘿蔔菜之粗糲物乎？聞者咸噴飯。幸余已預告明，桓叔見所用藥悉如余所擬，始信余言不謬，未服其藥。

次日接余迪茲先生，用六君子湯，藥甚當。桓叔見用參一錢，菁二錢，朮一錢五分，疑其驟補，恐有不安處，又不敢服。余思此證必須如此藥，仍要加重參、菁，再漸加桂、附以溫中健胃方效。今病人見參、朮尚不敢用，豈肯信用附、桂？細思情誼關切，非同泛常。若質言當用參、朮，必並余言亦疑，勢將復走入寒涼一途，則此證遂難挽回矣。當此之時，不得不稍稍用朮，因告桓叔曰：「尊體原無大恙，不必用此重味，只輕輕調理以開脾胃便可復元矣。」因舉一方，仿世俗所習見名醫之方，用石斛、扁豆、薏苡、甘草、桔梗、當歸、茯苓、陳皮，少加木香二分。病者見之甚樂，余因投藥一劑，暗用人參七八分當桔梗，服之甚安。

次日加煨薑、半夏，再用一劑，投參一錢，服之又安。第三日病人願自加參四分，方上即如其數，又暗投一錢二分，是夜小便長而清。次日病人喜甚，謂人參之功如此，而不知已服三劑矣。是時舌亦潤，但仍喜食梨，勸之不止，玉孚弟甚憂之。余謂玉孚弟曰：「尊公過慎，不敢用的對之藥，若依余用桂附溫中之藥一劑，口內自和，不必勸其勿食梨，彼自不食。他味可暗用，桂味馨香，不能暗用，奈何？」因告桓叔曰：「今服參朮數劑，胃中正氣稍回，其寒色反現出。舌上要起白苔，與漿水相似。然此是寒苔不可誤以為參朮助火而起苔也，若去此苔，必須薑桂。」次日舌上果有一層白苔，第二日更厚。幸預說明，不致疑為參朮之過。

余又告之曰：「有此苔，故飲食入口全不知味，若欲知味，須去此苔，欲去此苔，須加桂少許，不必多，只二分足矣。」桓叔許可，余於是遂得展所長矣，明用二分予病人看，暗增一錢，又增附子、炮薑各一錢，白朮用一錢五分，參增至二錢。服此一劑，次日候脈，便沉軟得沖和之氣。問口內仍乾否？仍喜食梨否？答曰：「今日正不乾，見梨反畏而不敢食矣。」

嗣是俱照此法，逐日暗暗增用，附子加至一錢五分，人參加至三錢。服三劑便能用飯半碗，食粥四五碗，飲食知味，逐日漸增，葷酒俱喜用。從前大便五日一回，色如墨黑，服此藥即如常，一日一次，但小便過勤，仍重加黃蓍三錢，又漸加熟地、山萸、桑螵蛸、覆盆子以攝腎氣。服藥一月而起居飲食俱如常，遂出門謝客矣。

傷寒誤補

壬戌年五月，余在程元音兄宅中。汪扶老盛使名有旺來求治，云腰背痛極，已經七日。攜前醫之方來看，云是種作辛苦，腎虛血虛。其方係杜仲、續斷、當歸、秦艽、白芍、棗仁之類，已服過六劑矣。

余診其脈洪數而緊，大驚曰：「此感寒證也，奈何用此種補藥？而又用棗仁、白芍酸斂之味，寒邪如何得出？」病者曰：「發熱七晝夜未退，頭尚痛，日內腰更痛極。且病發之日，曾經夢遺，若是感寒，得無是陰證否？」余曰：「非也。」急用羌活沖和湯，又慮其連服六劑補斂之藥，恐表不出汗，更加麻黃八分、桂枝三分。一劑服下，是夜臭汗一身，熱退身涼，諸痛盡止。

傷寒夾陰（2例）

1. 癸酉九月，同學鮑君，字崑水，鄉試後，從浙江水路歸。在江頭登舟，便覺有病，已服表散藥二劑不效，熬七八日到宅，忙就其宅中醫人治之。因其胸腹脹滿，口舌乾燥，遂用消導藥加黃芩。服四劑，更劇，漸不能坐立矣，始迎余治之。

診其脈沉細無力，舌有灰色苔，腹脹作嘔，余斷為傷寒夾陰證也。雖不若直中陰證之狠，然誤服黃芩則如水益深矣。用重劑附子理中湯，大效。服至七日，忽又一變，復大吐，飲食不得入，只得於關元、氣海各灸九壯，然後飲食不吐，前藥加重，服月餘而後起。

2. 甲戌六月，余在蕪關沈公署中，會休邑趙君憲若，相與盤桓數日，趙君忽大病，發熱如燔灼，面赤口乾。沈公囑為診之。脈數大而無根，舌有灰色苔，作嘔。余曰：「此夾陰證也。」用附子理中湯，加人參三錢，病人堅不肯服，云生平未曾服參，且畏附子之大熱。

沈公坐榻前力勸云：弟向在徽署中，與吳天老相與最久，知之最深，而信任之最專，余署中老幼大小，無一不藉之為司命，但放心遵服，必不差誤。始依服一劑，是夜大汗如雨，大熱已退。次日復診之，諸脈皆和軟，惟左關脈弦，右關脈沉。沉者，中有寒也；弦者，喜有一線少陽之邪，不是純陰之證，將來欲復發寒熱，酷似瘧狀，即謂之寒瘧可也，切不可照尋常治瘧法，用小柴胡、青皮飲之類，誤服即要殺人。余仍照前方，只加柴胡五六分引之，

使邪還於表。服一劑，是夜果發寒熱，寒則戰慄之極，熱則如爐冶燒灼，前方連服數劑，漸轉至將天明始發，而寒熱日輕一日矣。余辭沈公歸，趙君不放心，結伴同歸，一路便於照看、用藥。到家後，仍迎余住候數次，始終用溫補藥，得以平復。

余與趙君同辭別歸時，其署中有一幕客，是蘇州人，亦復大病，病勢與趙君一樣，余別後，治之不得法，遂斃署中。同一病，而一生一死各不同，醫藥之關係，豈淺鮮哉！

傷寒入經（3例）

1. 丁卯三月半後，往寧國應科試。試畢，不待發案發落，即急急趕歸，蓋以家慈七旬壽期甚迫故也。余到家，未曾立定，家中人云：「子與弟媳大病，此刻正死去矣。」余即刻往視之，見僵臥在床，不省人事。診其脈尚有，只是滯澀之極。抉開牙關視之，見舌上是灰黑色。問得病之由，云某日左腳腿痛起，服發散五六劑，汗出而痛不減。今日接某名醫之令侄視之，云是火痛，用黃芩八分，服得一次，隨即大吐，吐後即死去不知人事。余嘆才出門不過十日，即有此異事。吾恰為母壽，急趕歸來，或者即是此病數不該死，設若如舊例，待出案發落，有月餘之阻，則萬無生理矣。

此傷寒入經，惟余一人知治此證，實非余妄自誇口也。今且用藥救轉，再處。即用人參三錢，附子三錢，薑、桂、白朮各一錢五分，茯苓、半夏各一錢，炙甘草三分，煎熟灌下，少刻即蘇，仍吐去痰涎若干。次日照前藥再進一劑，殊覺平平，左腳痛處尚未移動。將參、附各加

至四錢，其痛處始移至右腳，仍作嘔，間或大吐，不能進食。余知藥力猶輕，總因一劑黃芩，便要多用許多附子。立定一方，每日二劑。

因其無力，人參每劑只三錢，每日二劑共六錢，附子每劑卻用四錢，每日共用八錢。白朮、肉桂、炮薑照前方。又加入當歸、川芎、五加皮、牛膝、鹿角膠、山萸，一派營經行血脈之藥。服數日，其右腳痛處又移至左手腕。隔一二日，左手瘥，又移至右手腕，並手指骨節及兩足腕，凡有筋脈轉折之處，俱痛到。

若時俗名醫，必謂是痛風，恣用風藥，無有瘥時矣。如前一日二劑，共服半月餘，始改作每日一劑，用附子五錢，人參三錢，又服半月始能行動。然後減去肉桂，專用附子三錢，加虎骨三錢，調理五十日而後痊瘥。瘥後共計用熟附三斤，若是未制之生附，有八九斤矣。寒中入經之證，雖治之甚多，從未有如此之重者，要皆由一劑黃芩以致此極，所以多用數斤附子。否則不但病不得瘥，並性命亦不能保矣。

奉勸醫家認證未明，萬不可開手輕用黃芩。此病猶是寒中入經，故重用參附猶可救，若直中三陰，雖百斤附子亦不能救。多傷一人，即自家多造一孽，不及其身，必及其子孫。豈可輕意任性，恣用寒涼而不加猛省哉！

2. 一小女適潛口汪宅。戊寅年四月半後，發熱，手腕痛，至舍就治。余為之審脈審證，即語之曰：「此病卻害不得，乃寒中經絡，即傷寒證也。」非謂有性命之憂，一以貧家婦，無力服參，一以多延時日，不能數劑即瘥。參力重則速效，參力輕則效遲。因留住在舍數日，日予藥一

劑，用：附子一錢，肉桂一錢，當歸二錢，川芎七分，五加皮一錢，陳皮八分，牛膝一錢，桂枝五分，人參只得一錢。服四劑而熱退，左手痛又換至右手。因少癒，即欲告歸，余予藥數劑帶歸，如前方內加鹿角膠三錢，虎骨二錢。更囑之曰：「此證非風，用不得風藥，為溫經絡，行血脈，聽其流動。凡手足轉折筋節處，俱要痛到，方可漸癒。」歸後，余亦往休邑汊口地方，留住數日。

彼藥已服畢，而余未歸，彼宅另尋他醫視之，便云是痛風，當用表散，不該服參，補早了，致痛不已。此語最易入俗耳，遂依彼服羌活、獨活、防風、秦艽、柴胡、威靈仙之類。二劑，復發熱，汗出不止，痛處更痛，手指俱腫，足不任地。

專人迎余歸，歸見病狀，詢知為表散藥所誤，不勝怨悵，此兩劑雖不殺人，亦要多害去幾兩人參。只得照余前方，各味俱加一倍，人參亦用二錢，又加熟地三錢，服十餘日，手足各處走痛，痛亦漸減。余又往汊口，羈留七八日。不知是飲食稍涼，抑是浴後受涼，忽而復中寒，並將手足之寒，盡收入臟。手足竟便利活動，一絲不痛，少腹痛極，大吐大瀉，冷汗直淋，飲湯一滴不能入口，如此一晝夜，憊憊待斃，星夜著人至汊口趕余歸。

見其病狀，甚覺可畏，急囑小婿盡力措辦人參。每日用參一兩，附子六錢，吳萸一錢，肉桂四錢，陳皮二錢，白朮六錢，茯苓三錢，川椒一錢，半夏二錢，炮薑三錢，分作二劑，一晝夜服盡。服一日而腹痛止，服二日而吐止，服三日而瀉止。仍照前方，每日只服一劑，服七日而少進粥食，服十日而手足原痛處又漸復痛。余喜曰：「陰

寒復出四肢，則裏寒退舍，可無慮矣。」再減輕，每劑人
參三錢，白朮二錢，黃蓍三錢，附子二錢，肉桂二錢，炮
薑一錢，陳皮八分，茯苓一錢，當歸二錢，五加皮一錢，
仍加鹿角膠三錢，虎骨膠一錢，桑枝七分。服二十日而手
足痛亦止，內外之症俱癒。

余治手足走痛之症，斷定是陰寒中入經絡，加附、桂於
養血營筋藥中，無一不效。無奈人必不信是傷寒，必云是痛
風，觀此證益明白矣。若是風，風屬陽，豈能入臟？臟屬
陰，惟陰寒能入陰臟。雖傷寒陽證，亦有傳入三陰者，然傳
入之病，終是熱病，當用三承氣，豈可用附、桂、參、朮一
派回陽驅陰之藥乎？觀此病用此藥果效，而猶不謂之陰寒，
得乎？但中在經，不似直中三陰之有關性命。然治之不得
法，雖性命無傷，而人必醫壞。每見醫家遇此種證，即云痛
風，日用風藥，經年不癒，且令手足漸成廢疾，夫亦未潛心
考究，細心思索耳。如此種傷寒，悉用此法，治之必效。

如前此一堂舍妹，適岩鎮方宅，患此證，鎮中諸醫皆
云痛風，用防風、秦艽等項風藥，服一月，徒令魄汗淋
漓，其痛則手足上下左右互換不止，漸至衰弱不能坐立，
始至舍就治。余留在舍，住二十餘日，日用人參三錢，余
悉如前養血營經溫補之藥，服二十餘劑，痊癒送歸。

又前此本府別駕沈公署中一家人媳婦，年二十餘，從
左腳下痛起。其時沈公在休邑署印，即請休邑第一名醫治
之，云是風，日予獨活、防風、秦艽、薏苡、木瓜之類，
服之兩月，手足到處痛極，加以發熱，出汗，食少，心
慌，其狀已狼狽之極。而名醫猶批一大篇云，必不可絲毫
用補。直至沈公交印回本衙門，方請余視之。余謂氣血衰

敗已極，非輕劑所能救。用人參、黃蓍、當歸、熟地、附子、鹿角膠，每各三錢，牛膝、山萸、枸杞各二錢，五加皮一錢五分，川芎七分，白朮一錢，甘草三分，服五十餘日而後痊癒。諸如此類，不可勝記，悉如此法之得癒。略載數條，以見如此證，必不可作風治，用風藥也。

3. 雄川曹石起先生，諱雲，小兒之受業師也。於甲子年十二月，正將解館回宅，忽而腰痛。自謂下午時登山出恭受寒而起。初服驅寒藥一劑，腰痛止，走入兩腿極痛，不能轉側，亦不能伸縮，徹夜不寐，大汗出。余診其脈，兩寸虛大，關尺沉濡。余思脈沉屬寒，濡則屬濕，其病為寒濕明矣。然兩寸虛大，按之甚細，則正氣又虛矣。當溫經以逐寒濕，否則恐成流注。

用附子八分，餘則桂枝、桑枝、秦艽、當歸、川芎、牛膝、威靈仙、薏苡、虎骨，加人參一錢五分。一劑服下，其痛處遂覺有物在內爭鬥。鬥一二時，痛遂減輕。次日兩膝上及兩腳底微腫，照前藥加澤瀉、茯苓、漢防己。服一劑，兩腿痛減大半，能轉動，膝與足底腫亦消。又服一劑，腳下痛止，右手臂痛不能動，照前藥去牛膝、防己，加五加皮。服一劑，次日右臂痛止，又是左手臂痛。又服一劑，左臂痛又止，惟百勞痛。再去桂枝、薏苡，加地黃、白朮，服二劑而能起坐行動，諸痛盡卻，回宅度歲。

太少兩感（3例）

1. 庚午秋，在北闈鄉試，將入闈試時，大司馬李公，諱大馥，家有一西席，亦欲應試，而忽大病，渾身壯熱非

常，卻畏寒穿棉衣，頭不痛，惟腰痛。慮不得與試，急迎余視之。

其脈浮軟，按之甚細。余思：此脈非陽脈也，發熱喜棉衣，非表熱也；頭不痛，無陽證也，腰痛是腎病也，此為寒入少陰無疑矣，切告之曰：「此證須用藥得法，萬勿輕用寒涼，非尋常感冒可比。」余回寓，急備麻黃附子細辛湯一劑，予家人攜去。楞香家叔問是何病，用何藥？余答曰：「此傷寒初入少陰，故需麻黃附子細辛湯，驅少陰之寒，今用之早，用之當，一劑可瘳，尚能入試。稍一錯誤，不但不能入試，且有性命之憂。今只予藥，不曾寫方，彼若見方，必疑而不服，反誤事，所謂可使由之，不可使知之也。」

次日轎過李府前，專人詢之，病已痊癒，即收拾入內城鄉試矣。果一劑而癒，為之欣慰。

2. 癸酉九月，里中一僕婦，患病四五日。其主人知醫，自投表藥，連服三日，發熱不退，諸症如故。其夫情急，叩求余治。診其脈浮洪數緊，按之弦細。問其病，遍身俱痛，頭腦更痛極。余曰：「此兩感傷寒也，原是死證，再看爾造化何如？」初用一劑麻黃附子細辛湯，加川芎、當歸、秦艽、乾葛服之，是夜身微汗，大熱盡退，頭痛減半。次日用附子理中湯加當歸、秦艽，渾身痛盡去，惟腹脹微痛，面色青，手足厥冷。更用四逆湯加人參二錢，連服三劑，共七日而病痊癒。

3. 半月之後，又一僕婦，即前管家之妻也，大發熱，

頭痛，腰痛，嘔逆，耳聾。診其脈，浮候有力而數，沉候無力而細，寸口脈弦急，舌中心一塊黃，周圍皆灰色。余辭不治，公問：「何以故？」答曰：「此兩感傷寒，死證也。治之得法亦間有生者，然未可必。今府上數危證，皆得收功，而此一病，必不能起。不知者謂某雖治活數人，亦必治死一人，何苦招人口實，故辭不治。」公曰：「固知是死證矣，然不忍不救，倘救之得活，是再造也。若終不活，是定數也，余家數危證，皆賴生全，方交口稱神，誰敢覆議？」余曰：「既已說明，請姑試之。」先用柴葛解肌湯，內加附子一錢，生薑一錢，使解其表兼溫其裏，且表藥中得附子，而表邪更易驅出，服後果微汗熱退。

　　次日復診，沉候仍無力，浮候平軟，亦不數矣，頭亦不痛，惟口乾腰痛。姑待一日，未予藥。至夜，復大發熱，人事昏沉，汗出自頸而還，煩躁不安，小便全無。余謂陽邪去而陰邪正熾也，先用六味地黃湯加車前子一錢，肉桂一錢五分，人參一錢。且告之曰：「若服此劑，今晚有小便，則腎氣未絕，尚有一線生機。」服後果有小便，便且長，汗止熱亦減，人事稍清。

　　又為診之，脈雖沉而稍有神，尺脈稍滑。余笑向公曰：「此病大有生機矣，但非參莫救，人雖貴賤不同，治病用藥則一。」公喜曰：「只要救得此命，參自不惜也。」遂用人參四錢，附、桂各二錢，熟地三錢，山萸一錢五分，茯苓、澤瀉、當歸各一錢，服此劑各症俱減，人事頓清。

　　再照前方加入白朮一錢，黑薑五分，大熱盡退，能進粥食。仍照前方服八劑而痊癒。公喜甚，作一札予家叔云：小兒之恙，若不遇天老來京，必見殺於庸奴矣。家下

數人，皆為庸奴所殺者，悉賴天老挽救復活。至僕婦一死證，亦得更生，弟不獨感天老，並感大兄，非大兄朝房中一語指示，何以有此？然感之至而恨生焉，恨天老來何遲也！若早來三年，則弟婦不死矣。今一家下賤之輩俱得復生，而自家骨肉反不能救，昨夜夢見弟婦，醒後痛哭至天明，嘆恨何極！家叔？此札見示，相與笑倒。

少陽證

丙子秋，在隆阜戴宅。其鄰家有一女人，年四十餘，患病六七日，發熱不退，頭痛不止，其痛處在兩耳之前，兩脅亦痛甚。初服發表藥，如羌活、防風、川芎、藁本之類，而發熱頭痛如故。又服木香、厚朴一派消導藥二三劑，而脹悶如故。服蘇子、枳殼、香附等項降氣利氣藥二劑，而脅痛如故。

余診其脈，數緊而弦。語之曰：「此傷寒少陽證也，不可汗，不可下，只宜小柴胡湯，和解其半表半裏之邪。」為定方，用：柴胡二錢，陳皮八分，白芍七分，甘草五分，黃芩六分，人參八分，薑二大片。其家問：「人參恐太補了否？」余曰：「此非虛證，原不用補，用人參卻又不是補，欲以此和解其半表半裏之邪耳。此古先聖賢制方之妙法，今人不知此理，用此方單去人參，所以不通，不能活人，余今只予爾藥一劑，試服之，必即此一劑而癒。」予藥一劑，隨即別歸。

遲數日，又復往隆阜，病家來謝曰：「前服妙藥一劑，果隨即微汗出，身熱、頭痛、胸脹、脅痛等症，頓痊癒矣。何術之神，遂至於此也！」

少陽脅痛

癸亥秋月，一女人年過七旬，患感寒，有汗。服羌活、防風，汗癒多，熱不退，頭痛面赤，左脅痛。更一醫，見汗多，用平補藥，更劇。又更一醫，見脅痛呻吟之狀，謂是搦脅傷寒，且年逾七旬，不治矣，竟不用藥而去。始求余診之，脈弦緊。余曰：「此少陽證，可無慮也。」予小柴胡湯一劑，用參五分。病家畏懼，云：「傷寒不可補。」

余曰：「非補也，藉參主力以和解半表半裏之邪耳，此是古人制方之意，緣今醫家畏用人參，又不解古人制方之意，故用此湯必除去人參，抑知有當除者，有不當除者。如此七十老人，大汗數日，斷不當除者也。」力為辨析，始依余服一劑。當夜諸症盡癒，始稱余為神。余笑曰：「我何敢自居為神，當不肯使人為鬼耳。」

太陽兼陽明

己巳年六月，余在南省藩台鄭公署中，為鄭公治久瀉之證，病勢已癒，特設酌招余飲。飲未終席，忽有貴州一孝廉姓魏者進署，詢之，乃其門生故舊也。鄭公即邀同坐，堅拒不肯飲。鄭公問之，答云：「今日微覺身中不舒暢。」鄭公指余云：「此位年翁極高明，何不托為診視？」余為診之，脈緊數有力，卻不浮洪，問其日來曾發熱否？答云：「並不發熱。」余曰：「病狀未現而病脈已現，今晚一定要大發寒，寒後或轉熱。此傷寒也，非瘧，切不可作瘧治。」其人似猶不在意。

別後，是夜果大發寒戰，寒戰後微溫，亦不甚熱。次日覓余寓所，再托診視，云胸膈脹滿。余曰：「此太陽兼陽明證也。」用柴葛解肌湯，加麻黃二錢，厚朴八分，薑三片。或謂如此炎天，奈何用麻黃？余曰：「如此炎天，奈何竟不出汗？蓋其脈緊數而不浮洪，勢漸趨裏，故用麻黃欲其達表，而後始可攻裏也。」服後微寒戰，遂轉大熱，五鼓出汗。

次日，復來看脈，脈反大矣，然兩關沉滑，尚有熱結在陽明也。急用大柴胡湯一劑，內用大黃五錢，服後大下二次，胸腹泰然，寒熱不復發，即令食粥。

有人謂傷寒才二三日，如何便用飲食？余曰：「傷寒二三日，已痊癒，奈何猶不予飲食？如爾省中人不識的確，醫傷寒只識叫人餓，一連直餓二三十日，病人或餓得叫喊，或餓得不能出聲，必不予粒米沾唇，直至餓死，則云是病死，直可慘也。」從南省至儀揚一帶皆然，不知何人作俑，遂令以訛傳訛，造孽無已。全不思傷寒如此證，既汗之，又下之，表裏皆虛矣，雖云攻邪，正氣必因之受傷，表裏皆虛，若不予之粥食以調養其胃氣，其何以生乎？傷寒書只云多食肉食能致病復，未聞少進清粥亦令病復。醫人之愚，亦何至此其極也。

陽明寒鬱

甲戌閏五月，余在蕪湖縣紀父母署中閱童生卷。時有一蔣姓幕友，病傷寒已八九日矣。初起發熱，不惡寒，服表藥無汗，至五六日上，遍身作癢，皮肉內如有蟲蟻行走，搔之不著，坐臥不安。更一醫，謂是失表，未得汗，致寒濕為

痰，流於皮裏膜外，將成流注，用竹瀝、膽星之類不效。又一醫，謂是血虛，宜養血，服養血藥更不效，乃就余商之。

　　診其脈，浮候微數，重按卻遲，身微熱，不能食，其人？質素弱，食少。余知是陽明病，寒鬱不出，致有此證也。用黃蓍、白朮、甘草、陳皮、茯苓、柴胡、黃芩、乾葛，加參六七分，生薑一片。服一劑，身微汗，熱全退，一身覺爽快，服二劑痊癒。

　　因向余謝曰：「先生之用藥神矣，所以用此藥之理，尚未能解也。昨見用蓍、朮補味，又用柴、葛、黃芩清散之味，心竊疑之，然一劑大效，兩劑痊癒，此中神妙，更求指示。」

　　余笑曰：「並無神妙，不過謹遵仲景先生法耳。《傷寒論》云：陽明病，應多汗，反無汗，其身如蟲行皮中狀者，此以久虛故也。蓋病實則為痛，病虛則為癢，今病而無汗者，以其人食少，胃氣弱，無力透出肌表而為汗，其胃熱夾寒邪，而鬱於肌膚之中，故如蟲行而作癢。胃虛當用建中湯，以和其津液；寒邪鬱於肌膚，半表半裏之中，則當用小柴胡和解其邪，今將兩方合用，是以既調和其胃氣，使能達表，又解其表裏之間，使鬱氣頓舒，所以微汗出，而皮中之寒鬱盡達於外，而皮中之癢盡去也。」

　　蔣君曰：「先生謂不過遵仲景法，此即先生之神妙也。仲景法何嘗不昭昭天地間，無奈人不能遵，獨先生能遵之，所謂遵得佛法便是佛，遵得聖道便是聖也！」

熱入陽明

　　乙丑夏月，里中一族叔，字仲容。因下池塘洗澡，遂

成傷寒，已服表散藥，汗出熱退，頭痛等症俱止矣，惟胸膈不甚舒，不安神。越二日，復微熱，常有微汗，口作乾，煩躁不安，才睡倒又立起，才坐起又睡倒，如此三四日，未得安眠一刻。

余診其脈，寸脈獨浮軟，余脈俱數而不浮，斷為餘邪入裏，當用白虎湯。但前已大汗，今肺脈浮軟，仍復汗出不止，須入人參。遂予人參白虎湯一劑，內用石膏五錢，生地三錢，丹皮一錢，知母八分，黑梔子八分，生甘草五分，五味子二十粒，人參二錢。煎成一碗，才服得半碗，病人便覺困倦要睡倒，一睡倒便睡熟，鼾呼半日方醒。醒來前症頓釋，遂索粥食，一夜安眠，仍剩有藥，亦不復用矣。

次日，其令尊聖鄰叔翁來謝曰：「先生之神，何至此極也！昨藥只煎起頭渣，頭渣又只服得一半，遂將數日不安之症立刻冰釋。吾聞有一劑立效者，未聞有半劑之半即痊癒者。神矣！神矣！」

中 寒（9例）

傷寒為傳經陽證，中寒為直中陰證，二者懸殊，無如世俗不能辨認，概名之為傷寒。是以一遇陰證，但曰傷寒，亦以治陽證之法治之：表散不癒，繼以苦寒，殊不知陰證一服苦寒便不能救。醫人於此為最毒，病人於此為最慘。不肖目擊心傷者久之，故獨於此道細心探討，辨之最明，療之最眾。茲亦不能盡載，第即人所誤認者，存十之一二，不妨從俗統謂之傷寒。但能於傷寒中辨其為陽為陰而施治各當焉，夫亦可以告無過矣。

陽證誤治，猶可救；陰證誤治，便不能救。故集中所

載陰證較多，要皆人所誤認，幾幾誤殺者也。即所載治驗陽證，亦係前醫所誤治，而後為之挽回者。若從前無誤，順手易治者，治驗雖多，一概不載。

1. 潛口汪允文兄，家仁夫兄之婿也。甲子年六月十六日，肩輿詣小館索診。云得一中暑之證，自十三日起，醫疑感冒，用防風、柴胡表散之藥不應，手足冷，背更冷。醫人又疑是瘧，用柴胡、青皮、花粉、麥冬、貝母之類。服此一劑，則加嘔吐，胸膈脹滿，茶水不能進，口內冷氣出。又更一醫，亦用麥冬、貝母、葳蕤、砂仁等物，亦不效。十五日，特延某先生，云是中暑，用香薷飲。服此更不安，時而發熱，熱時頭項痛，口渴，嘔吐，腰痛。

余觀其形色，一片慘黑之氣。診其脈，輕按浮洪數大，重按細如絲。余驚曰：「此中寒，非中暑也，奈何用香、薷諸藥？」急欲予附子理中湯，其意尚未深信，權予六君子，重加薑、桂，用參一錢五分。且告之曰：「權服此藥，俟胸膈稍寬為驗，下午奉看，再加附子可也。」下午便道在潛口，往視之。云服藥後不作嘔，胸膈稍寬，可少進粥湯，仍發熱。余仍予藥一劑，欲加附子，病人謂如此熱極口渴之甚，附了宜稍緩。

余曰：「是則自誤也。此是內真寒，故外顯假熱，服此熱自退，口反不渴，既已誤服涼潤藥矣，若猶不信用溫暖，將有性命之憂。」

因係至知至親，情誼關切，故諄諄奉勸。若認證不真，必不勉強誤事，然認證即真，而不加苦勸以致誤事，則於心又不忍也。病人婉言用輕些，余曰：「可。」方內

寫附子三分，而余已暗投生附一錢二分，再四諄囑而別。是時渠宅中闔門眾人會酌於某處，聞余用參、附、薑、桂等藥，群相誹議。內有一初習醫者，更多議論，謂如此暑月熱天，此病不過是時令暑病，如何使用肉桂、附子？紛議不已。於中獨有叔上兄素信余，知此藥必不妄投，夜往勸之服。病人煩躁必不服，次早余又囑肇唐舍侄候之，並勸其服前藥。肇唐乃其內弟也，如余言往勸之。

病人又見夜來甚安，服前薑桂藥口渴反稍減，始肯服。服後熱果退，口全不渴，而粥食稍多，胸膈寬其大半，始信余言為不謬。遂日予前藥，用附子一錢二分，桂一錢，參、薯各三錢，白朮一錢，半夏八分，陳皮、炮薑各七分，炙甘草三分。服半月而癒。

2. 壬申四月，一女人年二十一，得中寒證。初用附子理中湯，只吃一二口，反吐出一二碗，漸吐蛔，吐至十四條，藥總不能入，事急矣。教女人於病人臍上下各一寸，大艾火各灸九壯，再用生附子一兩，人參一兩，薑、桂各三錢，白朮三錢，茯苓、澤瀉、陳皮各一錢，半夏二錢，川椒、吳萸各八分。緩服半茶盅，隔半時始吐，又服半盅，又稍遲一時再吐。余曰：「有生機矣。」再服一盅，遂不復吐。如前方連服四日，然後換熟附，各減一半，服二十日而癒。

3. 庚辰七月，漢口鹽店方君菁，其一管家至余寓求診視。自謂感冒發熱，診其脈浮大無力，舌色灰黑。余曰：「此非感冒，乃陰證傷寒也，依我用藥，可保性命，若照鎮中諸醫，先發散，次寒涼，不數日即難保矣，此直中陰

經，非兒戲也。」

即予理中湯，每劑用附子、人參各三錢，餘皆半夏、陳皮、炮薑、肉桂、炙甘草、茯苓、澤瀉。服七日，熱始退，以其下人，參力不能多，加黃蓍三錢，服二十日而後汗斂，進飲食，服一月而後癒。

若就漢鎮諸醫，又是九味羌活湯，繼以芩、連、石膏、大黃，有死無生矣。

4. 丙寅初冬，潛口汪君栗亭，猝然中寒，其凶無比。其於每歲初寒時，必發哮喘之證。此歲發更狠，重劑薑附治之得癒。癒後十餘日，忽又中寒。是日余往郡，其家人來請四五次，急迫之極。余薄暮到家，急往視之。詢知瀉過三十餘次，見其頭上冷汗如雨，淋漓不止。探其頭面及胸前肩項半段，皆冷如冰，兩手冷至肩，其冷與尋常不同，探之令人生畏。診其脈，六脈全無，細細尋按，絕無絲毫脈氣。余不覺畏甚，惟靜對之，神氣頗清，亦不覺氣促。余暗想所望者在此，今日暴起，或猶可救。忙予藥二大劑，每劑用人參二兩，附子五錢，薑、桂、白尤、黃蓍俱各三錢，川椒八分。二劑共用附子一兩，人參四兩。囑其盡今夜將此二劑服至天明勿斷，明早再看，倘脈出則有生機。次早往候之，兩手脈俱微出矣，其冷處亦稍溫，瀉止，汗亦止矣。

是日予藥一劑，只用參一兩。不意至上午時，又連瀉六七次，仍復汗出，脈又全伏矣。自料必不能生，一面著人來迎余，一面托諸知為料理後事。余至，囑勿驚慌，還可挽救。汪日生兄謂：「如此光景，安云可保？」余笑

曰：「諸公為彼料理事，弟且用藥挽救，各不相妨。據愚見，今日之復，如暴雨一般，大凡暴雨止後，必有一陣復雨。」因照昨方仍予二大劑，附子仍共用一兩，人參仍用四兩，一晝夜服畢。

次早，再一往候之，脈出和緩而有根，頭面各冷處俱回暖。余笑曰：「天開日朗，再萬無復雨之患矣。」是日，用參二兩，服二日，又減作一兩六錢。又服二日，漸減至八錢，服月餘而止。如此猝中之證，可謂重極矣，非如此重參附，萬不能救。人多謂余好大膽，余笑曰：「此正弟膽小處耳，惟膽小，生怕人死，故極力用藥救之。他人不怕人死，故陰證亦必不用陽藥，十二分重證亦只用一二分輕藥，屢令人死，總不怕，則真是大膽漢也。」

5. 戊寅七月，一族弟，字衛山。初病發熱，用表藥二劑，熱不退。更醫用麥冬、花粉，更加寒戰、嘔吐，面色手指俱黑，始畏而請余視。

兩手脈俱伏，舌純黑。余大驚曰：「此中寒陰證也。」急予理中湯一劑，用：人參三錢，附子三錢，肉桂一錢五分，炮薑一錢，白朮二錢，茯苓、澤瀉各一錢，陳皮八分，半夏一錢，吳萸五分。服一劑，熱退，冷汗出，脈稍現。是日仍大寒戰，後復發熱，其家皆云瘧疾。

余語其家曰：「此病似瘧疾，卻不是瘧疾，切不可作瘧治，若作瘧治，則與去年禹三弟一樣，禹三亦同此證，誤治致死。此陰寒之極，故發寒戰，謂之發厥，厥後回陽，故復發熱。若不復發熱，則是純陰無陽，不復能生矣。昨劑藥力雖重，奈病勢更重，藥猶不能敵病，今如作

藥，一日須服二劑。」於是每日共用附子六錢，人參八錢，薑、桂各四錢，余悉同前方加一倍，連服五日，寒戰退盡，始單發熱，再減去一劑，每日只服一劑，又服七日而熱盡退，再服半月而復元。

所謂禹三弟之恙，初起間日一發寒熱，酷似瘧疾，日服瘧疾藥，以為有名之病，不足介懷。至第九日，只覺煩躁異常，並不發寒熱之時，總只坐立不定，始請余視。診其脈，浮大而數，重按全無，余心知是陰躁也，微語之曰：「此陰寒證也。」病人厲聲曰：「余二十餘日，並無外事。」余曰：「只論病，不論有外事無外事。」因立理中湯一方，知其人不信是陰病，必不肯用附子，方上只寫乾薑、肉桂，藥中暗投附子，詎意自行擇去。又著人問云：「今日已服截瘧藥矣，此藥留至明日服何如？」余思已服截瘧藥，不知又是何等藥？且又不肯信心，將來服藥必無功，此藥力尚輕，又擇去附子，已無效矣。又加截瘧藥在腹，服之不安，反謂此藥為害，因答曰：「聽明日服也罷，竟不服也罷，此病我不敢經手。」次日四鼓，余乘涼往萬安街，黎明來請，余已去遠矣。

是時服藥便吐，乃請余龠三先生予八味地黃湯，重加參，服下稍定，再接連多服或可挽回。乃未幾而接名醫之子、名醫之徒齊到。余下午歸來，聞之嘆曰：「此人今晚必死矣。」人問何故？余曰：「此二公原好用寒涼，凡病皆云是火，此證亦必以為火而投以寒涼，故知死數至矣。」少頃，探問之，果兩人皆云火病，一用竹葉三十片，一用竹葉三十五片，余皆山梔、花粉之類，其家明白者，皆阻勿服。其內人云：「二醫皆同，必然不差，試服

一劑，看何如？」才服得一盅，頃刻大發寒戰，上燈時便氣絕矣。渾身青黑，始知確是陰證。

所以載此一條者，欲人知所戒也。若以治衛山之法治之，何得至死？其家因見衛山之恙，服如許參、附得痊，愈加悔恨無已也。

6. 丙寅二月，潛口一僕人，患傷寒已半月餘矣。初起發熱，歷兩醫皆用發表藥，共五六劑，熱總不退。繼更一名醫，見其胸膈脹悶，有一塊作痛，云前藥俱錯，此是傷食。日用枳殼、厚朴、神麵、山楂、麥芽、柴胡之類，已服十餘劑，更劇。今則唇紫燥裂出血，又有兩醫人各出主見，其一要用石膏五錢、黃連一錢。又一醫人云，不如大黃五錢，一下而癒。幸此日議論未決，藥未予服。余時在汪子右湘宅中，有一盛使，係病人之內親，因代哀懇為一診視。

其脈虛大浮軟，按之全無，口唇雖裂出血，而舌苔灰黑滑潤，面色亦復慘黑。余曰：「此陰證也。」辭不治，且囑之曰：「病固深矣，然亦當聽其自終，切不可用石膏、大黃兩法，以速之死也。」病人之父哀痛不可解，次早，索其主人汪攬思先生一札，肫切❶代請。余回一札曰：昨看盛使之恙，非忍心不救，以寒證日久，本難挽回，而又歷數醫，服半月藥，未曾錯撞著一味對證藥，所謂藥傷更難醫也。且係貧賤之子，諒無力服參，益難措手，是以不便粘手耳。今承台翰諄諄，既不敢方命❷，而其父情詞哀切，又復堪憐。囑其今日且勿服藥，俟腹中雜投之藥稍空。今夜若有命不死，明日至宅看會，再為診

視，倘可救則極力救之可也。

　　次日十九，其父又早至余館門前，長跪待開門，叩首不計其數，余只得踐約，往為診之。確是陰證，予附子理中湯一劑，余帶有參，暗投二錢，囑令煎服。隨同友人往紫霞山遊覽，飲於水香園。下午其父又長跪席前云：「服藥覺好些。」余曰：「少刻我歸時，便道再為爾一看。若果有生機，今夜再予一劑，方可取效。」薄暮果如約，紆道為視之。脈便收斂許多，知藥已大驗，照前藥復予一劑，囑自備參二錢。其父慮不可服參，余曰：「爾勿慮參不可服，我只慮爾無參服，且早間藥內，我已予參二錢，未與爾言也。」其父始向主人求參二錢，服之。

　　次日絕早，又來叩頭稱謝，別是一番欣喜歡躍之狀。余問：「病勢何如？」答曰：「昨夜竟一跳，嚇壞了。」余問：「何事嚇？」

　　答曰：「昨夜服次劑藥後便睡去，至三更亦不醒。我老夫妻反疑心，謂往夜呻吟不睡，今夜如何一些聲息也無？伸手入被內探之，摸著一身冰涼，所以嚇一跳，怕是死了，再細聽之，鼻中有氣，喉間有呼吸聲，方信是睡熟，不是死。蓋因十七八日來，從未有此睡，從未有如此退熱身涼故也。直到雞鳴時始醒，醒來便要吃粥，即吃粥二碗。胸前一塊已全無，並不覺痛矣。再吃復渣藥，又睡到天明。真是活命之恩，大膽再求一看。」

　　余即復往視之，為定方每日二劑，每劑用參三錢，附

❶肫切：肫，誠懇真摯；肫切：真誠懇切貌。

❷方命：違命，抗命。

子三錢,肉桂、炮薑、白朮各二錢,茯苓、澤瀉、陳皮各一錢,木香五分。連服四日,他藥俱照舊,只除去木香,減去人參二錢,每日二劑,仍共用參四錢,附子六錢。又服四日,再減去一劑,每日照前藥只服一劑。服十日,再將附子減去一錢,人參只用二錢,共服二十五日而痊癒。

　　此證乃寒中太陰脾經,亦甚易認。計二十日前,曾經歷五醫,俱是表表著名者,不知何故,絕無一人認得是陰證,醫至將死,而後待余以峻劑參、附救之。既救活,又群議余好用參、附,獨不識諸君絕不好用桂、附,而單好人死也耶?汪子右湘聞而笑曰:「觀『好』,斯知仁矣。」

　　7. 庚午在都中,於六月十七日,家叔署中一西席❶查先生,諱嗣殉,號東亭,忽大吐,先吐食,後嘔吐黃水,冷汗直淋。急為診之,六脈浮大無倫,按之豁如,此中寒也。急用附子三錢,薑、桂、朮各二錢,茯苓一錢五分,炙甘草三分,陳皮、半夏各一錢,人參五錢。正欲煎服,渠宅昆玉叔侄作宦在京者,多交相勸阻云:「切不可服此藥,如此暑熱天氣,如何服得如此熱藥?嘔酸吐黃水,乃一團胃火。」

　　查先生又專價問余,余曰:「依我之見則生,依諸公之見則死,無他說也。」查先生亦見余曾有屢效,遂卻眾論,將前藥煎服,吐止汗斂,反畏寒矣。依前方每日附子三錢,參五錢,服十餘日而起。

---

❶西席:即老師。西席是坐西面東的座次。漢代室內座次以靠西而坐,面向東方為最尊,後借「西席」尊稱老師。

8. 壬申四月，岩鎮江君洪南，患傷寒，嘔吐，下腹痛極。初醫有作感冒治者，有作停食治者，更有作肝火治者。第五日，痛不可忍，兩手厥冷，始迎余診之，脈沉遲細澀。余曰：「此太陰證傷寒也。痛在臍下，乃厥陰部位，陰證之至狠者。聞有人作肝火治，若認作肝火，必用寒涼，一劑寒涼便不能挽回矣。」其令弟丹五云：「今日果有某醫謂是肝火，用黑梔子、青黛，因相迎先生，此劑遂存下未服。」

余曰：「幸爾未服。設若服過，弟不敢用藥矣。如果未服，可包無恙，只是藥力要重，一日要兩劑。」立方每劑用附子三錢，肉桂、炮薑各二錢，白朮三錢，陳皮一錢，半夏、吳萸各八分，木香七分，川椒五分，茯苓一錢五分，澤瀉一錢，人參五錢。

閱二日，已服藥四劑，手足溫，嘔吐止，腹痛減而未盡除。余曰：「此腹痛，必要下利方止。」其尊公玉章翁忙問曰：「下利將奈何？」余曰：「無畏，此證必要下利。」玉翁曰：「昨某先生云此證不宜大便。」余曰：「非也。凡陰證下腹痛甚者，其濁陰之氣必要從大便中去，傷寒書所謂穢腐當去是也。穢腐不去，腹痛何由止？」又問何時再下利？余曰：「正氣回，邪氣不能容，已服驅寒藥四劑，今日再服一二劑，今晚明日，即要大便，每日五六次不礙，不要怕。」

又服二劑，晚間果作利，一晝夜共七八次。仍照前藥，每日二劑，又服四日，利三日自止，而痛亦全卻矣。玉翁喜曰：「先生之言，無一字不驗，言之於前，必應之於後。他醫謂不可大解，先生謂愈利愈好，果然連日下

利，精神愈好，腹內愈寬舒，可見他醫皆是猜病，不是醫病也。今腹痛已除，粥食漸進，大事再可無慮否？」余曰：「此病原說無慮，只怕藥不當耳。」

將前方除去吳萸、木香二味，人參仍用五錢，餘悉照前，每日只服一劑。服至七八日，又減輕，加當歸、山萸，又服十餘日而起。

9. 丁卯夏月，本庠許師尊一管家，年十八歲。入冷水洗澡起，是夜即嘔吐，頭痛如破，不發熱。

次日，余為診之，脈沉細，手尖冷，頭有冷汗。余斷為中陰證，用附子理中湯，二劑而頭痛止，服三劑而嘔吐止。第四日復診之，兩關脈弦起，汗多。余曰：「此欲轉作瘧疾，然亦係陰瘧，仍如前藥加半夏一錢，人參二錢，略用柴胡五六分，使引邪出表。」予藥二劑，余別歸。是夜果發寒熱，一連三日，俱發寒熱。第四日又為視之，弦脈已平，余曰：「今日瘧止，不復寒熱矣。」前方去柴胡、半夏，加黃蓍、當歸。是夜果不復寒熱，如前方服四劑而痊癒。

後見許師尊曰：「年翁初斷是陰證，果是陰證；繼而云要轉成瘧，果即轉成瘧；後云瘧止，果即不復寒熱。言之於前，必應之於後，何奇至此也？」余應之曰：「絲毫無奇，不過據脈言耳。」許師尊笑曰：「此所以為奇也，今之知脈者有幾人哉？」

夏月中寒（3例）

1. 庚辰夏月，偶客漢江，見漢上醫家一例施行：凡是

夏月中寒之證，無有不醫至死者。彼絕不知夏月有中陰一證，又絕不知治陰證當用何藥。但有發熱者，必先予九味羌活湯二劑；熱若不退，便云是火證，即用黃芩、黃連、花粉、梔子之類，狠服數劑；熱又不退，便加石膏、犀角；熱又不退，則用大黃，日有大便，便且溏，仍然用大黃。不知此種傳受從何處到來。只除武昌一胥先生，吾鄉一許先生，其餘千百醫家，悉相習成風，有如一轍。

如舍表弟程仁基，帶一外甥到漢，甫十八九歲，余初到漢，不數日，表弟來邀為其外甥診治。余詢病狀，云已半月矣，初起發熱，用發表藥，熱不退，繼用竹葉石膏湯，又不退，近日用大黃下之，熱亦不退。余問：「病後至今，常有大便否？」答曰：「日日有大便，便溏。」余惻然曰：「此病我不看，非不看，不必看也。」問：「何以故？」

余曰：「日有大便且溏，則是寒證非熱證矣。前既用如許寒涼，後又用如此下藥，安能復生？其熱不退者，內有真寒，故外發假熱，日服寒涼，內愈寒故外愈熱，此證必不治矣。奈何帶此人來死此地？惜哉！」醫者猶不信余言，仍然日予芩、連，必至死而後已。

又見黃恒大藥鋪中一後生，病十餘日矣，亦是初起發熱，即用九味羌活湯，繼用黃連、黃芩各八分，已服十餘劑，漸至昏沉，耳聾舌短，始浼舍甥邀為視之。

余曰：「此中陰證也。」問余如此暑月，何得中陰？余曰：「惟如此暑月，最多中陰，此必是多食寒物，寒入三陰，便為中陰。」詢其病起時，果由吃兩大西瓜，飲冷水六碗。余曰：「明明一中陰證，而諸醫必以芩、連競相予服，何也？」病家忙伸紙求方，余批數語云：「陰證誤

服芩連，且服之甚多，神仙莫救矣！不必立方。」余決其斷不能過中元，別去。因余不肯立方，遂過江接兩名醫至，將黃連反加至一錢，更加犀角，不效。又請兩醫人，用犀角、石膏、大黃，且共相誇詡，謂畢竟是大黃用得妙。方欲議謝儀，時在中元未刻也，余聞之，不禁發笑曰：「若保得過今夜，便當酬以千金。」兩醫方得意而回，病人旋含冤而斃矣，果於戌時氣絕，不能過中元也。

又如余天益翁，自永州至漢就醫。一到即請兩醫人，共同酌議，彼此心投意合，同酌用黃連八分，以為至當不可易，只服一劑，遂至脈絕，不可復救。如此之類，指不勝屈。茲略舉其概耳！

2. 六月中旬，又一夾陰傷寒，亦如前治法，已成必死之勢，幸有再生之喜，因備志之。定侯家叔一外甥，係牌克胡宅，字弘士。發熱二三日，亦服過九味羌活湯二劑，不效，家叔請余視之。診其脈，審其證，知是夾陰傷寒也。不便直指其羌活湯中有黃芩之失，但批於方案曰：表汗後，熱不退，則知邪不在表也；脈沉遲無力，則知非陽證脈也；遍身發熱，四末俱冷，則知非陽證發熱也；作嘔，吐出痰從口中過是冷的，則知內無熱邪也。

姑用溫中之劑，人參、薑、桂、苓、朮各一錢，半夏八分。蓋知俗見必畏附子，故姑緩之，候其服之安，而後漸次加入。以其為夾陰之證，不是直中，可以從容，若是直中，則服九味羌活二劑，內有黃芩便不可救，余亦不復立方用藥矣。

詎意病人自謂生平不曾服參，既不肯服。其知醫之令

叔，又謂服不得藥，且云彼宅中人不同，總是火體，服不得此種溫補熱藥，堅不予服，仍予九味羌活湯。又請一醫人，善於阿諛，極贊用藥不差，當用九味羌活湯，此外再無藥可服。又服二三劑，病益重矣。又接前醫來看，加黃連，服之益劇。又加大黃，服之更危。又換一醫人，又用巴霜丸。異哉！日日有大便，便溏，而此一醫下之，彼一醫又下之，何同道同術一至於此也？

病人則憊憊一息，晝夜發熱，汗出不止，粥湯不能飲，小便不通，循衣摸床之狀俱至矣。其令叔始流涕，謂藥用不差，病不可救，此外更無藥可服矣。

賴一楊姓醫人，謂其令叔曰：「服寒涼一二十日，不為不多矣，既不能見功，亦當思轉一舵，奈何猶堅執不化，寒涼到底，必令至死乎？為今之計，試服理中湯何如？」舉方用附子數分，而其親人猶謂白朮不可服，茯苓不可服，附子服不得。定侯家叔，彷徨無措，秘就余寓商之。余曰：「時日已久，寒涼太多，病勢太深，恐不復能救。」定侯叔曰：「勢在必死矣，然吾心不忍，求藥一劑，試救之看。」余曰：「幸有今日楊兄一言，可作法用藥。」因予藥二劑，每劑用附子三錢，白朮、薑、桂各二錢，茯苓、澤瀉各一錢五分，人參四錢。囑令攜歸，只云是照楊先生方備來者，否則又不肯予服也，今日須連進此二劑。果如法服訖，是夜遂安睡，一夜有三四次小便，且長而清。次早，人事清爽，索粥食。又予二劑，悉如前藥，一日服盡，吐出冷痰數碗，胸膈頓寬，粥食更多，熱盡退，汗亦斂。

第三日，再予一劑，而病人又不肯服矣，云藥中有參，服不得。群勸之曰：「爾賴此藥得以大效，奈何反云服不得？」其令叔又從旁阻之云：「吾連日被此附子、肉桂薰壞了，服此藥將來要死得苦了。」眾共怪其言，又苦勸病人，連服二三日，病人忽大醒悟，要服此藥，托定侯叔代請余診視。眾代喜極，謂此必難星退度，吉星進宮，方有此悔心之萌也。余亦欣然往為診視，脈已流利，胸腹舒暢，能吃飯，二便長，可慶更生矣。

因將彼從前妄語，力闢一番，蓋不闢清，又將以此說惑殺他人也。因語病人曰：「宅中去寒舍不過二十里，何風景不同如此？聞得宅中人總是火體，吃不得人參，吃不得附子，然則宅中人只當受陰氣，受不得一毫陽氣者乎？第不知宅中皆長年行夏令，亦或行冬令否？長年赤日炎蒸，亦或下雪凍冰否？長年赤身露體，亦或穿棉衣、蓋棉被否？冬月亦烘火否？亦用火煮粥飯，不吃生米否？天地間同此人，同有此病，則同用此藥。惟不害陰證則已，如害陰證，雖海外日本、琉球及倭夷外國之人，亦要服此溫暖之藥，何獨宅中與捨下相隔二十里，便性與人殊一至此乎？！」病人曰：「我今日再明白了，蒙暗予藥餌，得救殘喘，真是重生父母。」

余笑曰：「兄勿感弟，當感令母舅定侯家叔，當此暑天，為兄奔走彷徨，其憂慮之狀，真切之情，不可以言語形容也。自今破除邪說，信心服藥，不難收功。」

自是日予藥一劑，人參三錢，附子二錢，余悉照前方，再服半月而痊癒。此猶是夾陰之證，故經許多磨磋，猶得以峻劑挽回。

　　若是直中之證，初服九味羌活湯二劑，內有黃芩，便不可救矣，豈能待救於二十劑苦寒之後哉！竊願漢上醫家，略一究心傷寒，探討脈理，分辨陰陽寒熱，毋執常套，草菅人命。若能不造惡孽，必得福報。惟是杞人之憂方切，不覺上池之望彌殷。企予望之，諸君諒之。

　　3. 壬午年六月，吳家林一族叔發熱畏寒，渾身痛，作嘔，胸膈脹悶，腰痛，大汗不止，頭眩暈，或云感冒，或云受熱，或云中暑，或云停食，紛紛不一，因坐轎來質之余。

　　余診之，脈大虛數，按之如絲，舌色如墨水。余曰：「此中陰也。必係飲冷水，或入冷水洗浴，遂為寒所中耳。」答曰：「俱有之。」余亦予極重桂、附、薑、朮、半夏、陳皮、茯苓、甘草、黃蓍，加木香、砂仁，囑其勉加人參一錢，日二劑。留宿三日，服藥六劑，各症瘳十之七矣。再予藥四劑攜歸，每日服一劑。服畢後來，仍予四劑，服之痊癒。

　　如此種證，當酷熱之時，得遇余辨其為陰證，而用熱藥療之者，真大幸也。此日此證甚多，其用清熱解暑而致斃者，不知凡幾矣。

陰證誤表（8例）

　　1. 壬午六月，里中一僕婦，病七八日矣。初歷兩醫，一用羌活、防風，遂令冷汗不止；一用厚朴、麥芽，愈加嘔吐。其夫負至余書館，跪而求救。

　　診其脈，若有若無，舉之不足，按之不見，視其舌，黑如墨，且加腹痛腰痛。余曰：「危矣！爾等下人，又無

力服參，更難著手。」不得已予一方，用黃蓍五錢，白尤三錢，附子、肉桂、乾薑各二錢，茯苓、澤瀉各一錢，炙甘草、吳萸各五分，木香四分。服四劑，汗止，腹痛亦止，少進粥食，仍腰痛。前方中除去木香，加熟地三錢、山萸二錢、龍眼肉五個，囑令依方直服十劑，不必加減。依數服畢痊癒。

2. 牌克胡仁功兄之尊眷，於辛巳歲暮病傷寒，更歷數醫，服藥七八日，危篤幾斃矣。壬午年正月初四日，專人迎余。余以新歲事冗辭之，適頃左宜兄在座，云係渠宅侄女，力促為一視，不得已往應之。

診其脈，左手脈全無，右手脈僅一絲，在有無依稀之間。人事昏沉，口語不清，舌根硬，舌尖禿，舌色黑，嘔吐數日，未進粥湯。余曰：「此中陰證也，已經八九日，又誤服藥若干，脈伏將絕，安能復生？」辭不用藥，病家力懇，不覺側然。因索前諸方閱之，悉是發表，間兼消導，幸未用黃芩。末後一方，乃極行時起家開典之醫，云是肝火，藥用青黛、黑山梔、枳殼、厚朴、貝母、麥冬、花粉、膽星、牛黃。余見之，不覺撫案驚嘆，病家亦群恨之，云服此藥少許，便死去不知人事矣！因未服完。余曰：「便是一口下咽，亦受害不淺。」

余不得已，勉用人參四錢，附、桂、薑、尤各一錢五分，茯苓、澤瀉、陳皮、半夏各一錢，炙甘草、吳萸各三分。少坐，候服藥後再為診之，左手脈微出，余喜藥入即應，尚有一線生機。如前藥囑其一日服二劑，連服二日，復迎往視之。脈全出矣，人事已清，語言明白，嘔吐止，

惟發熱未全退，耳聾未開。改用八味地黃湯以通腎氣，每
劑用熟地六錢，附子、肉桂各二錢，人參仍用四錢，亦每
日二劑。連服二日，耳聾開矣，熱亦全退，能進食。再以
脾腎兼治，如十全大補內加附子二錢，服十餘日而痊癒。

3. 壬午年五月終旬，時正酷熱。五家塘一男人，年二
十五，病七八日，服發表藥六劑，汗出不止，大熱不退，
渾身痛極，嘔吐不休，腰更痛極，危急無措，來求治時，
余適他出。

二小兒視之，知其為中陰證，憐其貧苦，予附子理中
湯二大劑，服之得效，復來求診。余喜前二劑藥甚得力，
遲則不可救矣。較前藥更加重，每劑用附子、肉桂各二
錢，炮薑一錢五分，吳萸五分，白朮二錢，茯苓一錢，半
夏八分，炙甘草三分。其人貧不能用參，加黃耆三錢，予
藥四劑。服畢，熱全退，汗止，渾身痛亦盡除，能食粥，
不嘔吐，惟腰仍痛。前方內去半夏，加熟地三錢，山萸二
錢，當歸一錢，兩次又共予藥八劑，服畢痊癒。

4. 己巳春，族中一人，渾身痛如被杖，頭痛如破，不
發熱，惟畏寒。醫人予發表藥一劑，嘔吐不止，冷汗淋
漓。其令尊邀聖臣族叔視之，兩手無脈，彷徨無措，轉邀
余同往救之。

兩手冷如冰，六脈全伏，所喜者人事猶清。余謂無他
法，大艾火灸關元、氣海，倘脈出，再用藥。因灸二九一
十八壯，灸畢，脈微出。遂用重劑附子理中湯，服後脈漸
起。次日，照前方再予一劑，不嘔吐矣。因其家貧極，且

是勞苦之人，可以不用參，只加黃耆，服七八日而痊癒。

5. 其時又一管家，亦為醫人治壞，又囑為診之，見其人汗出不止，大熱不退，人事昏亂，譫語不休，數夜不合眼。診其脈浮而無力，按之如絲。余曰：「此又肯發散之害也。經云：誤發少陰汗，必亡陽。今乃亡陽之證，必由前醫不能辨其為少陰病而誤發散，故令有此。」索其前方視之，果是麻黃、防風、紫蘇之類，日服不斷。因嘆曰：「向謂地方愈大之處，愈無良醫，其信然耶！」急予八味地黃湯一劑，內用熟地五錢，山萸三錢，附子、肉桂各二錢，山藥二錢，茯苓八分，除澤瀉不用，加參、耆各三錢，五味子三分。服之，是夜便閉眼熟睡，五鼓熱退，仍微汗。次日，照前方又予一劑，汗全斂，人事清。然後改作理中湯，服半月而痊癒。

6. 己巳夏，岩鎮一程兄，患傷寒已七八日矣。生在多醫之地，日易一醫，日服藥不斷，皆用表藥，愈表愈發汗，直至魄汗淋漓，人事昏沉，第七日早間，仍有名醫力主再表。

是日，余適在家譽斯兄宅中，其令親鄭兄，堅懇余往為診之。其脈浮大無根，舌有灰黑苔，冷汗直淋，語言無氣，余斷為此陰證誤表也。急予理中湯一劑，內用人參、白朮、乾薑、肉桂、附子各一錢五分，茯苓一錢，吳萸五分，炙甘草三分。服一劑，熱退神清，有回機矣。次日，攜方加減，余謂不必加他藥，只照此方，每味各加一倍，連服半月可也，果依言服十五六劑而癒。

凡治傷寒，須分表裏。表證屬陽屬熱，宜表散，然用藥不過一二劑，汗出熱退，病尋癒。裏證屬寒屬陰，宜溫補，須多服方收功。

有由表而入裏者，為傳經熱邪，宜清解以存陰。若不由表而直入裏者，為直中陰證，宜溫補以回陽。此一表一裏，一陽一陰，一熱一寒，有天淵之隔。奈何見人發熱，不審其為表為裏，為寒為熱，為陰為陽，概行發表。若是裏證、寒證、陰證，有不使之魄汗淋漓，亡陽而死者乎？今程兄之得延六七日，始得遇余救活者，有天幸也。

7. 戌寅初秋時，正酷熱，本里一下人，名三壽，病五日。初服表藥一劑，冷汗如雨，嘔吐，粥湯不能下，不得已，浼人背至余館中求救。其脈浮亂無根，舌黑如煮熟豬肝，氣即欲絕之狀。詢知由入冷水洗澡起，急予重劑附子理中湯二劑，又內加丁香八分、川椒五分。彼下人，因不能服參，只得加黃蓍五錢。

服二劑，汗斂嘔止，略能進粥半碗。復視之，脈稍斂，將前方去丁香、川椒，每劑用附、桂各二錢，白朮、黃蓍各三錢，茯苓一錢，炙甘草三分，陳皮、炮薑各一錢，囑服五十劑。果依方服至五十劑而後痊癒。

8. 甲子年十月，里中一老僕（名廷風）病。初起發熱惡寒，有汗，醫又予麻黃湯二劑。此藥才服一盞，即刻汗出如雨，人事昏沉，語言錯亂，更加大發熱，口乾煩躁，即刻欲氣絕之狀。延至天明，其妻來求救。

診之，脈浮大，按之極微。余曰：「此本少陰證誤發

少陰汗，遂爾成亡陽之證，故汗大出，語言錯亂。」予真武湯二劑，每劑用參一錢。一日連服二劑，熱退汗止，人事清白，少進粥食。再照前藥服三劑而起。

陰證誤清（2例）

1. 戊寅初冬，休邑商山一族侄，發寒戰，寒後稍熱，初作瘧疾治，服藥二劑，更狠，出冷汗，嘔吐不能食，手足冷如冰。第三日，邀余視之。時余在漢口，過商山甚便也。

余診其脈，沉微細澀，舌色灰黑，頭上冷汗不止。余驚曰：「此大陰寒證。」問前病狀，閱前方，已服黃芩二劑，遂辭不敢用藥，其大令兄蒼遠力懇無已。余曰：「非不肯用藥，蓋從來陰證誤服黃芩湯者不治，間有陰寒中之淺者，用極重溫藥救之，亦復得生，然不可必。」

蒼遠固求諄切，不得已，予極重理中湯二劑，每劑用附子、肉桂各三錢，炮薑、白朮各二錢，茯苓、澤瀉、半夏各一錢，吳萸五分，人參五錢。別去，其令兄將二劑予一日服盡。次日，又視之，寒熱不復發，脈稍起。又照前予二劑，已不嘔，可少食粥。再如前方，每日一劑，聽用參五六錢或四五錢，服半月而癒。

兩劑大溫補，寒熱遂不復發，豈有此等瘧乎？即謂是瘧，服此溫補，一日而即止，則黃芩、小柴胡決不當用。又可知傷寒之有似於瘧者甚多，傷寒有似於瘧而作瘧治致死者亦不少。故存數條，竊欲人於瘧疾中防有傷寒，不可以傷寒視為瘧而輕忽之，漫不加意也。

2. 前證將癒時，有一管家病七八日矣，初服發散藥二

劑，熱不退，便用黃芩、石膏等項數劑，致病人嘔吐不能
進食，坐立不起，懨懨一息。容翁囑為診之，脈甚細，舌
色灰黑。余笑曰：「此豈非肯發散者耶？奈何至此極也！
然發散之害猶輕，苦寒之害至毒，此若是直中三陰，神仙
莫救矣！」觀其胸腹微痛，或猶為冷食所傷，為夾陰之證
耳。今且令服薑湯一日，明日再來予藥。

此日遂遵用薑湯，次日予理中湯一劑，嘔稍止，神氣
安。再劑加人參二錢，並將桂、附加重，服之而腹痛除，
大便利，連服五六劑而霍然起矣。

陰證誤滋

辛巳夏日，潛口汪玉依兄，發熱頭痛，服表藥六劑，
汗多，熱不退。余視為勞倦內傷，服八珍湯，用參二錢，
熱立退，再劑痊癒矣。

越十餘日，復來余館就診，云大發熱，胸前脹，腰痛
作嘔，脈浮大，按之無根，舌色灰黑。余驚曰：「此中寒
證也。」即予理中湯二劑，用附子、肉桂各一錢，白朮一
錢五分，陳皮、茯苓、半夏、炮薑各八分，甘草三分，澤
瀉八分。初起故輕用，服二劑，熱減，膈稍寬。復視之，
將前藥各加半倍，加人參二錢，服之更效。嗣是六七日，
不復賜教。

七日後，忽復來迎，余視其面色慘黑，形狀狼狽。診
其脈，短小澀細，胸腹不惟脹而且痛，腰更痛極。余不覺
大驚曰：「相別數日，何遂使之陰盛陽衰，至於此極
也？」答云：「某日請教某先生，云是陰虛，桂、附萬不
可用，只用六味地黃湯加龜板、人參。」余曰：「陰寒之

證，復濟以陰藥，安得ㄣ令元陽絕滅乎？雖是滋陰之味，不比芩、連之苦寒，然如此陰寒之證，亦不堪耽擱五六日不用桂、附，使陰氣日長也。」余為之驚懼，不敢輕易用藥。

荊含兄極力勸用藥，不可再緩。余亦思相與情深，何忍恝然❶？只得以峻劑挽回於萬一。每日囑用二劑，每日共用人參六錢，附子五錢，肉桂四錢，炮薑三錢，川椒一錢，白朮四錢，半夏二錢，炙甘草六分，陳皮二錢，茯苓二錢，澤瀉二錢。兩日連服四劑，胸膈稍開，腰仍痛，加破故紙❷、木香、山萸，余照前方，仍是每日二劑，面色始開亮，腰痛亦止。

陰證誤下

戊辰九月，雄村曹君啟心，自謂患痢，每日大便四五次，便中微有血及血水，小腹痛，作嘔，胸腹脹滿。診其脈沉遲而兼弦細，舌有灰色苔，手尖冷甚，面色慘黑。余謂是三陰俱受病，殆陰證之極重者也。問：「此二三日來，曾服何藥？」答云：「前服消導藥不效，昨藥內加大黃。」余聞之，不覺驚叫曰：「此命休矣！如此沉遲弦細極陰之脈，縱是瞎子亦知是陰寒之證，奈何猶加大黃，豈非有意殺人乎？」答云：「幸喜大黃只用八分，服下覺胸膈間寒氣湧起，遂爾吐去，或猶不至傷命乎？」余曰：「雖服無多，亦受其害，然係相知，不得不竭力相救。」

急用艾火於關元、氣海處各灸九壯，腹中漸覺溫暖，

---

❶恝然：漠不關心貌，冷淡貌。

❷破故紙：規範藥名為補骨脂。

氣行作響。再用附子三錢，白朮、肉桂、炮薑各二錢，吳萸五分，陳皮一錢，木香五分，茯苓、澤瀉各一錢，人參五錢，每日服二劑。次日手溫，腹不痛，大便遂止，服七日而後少進粥食。再減去一劑，每日照前方加半夏、破故紙，服一月痊癒。

蓋傷寒中原有下利一證，人只治利而不知其為傷寒，殺人多矣！知其為利，而不知其為陰證傷寒，殺人更易於反掌也。

虛陽上浮（5例）

1. 甲戌初冬，呈坎羅君玉文，在潛口典中，患傷寒已三日，始迎余診視。脈數大無倫，按之豁如，舌色純黑，大發熱，口渴，頭面腫如瓜，頸項俱腫大，食不能下，作嘔，夜不能臥。余見病勢，殊覺可畏。問：「何以遂至於斯？」答曰：「前日猶輕，昨服余先生附子五分，遂爾火氣升騰，頭面盡腫，頸項粗大，鎖住咽喉，飲食不能下，實是誤被五分附子吃壞了。」余笑曰：「附子倒吃不壞，是『五分』吃壞了。」問：「何以故？」余曰：「此極狠之陰證也。前賢所謂陰氣自後而上者，頸筋粗大；陰氣自前而上者，胸腹脹滿；項與頭面俱腫大，正此證之謂也。附子要用得極重，方攻得陰氣退，若只數分，如遣一孩童以禦千百凶惡之賊，既不能勝，必反遭荼毒。今日若延他醫，不能辨證，見此病狀，先疑為火，又聞爾被附子吃壞之說，彼必將前藥極力詆毀一番，恣用寒涼一劑，病人必深信而急服之。嗚呼！一劑下咽，神仙莫救矣。此陰極於下，致陽浮於上。今當先用八味地黃湯一劑，攻下焦之陰

寒，攝上焦之孤陽。待面項腫消，再換理中湯，方為合法，若用藥一錯，便難挽回。」

余定方用：大熟地七錢，附子三錢，肉桂二錢，人參三錢，茯苓、澤瀉各一錢，丹皮八分，山萸一錢五分，加童便半杯。服一劑，頭面頸項之腫盡消，口亦不渴，始嘆服余之認病用藥如神。次日，再換用理中湯，桂、附、參、苓、澤俱同前用，去地黃、山萸、丹皮，加白朮一錢五分，半夏八分，炮薑一錢。

服一劑，脈症如舊，舌上黑苔絲毫未退，仍作嘔。乃知一劑猶輕，照方每日服二劑，共用附子六錢，參亦六錢，胸膈仍不開，舌苔仍未退。又照前方將熟附換作生附，每劑三錢，亦每日服二劑。服二日，舌苔始退，胸膈略開。連服五日，始換熟附，又服五日，始減去一劑，每日只服一劑，仍用參四錢。服數日，再加入熟地、山萸。又服十日，共服月餘而後起。

其令郎感極，謂此病幸害在潛口，若害在捨下呈坎地方，斷不知有此治法，萬無復活之理矣！其後遇余先生，亦云羅某之恙，幸賴先生救活，不獨羅兄感激，弟亦感激。若遇他醫，以寒涼殺之，仍歸咎五分附子之害也，不永受不白之冤耶？余笑應之曰：「弟曾有拙句云『恩微怨反深』，正此之謂也。醫事亦只自家存心要救人，自反不誤殺一人，不輕造一孽，斯可矣。若夫嫉謗之口，隨在皆然，豈能禁止之哉？」

2. 乙亥秋，家雲逸之僕，名來旺。臥病六七日，頭面腫大如斗，紫赤色，起粟粒如麻疹狀，口目俱不能開。咸

以為風熱上湧，又以為大頭瘟，服清散五六劑，絕不效。漸口唇脹緊，粥湯俱不能進口，其主乃托余為視之。

兩寸脈浮而不數，兩尺脈沉而濡。余曰：「此寒中少陰也，連日小便必少，大便必溏。」問之果然。

用八味地黃湯，略兼用麻黃附子細辛湯，為定方用：大生地四錢，附子一錢，山萸、山藥、茯苓、丹皮各一錢，澤瀉一錢五分，加麻黃五分，細辛三分。服一劑色退淡，略消三之一。再劑消去一半，能進粥食矣。再除去麻黃、細辛，服四劑而痊癒。

3. 前證癒後半月餘，潛口汪君邵生之尊堂，適同前症，頭面紅腫，五官莫辨，悉與前症同，亦服過清散藥，愈劇。診其脈，與前症略異。前症脈雖不數，然浮中尚有力，此則浮軟而加遲澀。立方亦用八味地黃湯，用：生地五錢，附子二錢，餘皆相似，只不用麻黃、細辛，即加入參四錢。服二劑，消其半，服四劑，痊癒。

4. 庚辰二月，接霞家嬸頭面腫大，起粟粒，鎮中名醫謂是風熱上湧。服清散藥如防風、荊芥、柴胡、薄荷、元參、麥冬之類五六劑，不效。鱗潭家叔囑為診之，問是大頭瘟否？余診其脈，尺沉澀而寸浮軟，口中作乾。答曰：「寒入少陰，每有此證，八味地黃湯可立奏功。」遂用八味一劑，次日，消三之一，口已不乾，惟氣不接續，微覺眩暈。次日，照前方加參一錢，服二劑而全消。再予補養氣藥，調理一二劑而痊癒。

5.一族嬸（族叔字紹文）素有鼻痔之患，每春月及小春時，鼻中必流血水，腦中皆若空虛，時常發暈。醫者但雲是火，每暈輒以黃芩、知母、花粉、山梔、辛夷、麥冬之類投之，甚且加用黃連。一二年內，悉用此種藥。至庚申年（時三十八歲）九月初十後，暈甚出汗，服前藥愈劇，乃迎余治之。

其脈輕按浮洪數大，重按全無，兩尺獨沉弱。旁有知醫者，亦為診之云：「如此洪數之脈，自然是火。汗乃心之液，心經有熱，故汗出。」余曰：「非也。脈浮按數大，似乎火也，沉按全無，且兩尺沉弱無力，則非火矣。其所以發暈出汗者，乃虛陽上浮而不歸根，真氣外越而不內斂耳。此正極虛之候，不可作火治。」余用人參、黃蓍、生地各二錢，當歸、棗仁各一錢，麥冬、白芍、丹皮各八分，五味子三分，龜板一錢五分。服二劑，暈止汗斂。但覺背惡寒，飲食不化，自云停滯。余曰：「非停滯也，乃中氣虛寒耳。」前方去麥冬、龜板，加肉桂、黑薑數分。服四劑，胸腹舒而背溫暖，頓平復矣。

癒後遂不復服藥，加以家務辛勤，至本月二十六夜，陡然一發，汗出如沐，發上皆淋漓如墜水狀，人事昏沉。夜深敲余館門求救，余急以黃蓍五錢，余照前方，加參三錢，元眼五枚，服後頓止。

次日裏中有接某名醫者，病者之令堂急命迎來視之。名醫曰：「病雖虛，然有火，不可全補。」藥用花粉、黑參、黃芩、麥冬、貝母、百合、丹皮、桑皮、葳蕤、旋覆花，加人參二分。名醫別後，仍托一族叔轉達紹文叔云：「此病雖虛，內中有火，不可太補攻急了，千萬不要多用

參。」言之甚肫切。紹文叔悉以告余。

余曰：「且無論有火之言當與不當，即一攻字便錯矣。凡病邪在表，汗之以攻其表，謂之攻；病邪在裏，下之以攻其裏，亦謂之攻。若補，則曰平補、峻補。彼意謂不可峻補耳，而以補為攻，其可乎？然彼既有此盛心，自不可拂，且依彼服數劑，再看是何光景。」

連服四劑，至第五日，病者昏暈，坐臥不安，心無主宰，汗出不輟，滿舌黑苔。紹文叔倉皇無措，彼曾見過病人舌黑者，皆已不治，故擬此證亦必不起，遂托岳家備辦後事，遂迎余商之。余診其脈，有出無入，數亂無倫。舉家驚惶，而余意中卻有定見，姑戲之曰：「名醫云有火，今果舌黑矣。」紹文叔曰：「據先生言，難道不是火？」

余曰：「若果是火，前用溫補之劑，舌當早黑矣。何為用寒涼藥反黑，豈火得寒而反盛乎？抑以寒藥反醫出火證乎？今倘復接前醫，彼必謂前藥力輕，再加黃連。若用黃連一分下咽，今夜立斃矣。蓋舌黑有二種，有火極似水而黑者，乃熱證也；有水來剋火而黑者，乃寒證也。此證本虛，虛則多寒。日服溫補之劑，尚恐難復真元。今只用參二分，猶以一線而挽千鈞之鼎，業已無力，而又一派苦寒之藥，重削其真元，真元益加虧竭，而虛寒之證竟露於外，是以舌黑而汗出不輟也。若再以大寒之味加之，是並以挽鼎之一線，亦復截斷，萬萬無生理矣。水火寒熱之證，每多相似難辨，但以脈辨之則可據。然病家何從知脈，即以證辨之，亦甚明白。如是火證舌黑，則當口唇焦紫破裂，舌粗有芒刺。今口唇白，毫無血色，舌雖黑，卻無芒刺，又不乾燥，其為陰寒之象無疑。」

紹文叔曰：「聞先生言，如夢初覺。急求定方，救此殘喘。」

余用：人參四錢，黃耆三錢，附子、肉桂各一錢，乾薑七分，棗仁一錢，當歸、熟地各二錢，五味子三分。時已夜暮，急令煎服。且告之曰：「藥固宜如此用，然脈有出無入，病勢亦重，倘藥力不能挽回，人不知為前醫寒涼之害，反謂此溫補之誤，余不任咎，明早仍接一醫士印證為是。病家許可，遂將藥煎成服下，服後即鼾睡，至三鼓方醒，醒時汗遂斂，舌黑退去一小半。又服復渣，直睡到曉。舌黑退十之七，汗斂十之八。

未幾，果接某醫者至，見舌黑云是蘊熱，不用附桂，用天麻、柏子仁、當歸、白芍、麥冬、五味子、甘草、山藥，只用參一錢。是日已有人參四錢，及桂附等藥在腹，故服此輕劑，亦不見破綻。次日再服一劑，單只有參一錢，仍舊汗出作暈，舌復盡黑，忙迎余至。余曰：「是余勸爾延醫之誤，今再不敢推諉矣。」仍照余前方，只加益智仁一味，連服四劑，舌黑盡退，大汗已斂。惟兩手心時出汗，一身面上從鼻當心分開，左邊有微汗，右邊全無，余思此血虛也。

蓋汗雖發於陽，而實生於陰。前藥陽氣雖回，而陰血尚不足。左主血，故左邊獨有汗，將前方參耆桂附俱減一半，倍當歸、棗仁、熟地，加白芍。服十餘劑而汗盡斂，食仍少進，胸覺有痰。照前方加半夏、陳皮，服數劑，時時知餓，飲食倍常，共服四十劑而後復元。

中有一日，惑於俗見，云附桂不可多服，只用二分，次早舌上即現黑色，胸腹不舒。忙照數服下，舌黑又退，

腹舒進食，始信附桂必用之藥，即少用尚不可，況可以不用乎？況可以不用附桂而反用寒涼之藥乎？病者癒後，隨又受孕，迄今稱感不忘。

戴　陽（13例）

1. 癸亥年七月二十二日，文杏舍侄忽腹痛嘔吐，其家謂是氣惱停滯。余為診之，大驚駭曰：「此中陰中之極凶證也。」急用理中湯加丁香，用熟附子一錢五分，人參三錢。奈寒格不入，藥下即吐。是夜連進三劑，俱照前藥，約吐去二劑，只好一劑到肚。次日早飯時，頭面目珠俱血紅，口舌乾燥之極，渾身壯熱，惟腳下冷，腰痛，其家疑是附子太多，致火起。

余曰：「若三劑，共四錢五分附子俱到腹，此症不出矣。總因吐去症到腹無多，故顯此症耳。此所謂戴陽證也，惟陰證之極故反似陽。若接今日名醫至，彼必認為一團火邪，此一語投機，信用寒涼，一劑下咽，立刻斃矣。前藥用熟附子無力，須生附子方有效，否則少刻煩躁之極，大汗一身而死矣。」

余急用生川附二錢五分，人參五錢，乾薑二錢，白朮一錢五分，丁香八分，炙甘草二分，黃耆二錢。煎成，加童便半盅，令溫服。服畢不吐，照前藥續進一劑。共用生附五錢，人參一兩，二劑俱服畢而頭面、目珠赤色盡退，一身俱涼，腳下方溫，反叫舌麻，背惡寒，陰寒之象始見。次日遂下利，日夜利二三十行。

此後每一晝夜，用藥三劑，俱同前理中、四逆之類，每劑用熟附二錢，參四錢，共計每日用附子六錢，人參一

兩二錢。至第六日，利止知餓，驟食硬粥三茶盅，忽又食復矣。又嘔吐，冷汗如水，恐汗出暴脫，延迪翁商之，藥已極頂，再無可加，惟用灸法，於關元、氣海穴各灸五壯，汗漸斂。復進前藥加吳萸，嘔吐又止，又復下利三日。仍復隔七八日後，方漸吃薄粥湯，漸加粥食。

附子由六錢減至四錢，由四錢減至二錢。參由一兩二錢減至八錢，由八錢減至六錢，漸減至二三錢。服一月而起，共計服附子二十四兩，人參二斤。然非如此用藥，萬無生理矣。

2. 岩鎮鮑銓老諱蘅淮，字廣文，向在蘇州住家。今甲子秋，來省中應試，於七月十八日專人來余寓中迎為診視。亦係相知，不得不一往。就榻視之，頭面紅赤，口渴之極，滿舌灰色苔，焦乾毫無津液。診其脈，浮索洪大，重按全無。不覺大為吃驚，一則驚其病之凶危，一則驚此病一沾手便不能脫離，直要費一二十日工夫，方得歇手也。

問其得病之由，云：「自鎮江搭船，天氣極熱，四人共一艙，他人用扇，覺風侵入己肌。次日便覺煩熱，想是受暑，聞西瓜能解暑氣，又因作渴，喜食瓜果，遂日食西瓜二三枚，今四五日矣。昨晚到寓所，更加煩熱，昨夜又吃雪梨，可是中暑否？」余曰：「非也。此伏陰之證，奈何又多食西瓜雪梨，使雪上加霜耶？」

因客中無附子，權令服理中湯，重加薑、桂，用參一錢五分。服一劑稍安，仍然渴甚。次日視之，急令覓附子制用。於前藥內加附子一錢五分，用參三錢，用桂一錢二分。服二劑，熱退口渴止，胸膈稍寬，面上赤色略淡，仍

然紅色放亮,藥已大驗矣。

　　但余自思千里來應試,費盡錢谷,受盡辛苦,終日碌碌為人治病,曾不得刻暇自己溫習。且去場期不上半月,仍然捨己田而耘人之田,殊覺可笑。因與家在兄商之,囑其另延高明醫者相幫一看。余意蓋以此病既為分開眉眼,待他醫守此方用去,可不致有誤,則此命既得保全,余亦得暇靜坐,實為兩全之策。在兄與病人令郎孝易兄商之,訪有某名醫之令侄甚高明,延來視之。告以前證如此,服某藥如此。而醫者猶云不是陰證,是停寒伏暑,藥用防風、柴胡、厚朴、陳皮、半夏、枳殼、甘草,並無一味治停寒與伏暑。

　　是日下午,余仍往視之,其令郎告以故。且云初亦不敢服此藥,因乃尊囑令卜之神,神云該服此公藥,故已服此藥一遍。

　　余細思之,告其令郎曰:「此藥內幸無寒涼,且藥劑甚輕微,今早已服余前藥一劑,內有人參三錢,附子一錢五分,再服此藥半劑,計力無多,還不甚害。若復服此藥,則此命難保矣。此病乃真戴陽證也,陰極於下,故令陽浮於上,所以面赤放光,口乾作渴。腎中一線孤陽已令真寒逼浮於上,今惟用附、桂驅去真寒,引此孤陽復歸宅窟,乃為正治之法。若再誤用升散之藥,將此孤陽升而散之,頓令陽亡於外,人事昏沉,大汗不止,命在須臾矣。今某醫既云不是陰證,而尊公又恪遵神意,余即勉強用藥,彼必不見信,倘多出變證,不能收功,反歸怨余藥之誤。然余斷不誤,竊恐神誤之也。」

　　遂別歸,一夜輾轉不安。次日黎明甫起床,而孝易兄

已至寓矣，堅意囑托，情不能恝，仍同往視之。

　　恐藥輕效緩，致病人意見游移，遂令每日服藥二劑。每劑用附子二錢，肉桂一錢五分，乾薑一錢，白朮一錢五分，茯苓一錢，半夏八分，陳皮五分。每日共計附子四錢，人參六錢，始覺逐日見功。服十餘日，再照方只服一劑，至初七日，舌苔已退去十之七，頭面紅色盡退，轉成黃色。胸腹大寬，日可進粥四五碗，照前方再略減輕。

　　次日初八進場，不便復為診視。至十六日場事畢，仍為視之，則已痊癒，能用飯，行動如常。再為立調理煎方並舉丸方，登舟回蘇。

　　3. 丁卯三月，在潛口友人館中賞花飲酒，汪君攬思邀為其三令郎看病，索發散藥一劑。余同往視之，一見病人面赤放光，心便驚懼，知其為陰證面色也。再為診之，脈浮大有出無入，按之細如絲。余曰：「此非表證也，即刻服參，尚恐汗出不止，不能收攝，奈何仍欲表散？若用表藥，必汗出亡陽，人事昏亂，說神說鬼矣。今夜無從得藥，藥鋪中無此藥，索性明早自帶藥來用可也。」是夜，果大汗不止。

　　余次早如約候之，開手便用附子三錢，人參四錢。服至第四日，痰中帶血，其家惶懼。余曰：「此乃寒痰，即陰氣所化，服熱藥，陰寒之氣始能化痰而出，所以帶血者，胃為多氣多血之腑，痰出時偶粘滯胃中之血，非此證有血，絲毫無是慮也。」果少頃便不復有血矣。其胸膈仍滯，畏寒作嘔。又加附子至四錢，人參六錢。服二七而熱全退，稍進飲食，服二十餘日而痊癒。

此因汪攬思先生見余起陰證甚多，用藥不畏，故能順手用藥，無掣吾肘，一直到頭，中無變證，不過三七之期，遂得痊癒也。後岩鎮令親家聞此病是陰證，因質之鎮中名醫，名醫力爭云，陰證不發熱，此發熱何得是陰證？噫！內真寒外假熱，何云陰證不發熱？彼必以不發熱為陰證，所以於發熱之陰證俱作火治，不知醫殺若干矣。

4. 戊辰夏月，岩鎮方翁，字茂林，年五十餘，患傷寒四五日矣。初起名醫予羌活、防風等發散藥，汗出，發熱更甚。以為表散未透，如前藥更連服二劑，大汗不止，身熱如燔灼，徹晝夜不寐，狂躁非常，譫言妄語，臉若塗朱，口唇焦紫，群以為是大熱之證，議欲用石膏竹葉湯。家在湄係渠內親，因勸其迎余視之。

余診其脈，浮大無倫，按之豁如，唇雖焦紫乾燥，舌是灰黑之色。余曰：「此中陰證也。經云：誤發少陰汗，必亡陽。凡中陰之證，必先入少陰，一用表散則孤陽飛越，乘汗而出，是以煩躁不寧，妄見妄聞，譫言亂語。若誤認為火證而加以寒涼，立刻斃矣。若聽其汗出不休，元陽不返窟宅，則陽氣騰散，亦將斃矣。」急宜用驅陰回陽之法，又宜用斂陽歸根之法。用八味地黃湯，內用大熟地五錢，附子三錢，肉桂二錢，加人參五錢。服後熟睡半日，身熱漸涼，汗微斂，醒來人事頓清。

次日，仍照前方再進一劑，面赤俱退。再換理中湯，用白朮、附子、肉桂各二錢，茯苓、澤瀉各一錢，半夏、炮薑、陳皮各八分，炙甘草三分，人參四錢。服七八日，再去半夏，加熟地、山萸、當歸、黃蓍，用參三錢，桂、

附仍各二錢，服二十餘日而起。設余不至，竟用竹葉石膏湯一劑，豈不立刻殺命哉。

5. 庚午五月，余到京師未久，家司業公諱涵，字容大，號匪庵，壬戌榜眼，與楞香家叔兄弟行也，相會於朝房中，以大令郎（字漢三）患病為問。家叔云：「何不請舍侄一看？」公云：「不知令侄也肯發散否？」家叔不覺失笑云：「該發散自然發散，何有肯不肯？」歸來述此語為笑。次早，果投刺來迎。

余往見病人面上紅光外浮，兩眼如水，便知是陰證矣。再診其脈，浮大虛數，按之短小無力，詢知身熱喜近衣，頭不痛，身不脹，惟作嘔，小便短少而紅赤，大便溏。因笑問公曰：「此證在小侄果不肯發散。」問：「何以故？」答曰：「非真不肯發散，乃不可發散耳。此乃中寒之證，中寒即中陰也，即俗語所稱陰證傷寒是也。若誤表散，必致亡陽。」公問：「既是陰，該有陰慘之色，如何面上是紅的？紅豈不是火？」余答曰：「若當做火治，立刻危殆。此名戴陽證，陰寒在下，孤陽受逼而浮戴於上。但看他通身發熱，卻不自覺其為熱而喜近衣，則熱是外邊，假熱可知，外有假熱，則內有真寒可知。」

即為定方，用附子一錢五分，肉桂一錢五分，炮薑二錢，白朮一錢五分，陳皮八分，茯苓、澤瀉各一錢，半夏八分，人參二錢。方立定，復告公曰：「若有疑心，聞山東某先生甚高明，何不請來決之？然此證難認，若彼所見相符，固服此方不待言。設若不符，則是彼看差，小侄斷斷不差，亦要勸用此藥。」

　　果依言接某先生至，余避入房中，前方亦不予看，試其學識何如。彼見脈浮大，遂云是外感，詢知胸膈脹悶，便云是內傷。主案云：內傷外感之證。藥用：防風、柴胡、乾葛、厚朴、神麴、山楂、陳皮、枳殼。待其去後，余始出向公曰：「向聞此公名，若看此證則謬以千里矣。」照余前方備藥一劑，力勸之服。

　　次早，公作一札予家叔云：小兒昨服藥一劑，夜來熱已退，且安神。令侄用藥何奇，而取效何速也？余笑曰：「用藥絕無奇，取效亦不能速，用藥不錯，亦須三七之期，始收全功。昨得溫藥，而數日之熱便退，所謂甘溫除大熱也。然今日午後，又須復熱，連服四五日，方能退盡。」是日又往視之，參加三錢，其餘桂、附亦各加重。果服至五日而熱全退。服過七日，腹中始知餓，服二七而食漸多，神漸旺，服二十日而痊癒矣。

　　6. 潛口方君千士，一令郎甫十六歲，在汪宅令親家。戊寅秋日，發熱不退，初服幼科發表藥二劑，汗出，熱更甚，胸膈脹，嘔吐。幼科又云停食，服消導藥二劑，漸煩躁，人事昏亂，面赤如朱，汗出如雨，始彷徨迎余診視。

　　脈大無倫，沉按如絲，舌苔黑，此中陰也。急用附子、肉桂各二錢，炮薑一錢，白朮一錢，熟地三錢，山萸二錢，人參二錢。服一劑安神，二劑面赤退。再去熟地、山萸，倍白朮，加黃蓍，服二十餘日而起。

　　7. 己卯三月，一舍弟，字希魯，初病寒熱，不頭痛，面赤，醫用發散藥一劑，大汗不止，發熱更甚，左腿上紅

腫一塊，痛極，晝夜煩躁不安。第四日，邀余視之。

脈浮數無倫，按之如絲，面赤如朱，身如燔炭，口唇焦紫，舌色卻灰白。余曰：「此中寒證也。汗多，陽氣盡發越在外，故大熱面赤，乃假火也。兩手脈重按如絲，輕按浮數洪大，乃假陽脈也。腿上紅腫處，乃陰寒欲尋出路，若不急急攻之，一潰便成流注。」

用附子理中湯，每劑用桂、附各二錢，參三錢，因有腫痛處，加當歸、五加皮、牛膝各一錢，秦艽八分。服一劑，汗止，面赤全退，身熱退輕，腿上紅腫處走至腳下。如前方加參一錢，連服二劑，腳上紅痛全消。再除去當歸、秦艽、牛膝、五加皮，加熟地、山萸，漸減桂、附，服半月而癒。

8. 己卯七月，一族叔字維貞，發熱數日矣。初用防風、柴胡等藥二三劑，病不減，且加頭頂痛，其痛如破，而其痛處又如有炭火在頭上燔炙，奇痛奇熱，將用清降藥矣。余為診之，兩寸浮數無倫，按之無根，兩尺沉微，舉之無力，兩手尖冷如冰，腳下亦極冷，時出大汗。余曰：「此寒中少陰，因升散而使虛陽貫頂，以故極痛極熱，切不可用涼藥。」

余用八味地黃湯，內用大生地八錢，附子三錢，肉桂一錢五分，山萸二錢，丹皮八分，茯苓一錢五分，澤瀉八分，山藥一錢五分，加人參七錢、龜板二錢、牛膝一錢，童便半盞。服一劑，痛減十之八，熱全卻矣。再服一劑，痛全止，反畏寒。診其脈，兩寸脈平，兩尺脈起，兩關脈微弦。余曰：「此又將作瘧狀也。」

是夜，果發寒又發熱，汗出甚多。遂改用人參三錢，白朮二錢，陳皮八分，炙甘草三分，肉桂二錢，附子一錢五分，炮薑一錢，茯苓八分，當歸一錢。服數劑，寒盡退，單發熱，又加熟地、山萸，服數劑，熱全退，汗漸止，再服數劑而痊癒。

此等證最易錯誤，若不詳審明確，未有不以涼藥殺之者。

9. 庚午六月二十四日，翰林胡公諱作梅，字修如，發熱不退，急迎余至。自云：「兩晝夜燒壞了，速求清涼散一劑以解之。」

余診其脈，浮大數疾無倫，重按全無，舌苔黑而滑，面色如朱，唇燥欲裂，煩躁不眠，小便短澀而赤，大便溏。余笑應之曰：「寒深入骨矣。全副熱藥尚難回陽，奈何猶思得清涼散乎？」胡公曰：「如此亢熱天氣，自然是受熱中暑，依年翁竟不可用清涼藥乎？」答曰：「此非中暑，乃中寒耳。不獨涼藥不可絲毫粘唇，即熱藥稍輕亦復無益。」又問：「如此暑月，安得有寒中之？」答曰：「寒即陰也，暑月陽發於外，則陰伏於內。既有陰伏於內，則凡遇陰氣即相引而入。所謂同聲相應，同氣相求，理固然也。夫暑月安得有陰氣？抑知此陰氣不必天寒地凍之氣，始能中人。在暑月或食冷物，或飲冰水，或裸體貪涼，其氣皆能中人，總由陰伏於內，陰氣便於直入，猶之奸細潛伏城中，賊來便易攻打也。所以謂之中寒者，以其深入在臟，而非若感寒之感觸在表也。惟有大劑薑、桂、附以驅陰寒，大劑參、朮以回元陽，乃為可救。稍一游

移，命在呼吸矣。」

遂定方用：桂、附、薑、尤各二錢，人參四錢，茯苓一錢五分，澤瀉一錢，陳皮八分，甘草三分。服一劑，大熱便退，反覺畏寒。胡公稱奇，謂如此熱藥，反能退熱。余曰：熱退未即為喜，今日午後，仍要復熱，但不似從前之狠耳。問：「何時方不復熱？」余曰：「要待陰寒驅盡，內無真寒，外自無假熱，約服藥一七，可全退矣。」照昨方將參、附各加一錢，服一劑。

次日，又往候之，脈稍收斂，熱果復發，不似前之燔炙。看舌色，其寒色全未動，汗尚出不止。余曰：「如此重劑，猶然無力，每日須服二劑方可。」遂如方日服二劑，計每日附子六錢、人參一兩。服七日而熱全退，汗全止，小便由赤而黃，由黃而淡。至十日後，小便清而長，喜粥食矣。服半月而後照前方日服一劑，服一月而後全安。笑謂余曰：「初病如此熱狀，又如此熱天，任千百醫人，必謂是極熱之證，而投以大寒之藥矣。今蒙年翁用如許熱藥，乃得收功，設今年不遇年翁來京，將若之何？若用一劑寒涼，不立刻就斃乎！余是以轉思轉懼，轉懼轉喜也。」

為胡公初看病之一日，復有翰林葉公諱淳，字源發，亦迎余為其令弟診視。其令弟甫二十五六歲，曾中副車❶，甚有才情。問其得病之原，云自某日下午吃飯稍冷，是夜即發熱，次日服發散藥一劑，熱不退。次日遂改用黃芩、黃連，共服四劑矣，熱仍不退，亦未大便，今早忽而若癲若

❶副車：清代稱鄉試的副榜貢生。《稱謂錄》：「今以舉人為公車，其以副車稱副榜，固其所也。」

癇，人事不清，不卜何故？

余診其脈卻洪大，按之又覺有力，視其舌色，鮮紅潔淨，並無苔。余甚疑之，暗自沉吟：據脈頗似熱證，若是熱證，服芩、連當有效矣，如何反劇？若是陰證，脈不當有力，舌當有灰白苔，今舌紅、脈有力，又不似陰證。正坐病人床前，細細思索。見病人伸一指，向床頭邊冰水碗中，略沾些許冰水於舌上點點。余因問病人曰：「爾舌乾乎？」病人點首。余曰：「舌既乾，何不將此碗冰水大喝幾口？」答曰：「怕吃。」余暗喜曰：「此一語審出真情矣，此是陰證也。若是陽證真渴，冷水一飲而盡，禁之不得，豈知怕飲？此舌之所以紅者，因服寒藥已多，反從火化，故色紅也。若是熱證，則舌當有黃苔，或舌色焦紫，豈僅如此之鮮明紅色乎？其脈之所以搏指者，至虛有盛候，真陽已竭，真臟脈現故也。」

熟思已定，遂立起身告辭，葉公尚欲求立一方。余答曰：「此方不便立。」問何以故？余答曰：「此病不可救矣，故不便立方。」葉公驚問：「何以遂至於此？」余曰：「此陰證也，誤服芩、連，且重且多，故用藥無益也。」又問：「據年翁當用何藥？」余答曰：「一起便當用附子理中湯。」葉公曰：「今何不再求用此藥？」余答曰：「今再用晚矣，救不轉矣！傷寒書云：誤服黃芩湯不治。今不獨黃芩，且加黃連，且服四劑，安能復救？」遂力辭歸。

維時葉公以余言為未必然，越兩日，又專人來迎，余欣然即往，亦欲復見此病是何景狀，竊恐前日看錯，為他醫笑也。見葉公即告余曰：「前日以年翁認為陰證之言轉

告敝友，敝友云：『這个難，我等認是火，某認是陰，如今將肉桂用六分，黃連用五分。若以為火，有黃連矣；若以為寒，有肉桂矣。』」余聞此言，不覺暗笑，問：「有此妙法，可曾用否？」答云：「已服一劑，昨夜大便矣，鹹以為此藥之功也，謂大便一通，自漸癒矣，今早愈覺昏沉，不審人事。」

余就榻視之，前之舌紅者，今黑矣，前之脈有力者，今則若有若無，不堪尋按矣。告葉公曰：「此病我看不差，斷不能治，不必多為擬議，如此炎天，速為備後事，雖神仙不能著力矣。」辭歸。見楞香家叔，問曰：「葉年兄之令弟何如？」答曰：「必死。」問：「尚可少延否？」答曰：「今日二十六日是庚寅，明日辛卯，皆是屬木，木能生火，此兩日猶不死。後日二十八，壬辰日，干支俱屬水，納音又是水，壬水旺於亥子，陰病最怕寒水，大約後日亥時，萬不能過也。」

二十九日辰刻，往見家叔，即笑謂余曰：「子真神仙，葉某果於昨夜亥時故矣。」余為之嘆惜不已。越數日，於汪鐘如先生署中，會葉源發先生，執余兩手，頓足痛哭云：「悔不早知年翁，致舍弟枉死矣，前聞年翁之言，猶不深信，哪知正是神仙，無一字不中，悔恨何極？」余委婉勸解而別。

此與胡老先生同一日看，若亦以治胡先生之法治之，何得至死？甚矣，寒藥妄投之害，不可勝言也！醫家每以此殺人而終不悔，豈真殺運使然歟？

10. 辛未春，家子默患病數日矣。初係族叔祖字聖

臣，為其調治。因其胸膈脹悶，遂認食滯，服消導藥四劑，愈脹塞，且大熱不退，聖翁轉代邀余同往視之。

余見其面有紅光，即疑其為陰證矣，診其脈，果浮大而數，按之無力，唇裂出血，而其舌卻灰黑色。遂定方用：附子二錢，肉桂一錢五分，炮薑一錢，白朮一錢五分，陳皮八分，甘草三分，茯苓一錢，澤瀉八分，木香三分，人參二錢。此劑藥力猶輕，服之覺平平。聖翁次早又來邀余同視之，且告余曰：「吾觀此面色，似是一團火邪，且看其口唇紅紫焦躁，且裂出血，結為血痂，小便短而赤，脈又洪大，得非火乎？吾見先生用此藥，吾甚畏之，請再為彼細細酌之。」余對曰：「子默向從吾遊，今待余情意又甚厚，吾何恨於彼，而故以反藥害之乎？」聖翁曰：「非此之謂也，恐或有錯耳。」

余答曰：「吾治傷寒，從來不錯，此證若用一厘涼藥便錯矣。大概此種證，皆人所錯認為火，而以寒涼殺之者，我認為寒，而以熱藥生之。人既錯認為火，必以我之不錯而錯矣，此人所以議余好用桂、附也。彼絕不知此證之當用桂、附，見余獨斷然用之而無疑，故以余為好用。我明告子，子所治者，皮毛也；我所治者，臟腑也。如脈洪大，身有熱，面紅唇紫裂，皆火也，皆皮毛也，脈雖洪大而按之無力，身雖有熱而畏寒喜近衣，面雖紅，唇雖紫且裂出血，而舌苔卻灰黑滑潤，則皆寒也，皆臟腑也。子治皮毛，故見熱藥而畏；我治臟腑，故熱藥多多益善。昨劑猶輕，故未見效，今再加重，連服三日，面赤必變黃，唇紫必退白，連服七日，小便必多而清。」

因將參、附各加一錢，服之果如期而效，再略加減，

服二十餘日而痊癒。

聖翁始嘆服如神，自悔其用藥幾誤，可謂虛心之至矣。今之明者，固不多見，得求如此之虛心者，尤不多得也。

11. 壬申初秋，天氣正酷暑。一族叔，字奏平，既吃冷酒冷肉，又下冷水洗澡，遂大發熱。初醫用大發散藥二劑，汗大出，熱不退。遂以為熱證，用黃芩二劑，熱更甚，晝夜不退，人事昏沉，煩躁，汗出不止，始迎余診之。

脈浮大數極，重按全無，面紅目赤，唇紫燥裂，舌色純黑。余曰：「此大中陰證也。」閱前方，用過黃芩二劑，遂辭不治，其令堂痛哭求救，其令兄鼎若叔亦再拜託。余答曰：「非故作難，實不可救耳。仲景言明，陰證誤服黃芩湯者不治。余向亦不肯深信，遇此證極力以重劑救之，縱效亦復變，終歸不起，故今見陰證服黃芩者，必辭不治，徒費心力，無益也。」其尊堂泣告曰：「固知不救矣，然何忍付之不醫，必求盡力用藥，倘救之得生，則感再造不待言。如其不生，死亦無怨。」

余見其悲傷之狀，心甚不忍，只得以重劑投之。用附子四錢，人參八錢，薑、桂、白朮各二錢，茯苓一錢五分，澤瀉一錢，炙甘草三分，厚朴七分。服一劑，神稍安，熱少減，汗少斂，舌苔仍未動。至下午，又復大熱，通身如燔灼。余思二劑黃芩，雪上加霜，陰寒入骨，昨劑雖重，猶難挽救。

照前方一日二劑，每日共用附子八錢，人參二兩，其餘俱加重。服至五日，熱退大半矣，其家甚喜。余曰：「且勿喜，依此藥服過十日，熱退盡而無變證，方有生

機。」服至八日，熱猶未全退，更用人艾火灸二九一十八壯，隨服大熱藥，是夜熱全退。服過十二日，人事清爽，頻索粥食，變證不出。余始賀曰：「有生機矣。」再照前方減去一劑，每日只服一劑，每劑仍用附子四錢，人參八錢。又服十日，然後減輕，每劑用附子三錢，人參五錢，共服四十日而始起。

噫！一二劑黃芩遂置人於死地，猶幸生同里，早晚看視便當。又賴如此重劑，信心多服，故而僥倖救轉，若他處誤服黃芩而能得救者，百無其一也。

12. 壬午八月，潛口汪君邵生之如君❶，三十五歲，患病十餘日。初因發熱，遂疑是感冒，用發表藥二劑，不效。繼因胸膈脹塞，又自疑係吃某物起，恐是停食，醫人遂謂是停食，用枳、朴、蔔子，服五六劑，病益重，漸至煩躁，復發大熱。又用麥冬、花粉、生地、丹皮、地骨皮，服二三劑，燥熱更甚，人事昏亂，不辨尊親，厲聲怒罵，始急而請余視之。

見病人滿床亂跌，語言不清，面紅目赤，渾身壯熱，口唇乾裂，舌紅紫而中有隱隱一塊黑影，其脈大無倫，按之無根。余口：「此似人熱證，實是中寒證也。」其家忙告以初起時，吃了麵，又吃了油果等物，又感了風寒。

余搖手應之曰：「此話我總不聽，總不關吃食事，並非內傷，亦非外感，乃寒中三陰之證。其渾身壯熱者，內有真寒，外顯假熱也；其作嘔胸脹不能食者，寒在太陰脾

---

❶如君：舊時妾的別稱。

也。中寒十餘日，絕未有一味對證之藥，使攻陰以回陽，反用消散之味以損其正氣，又用清潤之味，以助其陰邪。正氣衰則虛陽出，亡於外而發熱、發狂，乃陰躁也；陰邪熾則孤陽浮越於上而面赤唇裂，此假火也。然舌雖紅紫，其中有隱隱一塊黑色，此則假火之中，究不能全掩其明寒之真象也。要攻陰寒，則不可不用熱藥，然脈躁證躁，則熱藥又不可用於上焦，是當用八味地黃湯，從陰以斂陽，即從陽以驅陰。」

初劑用熟地五錢，桂、附各一錢五分，餘俱倍之，加人參三錢，予藥二劑，囑令一日服畢。蓋以病重日久，不宜再輕浮淺淡，因循怠緩也。病人服頭藥，即安臥一時，醒來人事頓清，不復躁擾。服復渣，又復熟睡，大熱退輕。

次日復請視之，症回而脈尚未回，詢知次劑藥未服。余竊怪之曰：「如此陰寒重證，延誤十餘日，須重劑一日二劑或可挽回，余盡力為爾家救命，而爾家猶復怠緩自誤，此何說也？」其家答曰：「如此火熱之狀，昨見用參三錢，已曾驚怕，再服次劑，又要用參三錢，恐怕一日用不得六錢參，故而未敢再服。」余笑曰：「若用不得，我必不用，你家怕多，我還怕少，每日須參一兩，方可奏效。若依我用，我便用藥，若不依我用，我便辭去不管。」其家見昨藥大效，始允依用，邵翁尊堂亦親出囑托。余謂：「非敢推諉，但恐病重日久，藥性不重，服藥不勤，雖得效，仍有變證，今依我用藥，至十日無變證出則可賀矣。」

於是將昨方加重，每劑用熟地八錢，用人參五錢，桂、附各用二錢五分，一日二劑，每日共用參一兩，附、

桂各五錢，熟地一兩六錢。服兩日，熱全退，夜安神，唇反潤，舌色反淡紅矣，惟是綿痰吐之不止。余曰：「人見為痰，我見為寒，此皆寒凝於中，得溫熱藥，寒不能容，故化為痰而出耳。」今於早晨服如前八味一劑，午用理中兼六君一劑，參、桂、附俱如前數，更加炮薑一錢，黃耆二錢，助中氣，燥寒痰。

服二日，痰吐盡，胸膈寬，知餓喜食，食漸增多，但夜間不甚安神。余思：脈躁人躁，多怒多虛火，尤、半不宜多用，仍是八味，如前每日二劑。連服五日，脈漸平軟，按之有根。余曰：「已經十日，是可賀矣，再不怕變證矣。」除去一劑，照前藥每日一劑，用參六錢，內加當歸一錢。又服十五六日，各症痊癒，惟中氣尚不足，腳下至腿俱浮腫，余曰：「服許多參，中氣尚不足，再服蘿蔔子，豈可問乎？其浮腫由脾虛也。因虛炎常在上，而又多怒，故白尤、半夏只服得二劑，以燥去脾中之寒痰，此後純是地黃湯服到底。今燥氣盡平，舌色反白，虛火全降，再可用尤矣，用尤數劑，浮氣自消，可無慮也。切勿如曙東兄令眷，以浮氣為附子毒而清之致死也。」因改用十全大補，仍加附子錢許，內用白尤二錢。又服十餘日，而浮氣全消，康復勝前。

可見凡治病，須細心尋著病之真處，不可為假病所哄。如此病，唇燥舌乾，面紅目赤，渾身壯熱，亂滾亂跌，狂躁不認得人。孰不謂是大熱之證，而思用石膏竹葉以解之，三承氣以下之乎？絕無人想到參、附上去，詎知用如許參、附，直服四十日，方得收功。所以庸流皆議余好用參、附，即名流亦謂：「吾服其膽。」抑知余非大膽

也，第細心耳；非好參、附也，好活人耳。觀此及如上諸案，則余於傷寒一證，從無絲毫錯誤，概可見矣。信可告天地，質鬼神而無愧矣。

13. 丙寅秋日，家坦公弟忽發熱，囑其令弟梅賡邀余視之。其時，余已辭謝醫事，稍一溫習，以赴科試。以坦公弟之至知，又不得不往為診之。

其脈浮滑數而無根，面赤，渾身壯熱，舌上灰苔。診後同梅賡弟出館門，私語之曰：「我本辭謝醫事，無奈令兄之恙，我又不得不醫。我若不醫，此命不能復活矣，任延盡名醫，無一人能治此病。」坦公弟館內聞之，甚覺不然，以為我不過偶然感冒，何遂出此言？

余歸，急予附子理中湯一劑，服之熱退。次日下午，又復發熱，又照前藥予一劑，加參二錢，服之又安。第三日如前方倍之，用人參四錢，附子三錢，肉桂二錢，炮薑一錢，白朮二錢，茯苓一錢，澤瀉八分，炙甘草三分，半夏八分，減去人參一錢，據前方用參三錢，是夜熱輕。次早又照前藥服過一次。

其舍之令叔，接某名醫為乃堂看病，一團好意，陪名醫來看乃侄。名醫診之曰：「一團火，一團火！」梅賡弟接口云：「天士家兄云是陰證，已服過參附三四劑矣。」名醫曰：「一身暖，手亦暖，面有紅光，說話聲音響亮，何得是陰證？一毫陰氣也無，若再服人參、附子一劑，便要發狂了。」

噫！參附已服四劑，不惟相安，而且有效，何所見再服一劑，便要發狂？不發狂於三四劑，單發狂於此一劑，

此至不通理之言，不待智者始知其謬也。然此種名醫之言，偏能欺哄俗人。名醫於是舉方，用黃芩、花粉、竹葉、貝母、旋覆花、枳殼等項，撮藥四劑。其令叔又諄諄向梅賡弟言：「千萬再不可吃人參、附子，再一劑必要發狂了。千萬即將老先生之藥煎服，彼老先生決不差，難道老先生反醫殺人不成？」其為乃侄，至情關切，故言之肫切如此。於是坦公弟之命，危若懸絲矣。

畢竟數不該死，卻有救心。坦公弟令堂前有吐證，被此名醫服黃連兩年，致幾番將死，賴余救之得生，故不信名醫之言。又聞余斷定是陰證，知藥中黃芩、竹葉皆寒性，故將藥四劑藏起，不肯予服。然病人聞名醫及乃叔之言，亦不能無疑，早間服過理中湯一次，復渣藥亦不復服。藥力輕而陰寒暴長，是夜少腹痛不可忍。

四鼓，著宸公弟來敲余館門，起詢其故，疑其必是誤服名醫之藥矣。宸公往取原藥來看，果實未服。余曰：「是亦名醫之誤也。雖未服其藥，聞其言而心遂疑，不服復渣，熱藥力輕，故而有此。」

因予藥一劑，用附子四錢，肉桂三錢，炮薑二錢，白朮二錢，茯苓一錢，川椒八分，陳皮一錢，木香八分，加人參　兩，令立刻煎服。次早視之，云夜來藥到便煎服，服下痛便止，熟睡至天明。由是不信名醫之言，余仍照前用附子三錢，人參五錢。至夜又大發熱，每大發熱時，腹內必痛極。余曰：「此腹痛將來必要下利，日利五七次不妨。傷寒書云：胃家實，穢腐當去故也。所謂實者，實邪凝聚，故必要從大便去也。」問：「何以每至夜必發熱，每發熱反肚痛？」余曰：「夜乃陰分，陰證至陰分必更

狠，腹內陰氣盛，則將虛陽逼出於外，故身外發熱，所謂內真寒外假熱也。所以發熱反腹痛者，陽氣盡逼出於外，則臟內純是陰氣，所以作痛。痛已數日矣，明日必要下利。」次日，一晝夜果下利七八次，皆如敗醬色，或間有紅色。

其潭渡令外祖母家，特送一專門傷寒醫人至，見大便之色，便云是大腸經火，用黃芩、大黃，坦公弟自家明白，不服其藥。利漸止，腹痛亦止，惟小便尚未清。大凡陰證，小便必黃赤色，甚者如墨水。蓋寒入少陰，腎不化氣，故小便停蓄不利，所出無多，必是黃赤色。醫家每以小便之黃白分寒熱，殺人多矣。其時又有醫見小便黃赤，謂是小腸經火，用木通、燈心、黃柏之類。坦公弟將服此藥矣，余聞之，急奔至床前，執手語之曰：「三告曾參殺人❶，縱不信亦信矣！獨有余一人言是寒，三醫皆云是火，無怪子將信而服之也。然而曾參必不殺人也，所告之言，必不可信也。此病必不是火，寒藥必不可服也。若服彼一劑，則前功盡棄，此後不復相見，惟有痛哭奉吊而已。」坦公曰：「非余必要服此涼藥，因想先生之藥，服下覺停留胸膈間，不肯即下，胸膈總不舒暢，故欲試服此一劑看何如。」余曰：「如此重證，藥豈可慢試乎？爾自思，每劑熟附子三錢，尚覺停蓄不行，豈寒涼藥反能宣通臟腑，開導胸膈乎？於今要速效亦不難，我另備一劑，即刻煎服，服此必舒暢。」

因用生附子五錢，人參一兩，其餘薑、桂亦加重，仍加木香七分。次早往視之，自云昨藥果佳，服下便覺胸前

---

❶曾參殺人：比喻流言可畏。典出《戰國策·秦策二》。

有一線溫氣行至下腹，胸前便覺舒暢，思粥食矣。余笑曰：「何如？此證重極，如前每劑用熟附子三錢，尚覺不能過膈，必昨用生附子五錢，人參加一倍，且加如許熱藥，方有一線溫氣下行。設若一劑寒涼，豈可思議乎？」由是將生附子五錢，人參一兩，連用五日，再將生熟附各半用五日，小便漸由黃而白矣。然後用熟附子五錢，又服五日，粥食漸多，再稍減輕，用熟附三錢，人參五錢，直服二十餘日，共服五十餘日，計用附子六斤方痊癒。

　　如此陰極之證，而三醫皆認為火，藉非余認證獨真，相與情切，豈能有生理乎？其後舍之令叔家又接前之名醫，語之云，先生前看舍侄，云是一團火者，後竟服生附子許多，服過附子五六斤方得痊癒。名醫曰：「此是他家福氣好。」余聞之，細細思索，竟不知名醫此語作何解？須待介葛盧❶解之。

虛陽外越（2例）

　　1. 壬戌春月，佛嶺僧人號松石，患傷寒十日矣。初起大瀉三日，後始發熱，服表藥熱不退。連服三日，汗出如雨，晝夜不止，發寒戰。轉而為大小便閉，飲食不進，不能成寐。凡經九日，瀕於危矣，汪石老囑其徒迎余治之。

　　余視其日內所服之方，皆黃芩、枳殼、元明粉、木通、澤瀉之類，蓋欲通其二便也，而二便愈閉。余診其脈，浮大虛軟，重按細如絲。余曰：「此虛陽外浮，陰寒內伏之證也。若用此種藥通二便，再十日亦不得通，惟用

---

❶介葛盧：春秋時介國國君，傳說通獸語。

薑附則立通矣。」

遵仲景以真武湯斂陽制陰之法，用附子、黑薑各五分，人參一錢五分，黃蓍二錢，白朮、茯苓、棗仁各一錢。服下，安臥汗少，至半夜而小便通矣。初解出黑汁碗餘，次便黃，次便長而清，遂知餓食粥。余謂小便既通，大便自然亦通。因汗出亡津液，故大便閉，補養一二日，俟津液內潤，自然大解，一毫劫利之藥不可用。

越兩日，照前藥加沉香五分，服二劑，大便亦微通，汗全斂，食漸多，神氣爽朗，脈和平有根，萬萬無慮矣。無如二陰之間，出有一毒，至此日潰出膿血。蓋此僧素有坐板瘡，將病之前有人教以水銀、雄黃薰法，瘡果立癒。旋發一毒，乃瘡閉之故。余再四囑之曰：「汗出大傷元氣，瘡毒又復出膿，人身氣血幾何堪此虧耗？即治毒，亦惟參蓍托裏，切不可用清涼解毒藥重傷真元，為一指而失肩背也。」余仍予前藥服之，神氣漸旺。

越三日，其徒孫號師古惠一札云：家師祖仗大力得以回生，感德不可言喻，容當圖報。日今飲食漸多，汗全無，夜亦安神，二便已通，自信從前寒證，已可保無虞矣。但瘡仍出膿，昨有外科來看，云要清熱解毒，煎藥不敢予服，只貼膏藥，特此請教，不知彼藥可用否？

余復之曰：「用溫補藥，助陽消陰，方得取效。尚慮元氣未全復，何曾有熱可清？既要解毒，亦只宜參蓍托裏，此外科正治之法。如外科治發背、對口，必重用參蓍，一切寒涼藥萬不可服。」

次日有名醫在潛口，潛口有與僧最契者，為延視之。名醫云：「自然要清熱解毒，人參絲毫不可用。前之發熱

者，總為要發此毒，原非傷寒也。」噫！若因發毒而熱，何為汗出亡陽？何為二便一閉七日？何為起初大瀉三日？何為飲食不進？何為七日不寐？若云有熱，參附不可用，則初用一劑即當煩躁發狂，唇裂舌焦，異常不安，何為口反不渴？何為反安神熟寐？何為小便立通？何為久汗頓斂？何為知味進食，神氣漸充？

　　此言全不當理，而彼輩無知，只謂名醫所見自然不差。況乎三告曾參殺人，既不信亦信矣。遂依用黃芩、山梔、苦參、花粉、連翹、金銀花、歸尾、枳殼、木通、赤芍，一劑下咽，陡復發汗，又復寒戰不休，從前狠症俱出，則藥之相反為害可見矣。忙往加減，名醫只得加參三分於前藥內。

　　昨云人參絲毫不可服，次日又用參三分，已自矛盾矣。又只用三分於十數味寒涼藥中，如置一弱小君子於千百凶徒之內，其能有為乎？服次劑，寒戰出汗不止，嘔惡不食，膿出清而白，此虛寒無元氣之證佐也，則涼藥之害已了然矣。使於此而翻然悔，仍用從前溫補有效之劑，猶或可救。乃必不省悟，又復接名醫加減。醫至，則云我為爾清開些了，再清數劑就好了，再數劑而僧果歸西矣。

　　余初治此病，竭智盡慮，乃能出獨見於群流之上，奏奇效於轉睫之間，諸友共見共知，深為僧幸，並為余稱快。迨僧死，友人反不為僧惜，而以負余前功為惜。噫！余實生之，而人以名殺之。余於彼必死之時，挽之使生，忽遭一人於必生之中奪之致死，豈不重可惜哉？故雖未得收全功，亦備載之，以為輕命重名者之戒。

2. 壬戌年，漁梁巴雲路翁尊堂，年六十有五，吃長齋。自正月二十後微冒風寒，服藥遂出汗，汗漏不止，潮熱發火作瀉，飲食不進。至三月終旬，計出汗六十餘日矣。時余為公討逆，僕事在郡，邀往視之。

見病人面上額上汗如水流，兩鬢髮上皆有汗滴下，兩頰通紅，唇紫，舌有斷紋，呻吟不已，坐不安。診其脈浮大無根。余謂：「此證非參莫救。」雲路翁曰：「家母一分參也用不得。」余問：「何以知之？」答云：「遠近先生藥俱吃遍，俱云有火，用不得參，接某名醫看過十餘次，亦云有火。有一次云用參一分試試看，只用得一分參，仍有二分黃連，服下痰便湧起，睡不倒，用三個枕頭靠到天明，此後再一厘也不敢用。」余笑曰：「人參用一分，所以用不得，用數錢自然用得。用一分參，又用黃連，所以用不得，用數錢參，不用一絲涼藥，自然用得。」彼以為戲談，出從前諸先生方示余，約五十紙，方內俱用黃連。

惟某名醫方最多，大都皆旋覆花、花粉、貝母、麥冬、百合、扁豆、穀芽、茯苓、黃連、浮麥之類，所增減出入，不過一二味，惟有一個方內，有人參一分，黃連二分。余笑曰：「此即所云三個枕頭靠到天明這一次也。」此後方惟加川連二分，約計服過二三十劑。余嘆曰：「川連能止老人虛汗，此種學問不知從何處得來，余實不解。安有六十五歲老人，出汗六十餘晝夜，不用人參而能醫起之理？若云不用人參而能醫起，請讓名醫，我實不能。若云服參有不安之處，有我在，我自擔當。」

其家勉從。余姑用參二錢，方上只寫黃耆一錢，藥內

實撮有四五錢，余用當歸、熟地各二錢，白芍、棗仁、柏子仁各一錢，甘草五分，五味子二十粒，加元眼四枚，共一大劑。令煎一大碗服，其家持藥戰慄。因余言激切，若迫之不得不服，只得備就香水梨、山楂湯，諸色解人參之物，待病人睡倒然後將藥服下。子媳同坐守床前，只待稍有不安之處，急以山楂湯、梨汁灌下以解之。

病人服藥後竟寂然，輕就榻，聽之有鼾聲。又坐守逾時，絕不聞呻吟聲，又喜又慮，喜其得睡為安，又慮或有他故。坐候至四鼓，確是睡熟，始得放心。直至日高，病人方醒，云數十日來，未有昨夜得睡。摸身上汗，但微潮，而不似前番淋漓之多，面上火反退。忙將藥渣煎服，隨即入城復請診視，實告以夜來疑慮之狀。余復診之，脈即稍平，沉分略有，兩頰及唇紅紫俱退。余於前方加參一錢，著三錢，餘皆同。連服三四劑，汗盡斂，日前痛苦呻吟諸病狀悉無矣。

雲路翁始悟從前見許多虛病致死，必云不可用參者皆誤也。病人又素有脾泄及崩漏之疾，余思脾泄者，脾虛也，崩漏亦係脾虛下陷於腎。於前方內去白芍、五味子、柏子仁，加升麻、柴胡、白朮、肉桂、黑薑、阿膠、山萸，只用參一錢五分，調理十餘劑，而十餘年來兩種痼疾一併俱癒。

真熱假寒證（4例）

1. 乙丑二月，休邑一程兄病傷寒已七八日。初起發熱，惡寒，頭痛。服表散藥一劑，微汗熱退。次日午間，復發潮熱，每日如此。至第五日，復請前醫視之，云表邪未盡去，更用麻黃大發散，汗出如雨，汗後仍發潮熱，時

有汗出，漸覺神氣不清。更一醫，云發散太過，致汗多體虛，用參、耆、歸、芍、棗仁、五味子等藥補虛斂汗，而潮熱仍舊，反加煩躁不安，妄見妄聞，說神說鬼。至第七日，忽昏暈倒地，手足冰冷。急延名醫視之，云脈沉、手足冰冷乃陰證也，宜用附子理中湯。舉方用人參一錢，附、桂各五分。有一令親在旁云：「既是陰證，又經七八日，恐非數分桂附所能敵？」其醫云：「理當重用，但我不敢。今之能起此證，肯重用桂、附者，無如歙邑之吳某，盍請商之。」於是連晚著人來迎。

余次早往視，其家備述八日前病狀並所服方藥。余視病人僵臥在床，口中喃喃，身子滾動不住，胸前微有汗，捫其腹甚堅硬，重按蹙額，似有痛狀，抉口視其舌有黃苔。診其脈果沉，按之卻有力而數。語其家曰：「此非陰證，桂、附不可用也。」其親人忙問曰：「脈沉，手足厥冷，汗多昏暈，非陰證而何？」余曰：「暈倒非虛，手足冷非寒。脈沉而數，數而有力，並非陰脈。乃熱邪入裏，為陽明證。熱極似寒，陽極似陰，故而發厥，酷似陰寒之證也。」問病後曾大便否？答云：「至今八九日未大便。」余笑曰：「何如？此熱結在裏，只一下之便癒。況初起發熱頭痛，明明是太陽證。若陰證，一起便直中三陰，斷無初起是陽，後變為陰之理。」

其親人又問曰：「先生所見，必然不差，但一劑下肚，生死關係，不得不細細請教。常聞傷寒病由三陽傳入三陰，此得非陽證傳入陰經乎？」

余曰：「非也。傳經與直中不同，直中入三陰乃寒證，傳經入三陰仍是熱證。寒證當用桂、附以回陽，熱證

當用承氣以存陰。陽不回固死，陰液涸亦死。仲景《傷寒
論》云：陽明病，發熱汗多者，急下之。又云：日晡所發
潮熱，不惡寒，獨語如見鬼狀，宜下之。又云：發汗不
解，腹滿痛者，急下之。今病人各症，悉如《傷寒論》所
云，則其宜下也必矣，復何疑之有！」

為舉方，用：生大黃五錢，厚朴、枳殼各一錢，黑梔
子八分，木香七分，陳皮一錢，予藥一劑。其家畏懼不敢
用，仍接前名醫來問之。前醫至，見余辯論明透，自覺爽
然，乃揖余曰：「先生真吾師也！昨認錯矣，急宜服此
藥。」始肯煎服。仍不放心，要留余宿。余實不得暇，又
念人命關係，不能恝然，不得已勉留一宿。病人服藥後，
便熟睡。醒後連下三次，自覺腹中舒暢，少飲粥湯。又睡
至曉，人事清爽，病全卻矣。

其令親向余謝曰：「再造之恩，銘感不淺。向來耳
食，多以先生好用人參、桂附，今他人用人參、桂附者，
先生卻以大黃奏功，真是天上神仙，非凡愚所能窺測
也。」余謝曰：「神仙何敢當，但幸不為仲景先生之罪人
耳。」相笑而別。

前病癒後月餘，鄰家一病者，面紅目赤作渴，醫用黃
連、石膏，服之狂躁。急迎余去，詢知服前藥，遂辭歸不
用藥，當晚斃矣。陰證之易殺若此，可畏哉！

2. 丁卯二月，里中一僕婦，患傷寒已服發表藥，汗出
熱退矣。次日復熱，熱亦不甚，遂服清熱藥數劑，絕不
效。漸至煩躁，胸膈脹悶，渾身壯熱，而手尖獨冷。更一
醫，謂是陰證，欲用附子理中湯，不敢驟用而請質於余。

　　余診其脈極沉，然沉而數，數而有力。視其舌有黃苔，有芒刺。問其大便，有八九日未解。

　　余曰：「此熱證，非陰證也，脈沉者，熱結在裏耳。以通身熱，手尖冷，辨為陰證固矣，然陽證亦有手冷，且冷過腕者，何以辨之？又當辨之於舌色，辨之於脈。陰證之身熱手冷者，脈必浮大而空，以通身之熱是假熱，內有真寒，故外發假熱。熱是假熱，則脈亦現假像而反浮大，但按之甚空，此假不掩真，而知其為陰證也。若陽脈反沉者，以表邪去而裏邪急也，熱邪在裏，故脈反沉。人皆謂陰證脈當沉，陽證何以脈亦沉？殊不知陰證不發熱之脈則沉，沉而無力，陽證熱在裏之脈亦沉，沉而且數且有力也。陰證雖熱，而舌色必白或灰黑，或有滑潤黑苔；陽證雖手尖冷，而舌苔必黃，或焦紫有芒刺。蓋手尖冷者，陽極似陰。其脈沉者，熱極反伏也。此證脈沉數有力，而舌有黃苔，故斷為熱結在裏。當予三承氣湯酌而用之。若徒用清潤之味，不能救車薪之火也。倘誤以為陰而誤用參附則立危矣。」

　　余因用大黃五錢，黃連五分，厚朴、枳殼各一錢，陳皮八分，木香五分。前醫猶力阻勿服，余力勸其服。服後連下三次，熱遂退，手溫，膈寬，知餓進食，安眠，不復服藥矣。

　　3. 辛巳臘月，從率口歸道經草市，忽一人扯住轎，拉入門為看一病。問其病狀，云是小兒今年二十八歲，於某夜發熱起，服表藥二劑，微有汗，熱雖減輕，仍日日發熱，亦時時有汗。口渴非常，一晝夜飲水二三大壺，總不能解渴，小便又少，不進飲食。前日畏寒，手足冷如冰，

至昨夜手足更冷極，戰慄昏暈。今早請某先生，云是厥陰證，當用四逆湯，藥用附子、乾薑、陳皮、甘草、茯苓，因是一派熱藥，不敢用。又請一先生，亦云是厥陰傷寒，於前方內更加吳萸、人參。因兩先生所見相同，諒然不差，藥已煎就，將服。適聞台駕過此，素仰高明，又幸天假之緣，敢求一決。

余曰：「口說無憑，須見脈見症方可定。」入為診之，脈沉實而滑，舌有黃苔。詢知病後七八日未大便，作渴之極，飲水多而小便少，不惟渴而且消，病人聲息雖覺無力，然臥床上，不住轉側，煩躁不寧。余語其尊人曰：「此病確是厥陰證，然是由陽經轉入厥陰，為熱邪，至昨夜裏熱更熾，故發厥更狠，所謂厥深熱亦深也。以愚見，當用白虎湯，薑附絲毫不可用。」

為舉方用：石膏五錢，知母一錢，生地二錢，生甘草七分，麥冬二錢。其人甚覺疑畏，余曰：「白虎湯用之不當，一劑立斃，余若不認得極真，安敢妄投殺人？我若未見此病，生死聽之，於我無與。今既見之，何忍聽其誤治至死？我予藥一劑，急急煎服，我坐此少待，待藥見效再去，何如？」問：「如何便是見效？」余曰：「但服藥後，即安寧睡去，手足稍溫，便是效矣。如或服之不安，即刻換四逆熱藥，待爾解救，何如？」其人欣喜，忙將藥煎成予服。病人渴甚，得藥便覺服之甚樂。少頃便覺睡去，探其手足，與前稍溫。余曰：「得生矣，可放心矣。」急急別歸，到家已二鼓。

越二日，病人坐轎來謝，復為診視，脈已和軟。仍予輕劑小柴胡湯二劑，內用參七分，加茯苓八分，病遂痊癒。

4.仇村一黃兄，在休寧縣前開店，以刻字為業。癸酉春，余進休寧縣，必從黃兄店前過，忙請入店中，為彼診視。云：「發熱已七日矣，初服防風、羌活發表藥二劑，熱未退。至今一身仍時時發熱，頭常痛，胸脹氣促，額前常有冷汗，手冷過腕，醫人皆謂是陰證，要用附子，已備有乾薑、附子等項藥一劑，未敢服。恰見先生轎來，敢托酌之，果是陰證否？當用附子否？」

余診其脈果沉，然沉中帶數，數中有力，舌乾燥，有黃苔。問：「二便利否？」答曰：「小便短少，七八日未大便。」余笑曰：「諸醫皆怕附子，此證正當怕者，而又要用，何也？此表證未除，裏證又急之候，乃屬熱證非寒證，陽證非陰證也。論理該今日仍用表藥一劑，盡去其表邪，明日再用下藥一劑，則表裏盡除，漸次有法，奈我今日即歸，不能在此羈留，只得作一劑予爾服罷。」遂予大柴胡湯一劑，內用大黃五錢，柴胡二錢，乾葛一錢，川芎八分，陳皮一錢，厚朴八分，木香六分，木通、枳殼各八分，薑三片，囑令即刻煎服。

余進縣，約留兩個時辰，出來仍從黃兄店前過。試入視之，黃兄正臥在床，見余至，忙立起，笑而稱謝曰：「先生之藥，真是靈丹，服後即睡一覺，醒來腹中作痛，遂連瀉二次，甚多，腹內頓寬，知餓，吃稀粥一碗，通身大汗，汗出熱退，頭痛、渾身脹痛俱痊癒矣。」復為診之，脈已和緩，可勿藥矣。因笑曰：「人皆議我好用附子，今則人皆要用附子者，而吾又獨用大黃，不又將議我好用大黃乎？」一笑而別。

內傷

勞倦內傷（8例）

讀東垣先生書，而嘆其分辨內傷、外感之功為至大也。夫內傷、外感為人生之常病，然治之不當，常也，而變異出焉矣。是以先生分別詳明，以為日用常行之理。其奈業是術者，有書不讀，讀之不解，仍然混施誤治，以夭殃人命。然以外感而誤作內傷治者少，以內傷而誤作外感治者多，猶之傷寒以陽證而誤作陰證治者少，以陰證而誤作陽證治者多，總以見熱便發散故也。使飲食內傷而誤用表散，則胃液愈空，食愈不化；使勞倦內傷而誤行表散，則真元漏泄而氣血愈虛。

余確遵先生之教，每於內傷證誤治至困者，或內傷虧損以瀕於危者，審之真而施之當，無不應手見功。雖不敢自謂登先生之堂，入先生之室，亦幸不作門外漢矣。

1. 辛巳夏日，潛口汪玉辰兄，發熱頭微痛。前醫疑是感冒風寒，用表散藥，熱不退。以為劑輕表不盡，又重表之，直服表藥六劑，汗大出，熱不退而更甚，頭本痛而加昏，四肢軟倦，飲食不進，汗時出，心作慌，始彷徨迎余診視。其脈虛大無力，余曰：「此勞倦內傷發熱，非外感也，如此弱質，何堪誤表六劑乎？」急予八珍湯，倍當

歸，加黃蓍，用人參二錢、黑薑八分，服一劑，是夜熱便退，頭亦清爽不痛，服二劑痊癒。

2. 庚午夏日，在都中。翰林李公諱楠，號木庵，一掌書記❶家人，患病十餘日。初因遠行辛苦，又吃冷麵，遂發熱，醫家便用大發散數劑，汗出不止，熱亦不退。又用黃芩、花粉數劑，腹中脹，汗愈多。有六七日，兩眼直視，眼皮不能夾下，晝夜昏瞶，人事不清，語言亂雜，通身冰冷，冷汗淋漓，李公投刺請為視之。前醫人又至，仍要用黃連，尚云可包無事。

余診其脈極遲軟，惟寸口稍弦大，六脈浮空，詢知如前病狀及屢次所用之藥，不覺嘆曰：「醫本生人，今反殺人，信有然也。此初由勞倦內傷，又吃冷麵，加以飲食內傷，只溫中消導，使食化之後，再加以調養氣血，不數劑可痊癒。奈何狠用表散之劑，使勞倦之體汗出不止，元氣盡出，心液盡空；又用清涼之劑，更令克削真元，而冷食愈凝結不化，所以不能飲食，汗多神不守舍，妄言妄語，魂不歸肝，目睛不閉，不能成寐也。」

予藥一劑用：人參五錢，附子三錢，肉桂二錢，炮薑一錢五分，陳皮八分，白朮二錢，神麴一錢，木香五分，當歸二錢。囑之曰：「此病極重，今藥劑甚大，須煎三遍服，第三回復渣仍有力也。」其家人錯會意，將頭渣藥分作三次服，則藥力輕矣，然服後亦閉目稍睡。

次早起床，往外直走，要回南去，著人扯歸，復來索

---

❶掌書記：全名節度掌書記，七品官，類似機要秘書。

藥。余曰：「此由汗多神不守舍故耳。」仍照昨方加山萸
二錢、棗仁三錢、五味子三十粒、黃蓍三錢，人參仍用五
錢，囑其絲毫不可少。如法服之，熟睡至天明。醒起人事
清爽，告以日昨昏亂之狀，自覺慚愧，大便隨利，飲食頓
進。再只用人參二錢，前方去木香，余悉減輕，調理數劑
而復元。

　　此內傷之兼乎飲食勞倦者，治不得法，愈醫愈壞，治
之得法，亦不難一二劑奏效。鱗潭家叔因嘆曰：「由此觀
之，醫道誠易而難，亦難而易也。」

　　3.己卯春，里中一僕人，原名百祥，因連日奔走，空
心出門，夜有潮熱，此不過勞力所致，遂被醫人發散數
劑，愈發散，愈發熱。一日往岩鎮於路亭中大吐一番，昏
倒在地，家人抬歸。前醫又云是火，仍用黃芩、梔子一二
劑。身愈熱，汗愈多，人事昏亂，語言譫妄，晝夜說鬼。
其主人囑其妻來請救於余。

　　余為視之，囑其自向主人求參。每日用參三錢，黃蓍
二錢，附子、肉桂、白朮各一錢五分，炮薑一錢，棗仁二
錢，當歸二錢，山萸二錢，陳皮一錢，炙甘草三分。服二
劑，熱退汗斂，人事清白，　身作痛。再加五加皮一錢，
川芎五分，參減一錢，附減五分。服十劑而癒。

　　4.庚辰冬月，潛口一汪兄，宇相臣，由荻港軟床抬
歸，請余診之。其脈遲澀而又歇至，胸膈脹悶，久未進
食，耳聾，人事不清，骨瘦如柴，兩手診脈處肉下陷如梘
巢。詢知受病之原，已五十餘日矣。其人向在荻港開雜貨

店，店務繁雜，忍饑受餓，日日有之。又兼每事必躬親，漸至發熱，渾身酸痛。此由勞倦內傷也，而彼地醫家遂以為感受風寒，盡力發散，不癒；加以胸膈飽悶，又以為停食，盡力消之，又不癒；便以為熱證，又盡力清之。日復一日，人漸狼狽，始用軟床抬歸。歸來接醫人，又清又消，再加狼狽極矣，然後請余治。

余視其症如此，其脈如此，其狀如此，其五十餘日來所服之藥又如此，余亦擬其未必能收功也。不得已，予十全大補湯，內用人參二錢，加附子一錢、半夏八分。服一劑，便安神。服二劑，胸膈開，能吃粥。服四五劑，耳稍開，人事仍間或昏亂。加以黃蓍二錢，棗仁二錢，龍眼肉七個，服至十劑，能食飯，熟睡，人事清，耳全不聾矣。再加丸藥，調理痊癒。癒後飲食倍常，人發胖兩三倍。

5. 石橋一族叔，字於民。戊辰夏月，在景德鎮抱病已久，軟床抬歸，家飛卿叔翁甚關切，代迎余診視。其脈虛浮，按之澀滯。緣生意勞苦，兼之憂心，漸至神情昏亂，語言錯雜，飲食不進，數十日未得閉目一睡，斷為勞倦內傷證也。用十全大補湯，內重用當歸，外重加棗仁、五味子，用人參二錢，龍眼肉七個。飛翁急代覓參，煎藥服過。有醫人力言有火、有痰，不可用參，謗議方未已，而病人已熟睡矣，此數十日來未有之事也。自上午至薄暮，睡尚未醒，以數十日未得睡故也，睡之甚熟甚長。

前之醫又來窺探，見久睡不醒，遂乘間謗之曰：「此服參之害也，其形雖睡在此，其神已向他方作鬼叫矣。」其家女流聞之痛哭，深怨不該用參。少頃，病人睡醒，人

事頓清，飲食多進，舉家方放心。次早，飛翁往候，忙出迎接，稱感稱謝，諸症頓卻。前醫自慚其言之不驗，因易以溫語，包定全好，不必另延他醫，立方亦用參八分。其家謂：「爾昨云用參之害，如何亦用參？」答云：「今日再可用了。」所立之方雖不同，飛翁檢其藥，悉照余所用之藥，因得收功。此雖用術，然肯暗依有效之方，不出己見以殺人，猶可謂有良心者也。

6. 己巳六月，在南省藩台鄭公署中，時有一令親，年未四十，自都門至南省，兼程而行，進署後四五日，漸覺渾身筋骨及肩背腰膝處處皆痛，每日午後便覺發寒，晚則輕輕發熱，至天明口乾舌澀，不喜飲食。省中醫人有作瘧疾治者，云是一路受熱，用清散之劑，愈困。又有作風治者，云是途中遇風雨，風寒入骨，所以作痛，用驅風藥，日漸軟倦，不能舉步。

余為診之，脈遲澀軟緩。告之曰：「怯寒發熱，非瘧也，由於陰陽不和；其遍身筋骨痛，非風也，由於氣血衰敗。此勞倦內傷之證，只宜一味補養氣血。」

用十全大補加五加皮一錢，重用人參、當歸，去肉桂，換作附子，以肉桂伐肝，肝主筋，今筋脈疼痛，則肝衰不宜再伐。用附子則能行參著之功，又入腎，腎主骨，今骨痛，故更相宜。服四劑而精神強旺，寒熱止，疼痛俱減其半。再如前方，每劑加鹿角膠四錢，服十餘劑而健飯，能步履，強旺如初。

7. 長齡橋同學鄭君連玉之長令郎，字行可，向客漢

江，因勞倦內傷致體虛脾弱。在漢口雖服人參，而他藥多雜，故不能取效。回宅調治，又遇好用寒涼之醫，竟用黃連，初服未見其害，便以為功，多服漸令脾虛胃寒，胸腹脹悶，不能飲食。復往漢口，漢上醫家使用枳殼、厚朴、山楂、神麴消導之藥，覺腹中略鬆，遂謂只宜消導，不可服參、朮補脾之味。然已數月，不能吃飯，每日只清粥數碗，人已消瘦。

時庚辰四月終旬，余到漢口，五月初旬，就診於余。兩關脈不起，右關脈更沉，重按至骨始有依稀一線。詢知所服皆如前消導之藥，且云一毫參、朮服不得，服之即脹。余告之曰：「脾胃虛寒極矣，豈有長年服消導藥能長氣血、保壽命者乎？他醫謂不可服參、朮，余單要用參、朮。」答曰：「前服白朮數分，腹中便作脹，用人參數分便發火。」余曰：「用之不善，配合不當，或有此弊。若余用參、朮，愈服愈寬，必無脹悶之慮。」遂以六君、歸脾合用加減。初劑姑用參數分，服之安。又加數分，又安。待其無疑矣，然後加肉桂，重加參，服之漸能食飯。服月餘而飲食多進，面部生肉。再為定丸方，八味地黃加木香、破故紙，煎劑則參、蓍、歸、朮、炮薑、肉桂、陳皮、茯苓、棗仁。煎、丸並用，由是復元。

8. 本府別駕沈公夫人，素賢而能，能而勤，沈公內政，悉夫人主持。丙寅春日，產後甫一月，體未復元，便勤勞家政。忽昏暈不省人事，又嘔吐，發寒戰，夜則發熱。迎余至，問是瘧？是感寒？余診其脈，輕按浮大，重按澀小無力。答曰：「非瘧亦非風寒，此由勞倦內傷，氣

血不足，脾胃虛寒。」用八珍湯，內用人參二錢，加炮薑八分，半夏八分，肉桂八分。服二劑，嘔止，寒戰不發，夜間但微微潮熱，腰背俱痛。復往候之，如前方將人參加一錢，當歸用三錢，炮薑換作黑薑，加川芎六分，五加皮一錢。再服四劑而痊癒。

傷食（8例）

1. 戊午年正月，過呂村岳家拜節。有一內侄方五六歲，大發熱七晝夜不退，昏沉欲睡，不思食。云已往名幼科家看過三回，總不退熱，慮其動驚。余索前後方視之，皆防風、羌活、柴胡、黃芩、貝母、僵蠶、鈎藤、山楂、木通等味。余令抱出視之，目閉懶開，兩頰血紅，唇紫燥，舌有黃苔，腹堅硬，按之甚畏怯。余曰：「凡此一塊火邪，皆食傷在腹而成。清表俱不可，清之則食愈不得化，表之徒傷元氣，食終不消。今著人隨余取藥一劑，可以立癒。」

果遣人隨余歸，予藥一劑，用厚朴、枳殼、山楂、麥冬、草果，暗投大黃一錢五分在內。囑其歸時，急煎予服。次日遣婢婦來謝，云相公真是神仙，昨夜將藥煎服下，二更時連大解三次，隨即退熱安臥。今早起床，即索飲食，出門跳舞，嬉戲如常矣。

2. 壬戌五月，汪右湘兄長令郎，甫三歲，發熱，兩腮下腫出如桃大，內如結核。初服附近幼科藥不效，乃接名幼科，亦用防風、荊芥、牛蒡、銀花、黃芩、花粉、貝母、枳殼、山楂，服數劑，熱不退，腫不消。後加夏枯

草，腫亦不消。接看數次，終不見效。余偶以他事過右兄齋頭，詢令郎恙。云仍照前未癒，今日另接某先生將至矣。余戲與語曰：「今日某先生再醫不好，待我為兄治之。」別後，果復不癒。越兩日，乃迎余治之。

計發熱不退已半月餘，視其腹極堅大，余指其腹語右兄曰：「此中有不變化飲食，凡發熱、口腮腫皆此中物作耗耳。食積不去，熱安得退？熱既不退，腮腫何由得消？前藥用發散消腫，皆未中窾。至於清熱之藥，益使食滯不消，非徒無益而又有害也。此病若在他家，只用大黃錢許，可以立癒，在宅中極慎重，又不敢用。奈何無已，用元明粉何如？」問：「用若干？」余曰：「只用一錢。」右兄曰：「八分罷。」余陽應而陰增之，竟用一錢五分。餘則厚朴、枳殼、枳實、神麴、山楂、麥芽、甘草、茯苓。一劑服下，是夜連大解四回，解出黑物許多，凡二十日前所食種種不變化之物若干，至半夜熱遂退，次早兩腫核俱平。次日遂用半消半補藥，越二日，又純用健脾藥：白朮、扁豆、甘草、陳皮、神麴、茯苓、砂仁、木香，加參二分，煨薑一片，調理數劑而復元。

3. 癸亥二月中旬，趙宗師將至旌陽。歲試期迫，因久疏筆硯，邀諸友會課於且然居。正闈題❶分坐，而潛口汪賓咸兄適至，余恐紛擾，潛避不出，囑他友婉辭之去。逾時，余以他事行出館門，不意賓咸兄仍立門外，守候許久。既見一揖畢，即云：「家岳母在溪南，被某某醫幾至

---

❶ 闈題：以拈鬮確定題目的方法。

死，故急欲求一救。」余問：「何恙？」答云：「自正月二十後停滯起，某先生用消導藥加木香、檳榔，服十餘劑，將食滯逼墜小腹，其痛異常，終不大便。近又有彼宅令親某先生，用黃連、苦參、黑參、花粉等藥，服五六劑，其痛更甚，更加二便俱不通。坐則一囊墜下小腹，痛甚；臥則仍倒入腹中，又痛甚。坐臥不安，二便不通，飲食不進，危急之極。今日藥內仍用黃連、苦參，心甚憂之，故擾清心，望一援手。」余謂：「今日諸友會文，實不便出門，明日遵命一行可也。」

次早又專人來迎，如約往為診之。脈沉遲而細，唇色白，舌苔灰黑色，口作乾，又不喜歡茶水。余曰：「如此元氣既虛，更加陰寒凝結之脈，唇舌又顯陰寒之色，奈何仍用黃連、苦參重絕其生氣耶？」余為定方，用補中益氣加炮薑、肉桂二味。或謂：「補且緩，當以通二便為急。」余曰：「此正欲急通其二便也。」問：「何以故？」余曰：「清升則濁自降耳。」適有一婢婦在旁，攜茶瓶傾茶葉，傾之不出，復向上搖之而後傾出。

余指以語之曰：「治此證，即是此理。比如茶瓶腹大口小，急切向下一頓，盡腹中之茶葉齊壓在口上，愈傾不出，向上搖搖，往後退一退，再傾即出矣，治此證即用此法。蓋前被木香、檳榔墜下，又加苦寒凝結一團，且病久飲食不入，中氣大虛，何力能使之出？故用升提之法，使清氣上升，則濁氣自然下降。倍用參耆者，助其中氣，氣足則能運化而出。加薑桂者，溫其中氣，俾得進食，且以解其連日苦寒之結也。」服二劑，二便俱通，痛減十之八九，飲食亦進，口不作乾。如前藥仍加砂仁，再服四五

劑而痊癒。

4. 乙丑五月，潛口一女人，年未三十，發熱已十日矣，各醫不效。其熱係夜發晝退，手心則晝夜皆熱。初醫謂是感冒，用羌活、防風極力表散藥四劑，汗出甚多而夜熱如故；繼云是火，又用黃芩、花粉、梔子等項涼藥四劑，而夜熱更甚，人益軟倦，不能起床；更一醫，謂是虛熱，用人參、黃蓍、當歸、白芍等項斂汗補血之藥二劑，其熱如故，而胸腹更脹，粥湯亦不能進矣。十日後，始來請余診視。

寸口脈盛，辨脈余心知是傷食脈也，又詢知夜熱晝退，手心獨更熱，辨證此又是內傷發熱，其為傷食無疑矣。但女人最忌人說傷食，只得婉辭。詢之曰：「發熱十日，汗出又多，體虛極矣，不知心內可是作慌，還是作脹？」答云：「胸前脹，不能飲食。」問：「何日發熱起？」答云：「是端午夜起。」問：「端午日可曾吃粽子否？」答云：「吃過。」又問：「粽子可冷了否？」答云：「粽子倒不冷，後吃素粉是冷的。」余暗喜探問果不差，確是傷食，被瞎醫用表、用清、用補，漸醫漸重。

余思消糯米食，無如草果，消素粉積，無如杏仁，遂以此二味為君，加以厚朴、神麴、麥芽、木香、炮薑，藥已備就，前此言虛之醫人適至，見余方似有驚訝意，語余曰：「觀其病勢，四肢不舉，語言無力，且十日未有飲食，坐立不一起，元氣大虛，今仍用消導藥，得無太過乎？」余思此種人，難與說理，只得隨口笑應之曰：「弟最肯補，人皆議我好補，故此虛證，亦不用補了。」予藥

二劑而別。

　別出門，友人汪子私謂余曰：「用藥如何也拗得氣？」余笑曰：「弟戲言耳，豈真虛而不補乎？此證不惟不虛，且實之至，一肚冷食凝結不化，補則愈固結莫解矣。其語言無力，乃氣塞，非氣虛也，所謂大實有羸形也。」服二劑，又來迎。云服藥後熱退大半，胸膈略寬，少進稀粥。

　余再加白朮一錢，助脾氣以消宿食，倍加麥芽寬其腸，加肉桂八分，溫而化之。服後大便通利，腹寬脹止，勢退進食，精神頓爽，痊癒不復用藥矣。俗見議余好補，此則他醫所用補者，余用消而奏功，得毋又議余好消乎？

　5. 癸亥年五月，文杏舍侄之子，甫四歲，發熱三四日。始延就近幼科視之，用柴胡、防風、貝母、桔梗、天麻、陳皮、甘草、山楂，服二劑，不效，加減又服二劑，不效。乃往名幼科處視之，藥用柴胡、黃芩、花粉、貝母、防風、荊芥、山楂、神麴。余為視之，其腹堅硬而熱，知為食傷也。見方用荊防既不對，而黃芩、花粉尤不宜。然女流不知藥性，止之不得，遂連服藥四劑，並通套丸散，熱仍不退，又往復加減，仍不外前方，服又不效，遷延將二十日矣，人瘦如柴。

　余喜愛此子甚聰俊，不忍聽其亂醫致誤，遂往告之曰：「名醫八日既不效矣，再待我為爾治之何如？」

　余因思：傷食發熱已將二十日，人已弱矣。食若不去，熱終不退，若去其食，脾已虛矣，不堪用下藥。熟思之，先用六君子湯重加白朮一劑，以安其胃氣。然後用滾

痰丸二分以下其宿滯，令薑湯服下。未幾果吐出痰涎半碗，接連大解四次。二十日前所吃之物，俱未變化，盡皆解出。恐其日久脾虛下陷，仍續用健脾藥一劑，人參三分，是夜熱遂退。次日仍大解數次，後解出白凍，蓋脾虛下陷矣。仍用六君子加重白朮、扁豆，用參四分，夜復發熱，五更出大汗一身，熱方退，每夜必如此，人已瘦軟之極，又加咳嗽，足立不起。人參加至六分，終無大效。視其舌，灰白色，而舌尖紅如朱砂，蓋脾虛之極也。恐其變生他證，用十一味異功散，內用附子三分，人參八分。連服四劑，熱始退盡，亦不出汗，吐去痰涎若干，嗽亦止。舌苔退盡，其舌尖之紅反變成紅白淡色。照此方連服十餘日而後能行，腹漸知餓，思飲食，仍服十餘日而復元。

6. 丙子冬日，里中一人，年十六，已成人矣。夜發熱，晝退，胸膈脹，仍用幼科藥十餘日。初云感寒，用羌活、防風、柴胡、川芎之類發表，四劑，有汗如雨而夜熱如故；又云是火，又用黃芩、柴胡、花粉、梔子之類四劑，而夜熱如故，更加胸前脹痛，則曰此結胸也；又用膽星、貝母、瓜蔞、蘇子、枳殼之類二劑，各症皆增，漸覺氣喘，則曰此結胸傷寒，最重，不治之症。其父始彷徨，同病子來求救於余。

余細視之，不覺大笑曰：「此不過一傷食也，何大驚小怪至此？」閱前數方，不覺頓足曰：「一傷食病，極易見功，何苦弄得顛三倒四，至於如此！凡傷食夜熱晝退，若風寒則晝夜發熱不退，必待表散出汗方退，然風寒表汗後，熱退即不復發，傷食妄表出汗，其熱仍發。且汗之則

元氣愈虛，脾氣愈弱，食愈不得消。又繼以寒涼，則食因寒而凝結不化，而寒性克損脾土，脾虛食愈不得消。最可笑者，近日醫家總不能分辨內傷、外感，但遇發熱，亦不管晝退不退，概行表散；表散不退，便用清火；清火不退，食必不化，更加脹滿，飲食不下，則曰此結胸，不可治。如此證是幼科所謂結胸，不可治也，我偏以一劑治之癒。」遂予山楂、麥芽、神麴、厚朴、木香、砂仁、肉桂、炮薑、半夏，攜歸煎服。少頃大吐，痰涎並宿食傾囊而出，是夜不復發熱。次早胸寬知餓，胸並不結，而不可治者，正可立癒也，醫藥可妄投哉！

7. 裏中一老僕，只一子，名官蔭，年二十餘，患病半月。初起發熱作嘔，服發散藥數劑，熱不退。又用清涼藥數劑不效，又服發散兼消導藥數劑，又不效，病半月矣。胸前高起數寸，作痛，頭面上冷汗直淋，面色慘黑，舌黑口乾，滴水不能入，坐立不起，一息將絕矣，其父母痛哭哀懇。

余診其脈，兩關弦細而遲，想因冷食停胸膈中，誤用發散清涼，致食愈寒結不化。急予附子理中湯二劑，並予參二錢，囑令今日一日服盡。次早其父叩首稱謝云：「服頭一劑後，胸膈遂寬，高起處遂平，不痛，能進粥一盅，仍有汗。服第二劑後汗遂止，今早已食粥一碗，口已不渴，能自起坐床上，可不死矣。」再照前藥予五劑，囑令易參五錢，連服五日而痊癒。

8. 一族嬸，即紹文叔之令弟媳，年二十餘歲，質極

弱。庚申年十月，偶頭疼身微熱。初迎余治，余適他出，遂尋一附近最便之醫視之。云是感寒，遂用羌活、麻黃、防風、乾葛、柴胡、白芷、藁本、川芎、紫蘇，凡本草發散之藥匯成一單，撮藥二劑。女流不知，只求速好，又將二劑並作一劑煎服。才服下不逾一刻，汗發如雨，自午後出汗，至上燈總不止，發皆淋漓如洗，昏沉暈去。紹文叔仿徨，當晚親來邀余一視。

余診其脈，人迎脈盛，他脈俱弱。余曰：「此必飲食停滯而起，並非外感。醫者誤用表藥，又且全副表藥，即鐵石人亦不能當，況柔弱女子乎？」是夜予當歸、白芍、黃蓍、棗仁、五味子、茯苓、甘草、陳皮、神麴、山楂，一劑汗斂，人事清爽，安神得睡，次早覺前病俱失矣。上午時又復大發寒戰，未幾又發熱。紹文叔復就余商之，問是瘧否？余曰：「誤汗太過，真元虧傷，故發寒熱，乃陰陽兩虛，非瘧也。只宜補養元氣，不可再用清脾飲、小柴胡通套治瘧之藥。」遂為定方，用：黃蓍二錢，當歸一錢五分，白朮八分，白芍一錢，茯苓八分，陳皮五分，甘草三分，熟地一錢，人參八分。服二劑，寒熱雖發而輕，復來迎余，余值他出。

是日鄰家延醫，乘便邀來一看，云是瘧疾。見余方，大發議云：「服參早了，補住瘧邪何時得癒？無痰無食不成瘧，還該消食化痰。」用山楂、麥芽、厚朴、枳殼、貝母、甘草、陳皮、檳榔、青皮、柴胡，服二劑，寒熱更甚。又請一俗呼為「張一帖」者治之，用厚朴、烏梅、柴胡、常山、草果、檳榔、青皮，內加人參二分。云只此一帖，可包截住不發。服後不但寒熱愈加，晝夜不分，且出

汗嘔吐，不能飲食，備極苦狀。

紹文叔乃復請救於余。余因其堅請，乃復往為診之，脈益微矣。照余前方用參二錢，肉桂五分，余皆加重。服二劑，不發寒，但微熱矣。再服四劑，熱全退，能進食，更令多服十餘劑而復元。

不 食

不肖楚幼攻舉子業，初不解醫理，因家祖母於今上康熙辛亥歲仲夏月，忽攖重疾，時年七十有四。初緣食後怫鬱而起，漸胸膈不舒，不能飲食，每日只啜飲湯半碗，粒米不能下咽，舌苔綠色。遍延名醫治之，咸謂火結在胸，舌苔色綠，較甚於黃，其熱為更深。所用藥皆黃芩、黃連、梔子、花粉之類，又有用人中黃者，愈服愈劇。七日未進粒米，飲湯到口，反加嘔吐，體漸軟倦，人事昏沉，舉家惶懼無措。家君遠客汉江，舍弟公左急欲束裝上汉，換家君歸省。親族私議，慮不及待家君歸。

不肖無策，因將先高祖春岩公所遺諸醫書，傾篋翻閱，窮一晝夜之力，稍解藥性，粗知臟腑生剋之理。因思此證由食後怫鬱而起，即所謂食填太陰，壓住肝氣，肝性卜升，致食不得下者也。又思老人脾胃本弱，前藥悉用苦寒敗胃之劑，重傷脾土，究竟不曾制倒肝木。土益虛，肝木益肆其虛，所以服藥後，不惟不能使進飲食，而且更加嘔吐也。舌苔色綠者，綠為膽之色，肝與膽相連，肝氣逆則挾膽氣而俱逆。總之，為木乘土位無疑，理宜扶脾制肝為主，縱有食滯，七日不進粒米，亦無復行消導之理。況養正則滯自消，如兵戈之後只以撫恤殘黎為要，一切督責

之法，俱不宜行。

再四審顧，遂用白朮為君，以輔脾之正氣；慮肝火上炎，則以白芍之酸寒者斂而抑之；計肝性勁急，則以肉桂之辛得金氣者柔而伐之。且桂味甘溫，既足制肝，又能扶助脾土，兼救從前寒涼之過，一舉而三善備焉。再佐以香附、陳皮、藿香，使之順氣快膈。略用柴胡以疏少陽之氣，加薑棗以和中止嘔。煎服一劑，自午至暮，即共進粥二碗，不復嘔吐。次日一日共進粥五碗，舌苔盡退，人事清而精神爽，頓有起色。再除柴胡，每劑少加參數分，調理數劑而瘳。

維時見有起機，遂阻舍弟勿覆冒暑遠涉，以增老人憂。舍弟待秋應試，遂得入泮❶。家祖母迄今癸亥年，八十有六，猶健飯，皆藉當日一匕挽回之力也。為子孫者不可不知醫，豈虛語哉！不肖之究心醫理，蓋自此始。

食　厥（9例）

1. 丙辰年八月，里中一女人，年三十二，忽而倒仆無知，口流涎沫，胸仰，目睛上竄，厥冷，手足抽掣，症狀如癇如痙，救醒後一二時，又復如是。醒時自云，适才死去，見某人某人，某人則恨我何事，某人則罵我何語，蓋皆既死之人也。未幾又復如是，如是者五日，每一晝夜，發五六次，飲食不進，亦不能臥倒。初延醫視之，認定是痰，用利痰之藥不效。次日更一醫，云是風，用天麻、僵蠶、鉤藤、秦艽、防風等藥不效。又更一醫，云是火，用

---

❶ 入泮：見「虛癆」例7「採芹」之注。

芩、連、花粉、山梔、貝母之類，更劇。第四日又更一
醫，云此乃血虛之故，血虛不能養筋，故筋脈抽掣，非痰
非火非風也。咸服其高見，謂此理確不可易矣。服養血藥
兩日，究亦不效。舉家及鄰人俱謂鬼祟作禍，非藥可療。

至第六日，始邀余往診視，六脈和平，正如無病脈，
更奇，心竊異之，不滑不浮不洪數，又並不澀，則所謂痰
也、風也、火也、血虛也，俱非是矣。細一探討，惟右關
脈稍沉滯，按之有力。余思此豈得之傷食乎？因問：「病
起之先，可曾食冷物否？」旁人答云：「病發之前一日，
曾食一冷粽。」又問：「仍食何物？」云：「下午時吃北
瓜素麵亦冷了。」余曰：「是矣，此食厥也。」遂用厚
朴、枳殼、枳實、陳皮、半夏、木香、砂仁、草果、煨薑
一大劑。服下覺胸前氣順，是日遂不復發，晚間亦能臥。
次早覺胸前高起一塊，捫之甚痛。余曰：「此食積方現
耳。」仍令照前藥再服一劑。次早高處亦平，痛亦減十之
六七。仍照前藥，倍炮薑，加大黃少許。微利一二行，胸
腹泰然，諸症頓失。

可見凡治病，須得病情。欲得病情，必須審脈。如此
證極能驚人，審得病情，不過消導藥一劑立效，再劑頓
癒，易如拾芥，何其輕快也！然非從脈上審辨，不但猜
痰、猜風、猜火、猜血虛，再猜百十件，亦猜不到食上。
每見醫人診脈時，手指一搭便起，果遂已審脈無差，神異
若此乎？是未敢信也。

2. 岩鎮家在湄兄之令姐，為梅村葉君明楚之尊眷也。
戊辰秋日，忽昏僕一二時而蘇，口眼微歪，左手抬不上

頭，口角流涎，以為中證復發，鎮中醫人或作風治，或作虛治，服藥二日不效，仍然暈倒。因壬戌年曾有中證，四日不蘇，諸醫不效，第五日始迎余治之立起，故仍請余治。

診其脈皆和平，惟氣口脈盛，按之甚堅。余曰：「此與舊病迥別也。」問：「初起之日可曾吃冷物否？」答云：「於某日同往尼庵隨喜，留吃素麵，麵冷，勉強用了，歸來便覺腹中不舒，次早即暈倒，不省人事，口眼俱歪，今左手抬不起，是前之中證復了否？可服得人參否？」余問：「此日腹中仍痛否？」答云：「仍有些痛。」余曰：「此與前番不同，人參要遲些再用。」因拉在兄手下樓定方，至堂前，謂在兄曰：「此非中證，乃食傷也，女人最惱人說傷食，故令下樓來寫方，此方切不可予令姐看。」遂立方，用：麥芽三錢，厚朴、枳殼、陳皮各一錢，半夏、木香、砂仁各八分，炮薑一錢。

在兄見方，深以為怪，問：「傷食病何以亦使口眼喎斜，手不能提，與中證無二？」余答曰：「食填太陰，必生痰涎，隨氣而升，壅塞於心包絡，心乃一身之主，包絡受傷而通身脈絡氣血俱閉塞不流行，故五官四肢俱著而為病，經所謂主不明則十二官危是也。所見不差，必不誤事，不必多疑。」予藥一劑而返。

次早，在兄作札來謝曰：「家姐昨服妙劑後，連噯氣十餘聲，胸膈頓寬，不復昏暈，今早口眼俱正，手亦便利如常，異哉？真通神之技也，再求加減惠藥一二劑。」余照前方去枳殼、木香，加白朮、扁豆、當歸、川芎，調理一二劑而痊癒。

3. 乙丑夏月，西溪南一女人，年二十五歲，患病六七日，時時暈倒，口眼微歪，胸膈脹痛。前醫有作中風治者，有作痰治者，有作虛治者，皆不效。此家顧岩之堂侄媳，因作札請余治之。

診其脈，左關沉而弦，右關之前獨搏指。詢知因吃麵食胸腹脹痛起，次日便暈倒，至今七八日，亦未大便。時汪起垣兄亦同在顧岩兄館中，余笑對二公曰：「如此證乃宅中諸醫視為至難治者，余請以一劑奏功。」立方用厚朴、枳殼、山楂、陳皮、半夏、木香、麥芽、神麴，加煨薑三片，大黃二錢。二公驚訝，問何以用此一派藥？

余曰：「此內傷飲食證也。其猝倒不知人事者，食傷發厥，並非虛，亦非風與痰也。為日已多，不可再令延緩，故即加大黃，使去宿食，宿食去而胸膈寬舒，筋脈俱通利，各症自癒。」服藥後，連下二次，脹痛頓止，不復暈倒，知餓進食，各症立癒矣。

4. 丁卯春日，本庠許師尊一青衣❶，年二十，患病已五六日，每夜至半更時輒死去，用開水薑湯灌救，至四鼓復回，日間亦不思飲食，如此者已四晝夜矣。因是時科試在邇，許師體貼余溫習應試，故不請余治。至第五日，前醫人謂是虛極，加人參五分，是夜更死得早、回得遲，其病更凶數倍，不得已，只得黎明作札，專人請余至。余聞其病狀，覺可畏，急同進署診視。直進內署，又不在舊住

---

❶青衣：婢女；侍童。清·袁枚：「紅粉能詩者多，青衣能詩者最少。」

處,走幾曲折,在一小山背後一極矮小屋中。問:「何以安置此處?」許師云:「我看此光景是必不妥的了,故令死於此處,不可死於廂舍內也。」

余診其脈,兩手停均,惟寸口弦滑。向許師尊曰:「毫無病,一些事沒有,大放心。」許師曰:「這又奇怪了,如此凶狠,夜夜死去,一連四五夜,何云無病?」余笑曰:「包得無事,只請問其胸前痛否?」答云:「每夜胸前有一塊拱起作痛,一痛便死去矣。」余又問:「此病初起之前一日,可曾吃冷物否?」許師云:「此丫頭最笨,頭一日賤內小生,麵食冷了,晚間食魚肉之類皆冷。」余曰:「是矣。下去寫方,可一劑而癒也。」出署立方,告許師曰:「此傷食所致,謂之食厥,不是暈死,並不是虛,當以消食為主。」

立方用:厚朴一錢,枳殼一錢,麥芽三錢,木香八分,半夏一錢,砂仁七分,大黃三錢,乾薑一錢。正寫方未畢,而昨日用五分人參之醫人至矣。

許師遂向前醫大笑曰:「年兄看吳天老方,爾們一向說吳天士好用人參,此病是年兄昨日用人參者,今天老卻又是這一派消導克伐藥。」前醫面赤無解,余只得周旋云:「此亦是一得之見,恐未必效。」前醫別去,余告許師曰:「只須此一劑便癒,可不必另服藥。但此日蒙老師俯體❶,不欲門生荒廢舉業工夫,兼之病深五六日,寧可再留調理脾胃藥一劑,斷斷不必服第三劑也。」遂另備白朮、陳皮、茯苓、炙甘草、砂仁、木香、扁豆、炮薑一

---

❶俯體:師長對晚輩的體貼,體諒。

劑，存待病癒後再用，遂別去。

果服一劑，腹響，連下二三次，腹中寬暢，少進粥食，是夜，不復暈去。次早，起居飲食悉如常矣，第二劑仍是贅物，可不必用。後隔月餘，往見許師，笑謂余曰：「年翁真是神仙，諸醫再不敢妄議矣。」

5. 癸酉正月燈節邊，正陪新親赴席，族弟禹三家一乳母忽昏倒無知，牙關俱緊，彷徨之至，立刻至席前請余看視。診其脈，右關前滑大搏指，身壯熱，有汗。問此乳母今日可曾叫腹痛否？答云：「上午叫腹痛，午飯吃得少，薄暮自云發熱，吃夜粥有些噁心，此刻忽然跌倒，不知可是中痰否？」余曰：「非也，此傷食發厥也，一劑可癒。今先將薑湯抉開牙關灌下，再取藥來，隨即煎服可也。」遂予厚朴、山楂、麥芽、神麯、枳殼、木香、陳皮、半夏、炮薑，一大劑，服下遂蘇。少頃作嘔，吐出痰涎宿食若干，汗止熱退，一夜安眠。

次日，禹三弟問：「可無恙否？倘存可慮，今日即送彼回家去。」余曰：「已痊癒矣，何必送去？」仍要索藥，因予平胃散一劑。飲啖如常，神氣如舊。若誤認作中風、中痰，不知纏幾十口不得脫體也。

6. 己卯七月，松山汪君文衍大令郎，年二十餘，下午收租穀後，覺腹脹倦怠，薄暮遂上床睡去，次早不起，至吃早膳時仍不起，呼之不應。又延至上午，仍不見起床，敲房門呼之，絕不應。只得抉開房門一看，僵臥在床，任呼叫不應，手足俱冷，牙關不開，與死人無異，忙以滾

湯、薑湯灌救，稍蘇，專人迎余。

余適他出，忙迎岩鎮醫人，謂是虛，要用人參。余次早往視，診其脈，寸口脈弦大，詢知腹脹痛。告其家曰：「此食厥也。脈雖虛，體雖素弱，然此時正被食傷，安可用補？」余用山楂、麥芽、枳殼、厚朴、陳皮、半夏、木香、薑、桂，二劑，腹痛止，不復發厥。

第三日，自乘轎來就視，宿食已除，再需補脾健胃，予白朮、陳皮、半夏、砂仁、茯苓、神麴、炙甘草、當歸、肉桂，加參五六分，調理二劑而痊癒。

7. 庚辰二月，槐塘唐君文野新娶令媳，甫七八日，臨臥時忽而語言昏亂，揚手擲足，目睛上竄，牙關緊閉，手足俱冷，正似死去，百種挽救，至五更方蘇。自言夜來有三個人將彼扯去，扯至城隍廟前。因大門關閉，其兩人從廟後旁門入，再來開前門，門未開時，又遇兩老人，一男一婦，將彼送歸，送至門前，囑其歸家，老人自去，於是遂醒。問其兩老人是何等樣人，答云即拜堂時所懸掛畫像上人，乃太公、太婆面相也。於是飲湯水，吃稀粥，精神爽朗，其家謂祖宗送歸，是吉兆，諒必無恙矣。至天明，又復死去，接連數回。

延數醫診視，或云是痰，或云是火，或云是中證，或云是癇證，或云受驚嚇，或云是邪祟，紛紛聚訟，莫知適從。其令弟在魯兄告之曰，當請某來決疑，諸說紛紜，各出主見，恐反要醫壞了，所以午後方來迎余。

余到時已薄暮，云是日已發過五回。急為診視，六脈俱弱，惟氣口脈盛。問病人每一發時，胸前可作痛否，答

云：「腹中覺有一股氣頂上胸來，胸前便痛，口內不知不覺噫聲叫一二聲，即暈去不知人事。」余問：「日昨可曾食滯氣物或飲食冷了否？」答云：「午飯稍冷，下午吃筍點心。」因伴嫁之婦歸母家，不無辛酸墮淚。余曰：「是矣。此食厥也，一劑可瘳。」用厚朴、枳殼、山楂、麥芽、陳皮、半夏、木香、砂仁、乾薑、肉桂，雖予二劑，囑其一劑既瘳，則次劑可不必服，如要服亦無礙。余別後，急煎一劑服下，胸膈頓寬，遂不復發，一晝夜死去五六次之症，立地冰釋矣。

次日，聞其宅中醫人於次劑藥內必要加黃連少許。噫！此近日醫家好用苦寒之弊深入骨髓也。如此證猛然昏倒，口內必叫一二聲，酷似羊癲風，無怪其誤認為癇證也；昏倒則喉間必有痰聲，口角有涎，無怪其誤認為痰證、為中證也；醒後說神說鬼，亦無怪其誤疑為邪祟也；聞其前一日待新娘子席上，被病婦驚嚇，猶無怪其誤疑為驚嚇也。至於火則無一毫相似處，而亦必認為火，必欲加連，則可怪之甚矣。初或不知而誤猜，今則明說破是食厥，又明明見服藥已瘳，而猶必力爭欲加黃連。溫則食化，豈寒涼亦能消食乎？真不知是何肺腸，是何見解也！

8. 甲申夏秋間，里中一族叔之子，十九歲，吃晚飯後，忽而暈倒，人事不知，牙關緊閉，手足俱冷，至下半夜稍回，以為必是鬼邪所觸。天未明，即專人往卜，卜之大凶，命不能保。其父痛哭不可解，囑其令侄邀余視之。脈平和無恙，詢知昨日吃鴨起，余慰其父曰：「不必哭，亦不必慮，只一劑包瘳。」用山楂、麥芽、厚朴、枳殼、

半夏、木香、陳皮、肉桂，一劑而癒。

9. 又同時一老僕之內侄在鎮中，年二十餘，忽而暈倒，手足厥冷，悉如前童子病狀。有醫云是中痰，用皂莢刺吹入鼻中，令打噴嚏，竟無嚏，醫謂肺絕不治矣。其母囑家僕轉懇余。余曰：「少年人安有中痰之證？此想是食傷，或多食冷物不消化而成食厥證也。」詢之，果多吃冷豬頭肉及冷牛血。余曰：「無慮，可用薑湯一盅，抉開牙關灌下，再以指探其喉間令吐。」如法行之，果吐出宿食若干，人即立蘇。又來告余，再以溫中快氣、健脾消食藥，如乾薑、半夏、陳皮、木香、白朮、茯苓、厚朴、神麴、山楂、草果等件。一劑服下，立刻痊癒。

中 證（5例）

1. 壬戌年十一月，梅村葉明楚兄令眷，是年四十三歲，因氣惱遂手麻昏仆，卒中無知，口流涎沫，三晝夜不蘇，眼閉不開。諸醫有作風治者，有作痰治者，有作火治者，總無一人言虛。其某名醫則云此種證必有些火。其方用丹參、丹皮、麥冬、貝母、百合、花粉、天麻、葳蕤、甘草，加黃連二分、牛黃半分。明楚兄自知醫理，見一派緩藥，既非所以治急病，而黃連大寒又未必相宜。因問曰：「必須求先生何藥得使之回方好。」答曰：「藥力何能使之回？惟聽其自回則可。」觀其議論，又覺可笑，遂不敢用其藥。然終不回，舉家惶懼無措。明老令舅即家譽斯兄昆仲也，再四躊躇，至第四日邀余視之。

余診其脈，不浮不滑，無真風痰可知，惟一味虛軟，

然卻有根，謂諸公曰：「症雖重，脈尚有根，似可無虞。」時有程先生同在座，余謂程先生曰：「此證所謂得之則生，失之則死者也。原無必死之理，亦無必不死之道，視醫法何如耳。苟醫得其道，則一毫無恙；若不得其道，未必不可慮，即能自蘇，亦成廢疾，終至於不起。此症此脈，尚可圖全。幸遇先生，當為彼細細籌之，不可草草忽過。」程先生意見相符。

余用：茯苓、陳皮、甘草、半夏、膽星、菖蒲、煨薑，重用白朮、當歸、黃蓍。程先生所欲用藥，亦復如是。但余即欲用參，程先生欲先服一劑，次劑再用參。余思脈有根，不怕即脫，便緩一二時無礙，遂依先服一劑。坐候須臾，病者頓蘇。

忙撮第二劑，議用人參一錢。內傳出云：「适才雖回，但語言錯亂，如囈語不清。」遂有欲加黃連一分者，余曰：「此非火也，良由昏沉數日，神氣幾幾相離，刻下初回，神尚未安耳，黃連一分也不可用，倒是人參要加一錢，俾再少睡片刻，神氣自然清爽。」余堅持用參二錢，余照前，再服一劑，果然旋復得睡矣。

余別去，別時仍諄囑明楚兄曰：「脈軟甚，前藥參力尚輕，今晚仍加參二錢，再服一劑，勿使出汗為要。此番得睡，醒時人事白清，萬勿復存黃連之見。一則寒涼凝滯筋絡，手足偏廢難回；二則此證脾土必虛，不堪復加寒涼敗胃；三則重傷元氣，於急證不利。」明楚兄依言。又見醒時果然人事清白，言語應答如常，再服藥一劑，加參二錢，是夜安神熟寐，至天明尚未醒。

次早復迎余診之，病人自知手足麻，且發潮熱。余照

前方，去膽星、半夏、菖蒲，倍當歸，加熟地、山萸、枸杞、五加皮、桑枝、附子，一日仍服藥二劑，共用參五錢。次日手足知痛而不麻，再照舊服二劑。次日手足痛減半，手可擒碗，亦可抬起。再服二日，手可梳頭，潮熱盡退，飲食漸多。共服藥十餘日而康復如初矣。

2. 向呆一族兄，字爾錫，癸亥年六十有四。五月間，卒然中仆，右手足不能舉動，舌強難言，口流涎沫，與下市方嘉侯先生素相知。嘉侯先生為治之，要用人參，渠家不敢用，欲往迎名醫某先生。嘉侯先生曰：「某名醫來，必用寒涼，決不用人參，於此病甚不相宜，余見澄塘某先生方案，甚心折，當接來一看。」

因迎余視之，寸脈浮軟，右關與兩尺俱澀。余謂氣虛當用參，渠家謂病人生平用不得參，前某年病後，用參一分，即有許多不安之處。余曰：「他證或不能服參，遇此證自然能服。生平或服不得參，當此日又自然服得。」余意中必要用附子以行經絡，揣其家既畏參，必畏附子，姑誘之曰：「人參單用，往往用不得，與附子同用就用得。」渠家信以為然。又疑有痰，恐用不得參。余曰：「非痰也，脾虛之極，故流涎沫，所謂脾虛不攝涎也。正要重用參尤以補脾，脾受補則涎自不出。」

遂定方用：人參、白朮、半夏、膽星、菖蒲、茯苓、甘草、陳皮、當歸、熟地、山萸，恐不入俗，亦從俗略加天麻、秦艽。方上只寫附子三分，藥中暗投五分，人參則權用一錢，俾其相安，然後再加，蓋循循善誘之意也。

服二劑，能說話，夜安神，手亦能撐動。病人以服參

得安為快，復迎余視之。問余：「手足可能復元，不成廢疾否？」余曰：「只照此種藥服，可包復元。若用風藥、涼藥及牛黃等物，不惟不能復元，性命難保矣。」照前方去秦艽、天麻、膽星，加五加皮、枸杞、肉桂，人參加至二錢五分，附子加至八分。服四劑，言語如常，右手先自肩膊處痛起，漸痛至手腕。手痛止，再是右邊背痛至腰。背痛止，又是右邊前胸痛。痛止，又是腿痛，漸痛至腳。每一處痛二日，自上至下共痛八九日。共服藥不上半月，半邊手足便利如常，飲食較常倍進。

病者自己稱快，謂余云：「今日始知此藥之善也。從前未病時，每每口乾，藥內輒用黃連二三分，服下暫覺火退，隔一日又復如是，且腹中脹悶，飲食難化，今服此藥，不獨新病得癒，並腹脹俱消，飲食加一倍。口中有津液，再不作乾，小便亦不頻數。素常有眼疾，每日下午即要塗眼藥，今眼疾亦癒，眼藥可無用矣。」余曰：「用附、桂以引火歸元，故上部諸虛火證皆癒。若用清涼藥，愈清火愈起，此理至顯至明，至真至確，兄非此藥安能取效？空談奉勸，亦必不相信也。」於是悉照前藥，略一出入重輕，服藥不滿一月，康復勝前。

3. 丙寅四月，在旌陽應試畢，已懸牌子次日發落。是日忽接汪子右湘手札，云患病半月，更數醫，服藥十餘劑，絕不效，且加重，不勝彷徨，故特專足請余速歸，為之診治。余於次日候發落過，即刻馳歸，到家即往候之。

云自某夜發熱，作嘔，腹中不舒，額前微痛。次日某醫用防風、羌活表散藥二劑，夜有汗而熱不退。又更一

醫，云是停滯，用厚朴、枳殼、山楂、神麴一派消導藥，病如故而更加脹滿。又更一醫，云是內傷外感，用半表半消藥二劑，更不能進食。前日有醫云熱不退是陰虛，用滋陰藥一劑，熱更甚，作嘔作脹，更增數倍。是以情急，發人遠迎也。

余診其脈，兩關澀滯，右寸沉小，舌有灰黑苔。余曰：「此由中氣本來虛寒，加以食物稍涼，寒氣凝結於中，名為寒中之證，卻與中寒不同，此易癒也。」用：白朮一錢五分，半夏、陳皮、茯苓各八分，白蔻仁七分，附子、肉桂、炮薑各一錢，厚朴六分，木香五分，人參二錢。服一劑，當夜熱全退，次早知餓食粥矣。再去厚朴、木香，服二劑，能食飯。又去白蔻，易益智，加破故紙，服二劑，痊癒勿藥矣。

4. 潛口汪扶老尊嫂夫人，於甲子年三月中旬，大發熱，口乾，飲食作嘔，頭亦痛。迎余治之，余適已往郡，邀就近醫治之，用疏風發散藥內又兼麥冬、花粉、貝母。服下更重十倍，煩躁異常。

次日復來迎余，診其脈，輕按極浮洪，重按兩關弦細。余曰：「此寒中之證，並非外感也。」用乾薑、肉桂、白蔻仁、白朮、木香、陳皮、半夏、茯苓、炙甘草。是日連服二劑，初一劑服下，即不煩躁，頭痛亦減。服二劑，熱全退，胸寬嘔止，能進食。再用六君子湯，服二三日而痊癒。

5. 甲子歲暮，自郡中歸。於鄭村橋頭見一人頓足垂

淚，情景可憐，因詢其故。答云某姓趙，休寧人，年五十有七，只有一子，甫十三歲，平素最頑野，近因鄰家造屋上樑，屋旁立有神壇，安五猖神牌位五個，每牌位上帶一黃紙帽。童子無知，戲以石擊其帽，擊中則相與耍笑，擊之不已，紙帽俱碎。此子忽而昏暈仆地，不審人事，手足冰冷，面色青，牙關緊閉。抬回家，已經三日，一身雖熱，竟如死人不動。有醫謂是中風，用防風、羌活、天麻、僵蠶等藥；有醫謂是火，用黃連、黃芩等藥；又一醫謂是痰，用膽星、半夏、貝母等藥。總因牙關不開，藥不能入，故諸藥皆未曾服。今特訪來見名醫某先生，又不在家，因想莫非是數該死，故遇不著名醫，所以悲慟。

余曰：「且勿傷感，或者正是令郎數不該死，亦未可知。」因問余云：「貴縣除某先生，再算何人高明，敢求指教。」余曰：「這卻不知，不敢妄薦，我轎中倒有一藥，可以救得此病。」

此病名為中惡，因取蘇合丸一丸予之。囑攜歸，先將病人抬放板地上，或以草薦襯之。將熱尿澆其面，無論鼻中口中悉以尿澆入。尿畢，又換一人如前澆之。頻澆四五回，再為抹淨面孔。此時牙關必然稍鬆，再以甘草一段，約三四寸長，抉開牙縫，用薑湯化此丸灌下。一丸分作二次服，服畢定即蘇醒。如果驗，再至我家，送藥一二劑，可痊癒矣。其人歡喜感激，問余姓字地方而去。

越一日，訪至小館，叩首稱謝，云昨歸如法服藥，果立刻開眼叫喚，吐出冷痰碗餘，手足轉動，人事清白，但仍作嘔，體倦不能坐立，不肯飲食。昨救活後，即同賤荊❶向空拜謝，疑是途遇仙人點化。今日來在路上，仍作此

想，恐未必訪得著先生，今幸訪著先生，先生也就是仙人。言畢又要拜，因復予藥二劑，用六君子湯，重用薑、半，略用參三四分以回其正氣，加虎骨、鹿角屑諸獸物以驅邪祟，加麝香二分以開竅辟邪。服盡二劑，頓起如常，又復來謝。

服藥內傷（4例）

東垣先生論內傷，但云飲食內傷、勞倦內傷，未有所謂服藥內傷者。即余所存飲食、勞倦諸內傷案中，悉皆為藥所誤。則服藥內傷當即在飲食、勞倦之中，又何必另抽出「服藥內傷」一條？蓋以前之諸證，雖為藥傷，其病猶淺，而此三證之為藥傷者，其病乃在絕脫之際，生死在呼吸之間。苟不遇眼明手快之醫，施以力重味厚之藥，未有不旦夕就斃者，故另抽出此三條，以見誤藥殺命甚於無藥救命。昔賢云：病傷猶可療，藥傷最難醫。豈不信哉！願服藥者慎之，用藥者尤慎之。

1. 余治此證，與丹溪先生相反，特詳述之。以見凡病有熱即有寒，有實即有虛，斷無只有此一邊，不復有彼一邊之病。醫人當看得玲瓏，未可泥一成之說，執既驗之方，以誤人命也。如丹溪書云：人之當暑畏寒者，必是熱伏於內。彼醫案中，曾有一周姓進士，病惡寒，雖暑月必以綿蒙其首，服附子若干，寒益增劇。診其脈，滑而數。

---

❶賤荆：舊時謙稱自己妻子，又稱荆人、荆室、荆婦、拙荆等。

告之曰：此熱甚而反寒也。以辛涼之劑，吐痰一升許而蒙首之綿減半，仍用防風通聖飲之而癒。以其案，合其論，其為熱病而宜用清也，豈不明效大驗哉！

又余幼時同學汪起垣兄，暑月惡寒，大熱必重穿布衣，就診於沖孺先伯。先伯曰：「此熱伏於內也。」用石膏五錢，黃芩八分。服一劑而惡寒止，服二劑而畏熱出汗如平時。其惡寒之為熱證也，愈可信矣，然而未可概施也。

如黃兄朗令，余內戚也。戊辰年六月自漢口歸，是時酷熱非常，病人之畏寒更非常，在漢口服藥不效，歸而服藥又不效，始請余視之。彼坐極深房內，門窗俱緊閉，身穿重棉襖袍，又加以羊皮外套，頭戴黑羊皮帽，將兩邊帽扯遮兩耳及面，每吃飯則以火爐置床前，飯起鍋熱極，人不能入口者，彼猶嫌冷，極熱之飯，只連扒數口，忙傾紅爐鍋內復熱，每一碗飯須復熱七八次而後能食完。余搖扇至房門口，彼坐處離房門一二丈地，見人搖扇即忙搖手止之，若即有風入彼體中。

診其脈，浮大遲軟，按之細如絲。余曰：「此真火絕滅，陽氣全無之證也。」方少年陽旺之時，不識何以遂至於此？細究其由，乃知其尊翁誤信人云，天麥二冬膏，後生常服最妙。翁以愛子之故，遂將此二味熬膏甚多，囑乃郎早晚日服勿斷，朗令兄遵服二三年。一寒肺，一寒腎，遂令寒性漸漬入臟而陽氣寢微矣。是年春，漸發潮熱，醫人便云感冒風寒，予羌活、防風、柴胡、乾葛之類，服之熱不退。則云風寒未盡，愈令多服，直服發散藥二十餘劑，汗出不止，漸漸惡寒。又有醫確守丹溪先生熱伏於內

之教，用黃連、花粉，因之惡寒以至此極也。

則余斷為火滅陽衰也，確不可易矣。因索其近日到家後所服諸方閱之，悉皆貝母、丹皮、地骨皮、百合、扁豆、鱉甲、葳蕤之類，內只有一方用人參五分、肉桂三分，便共推為識高而膽大者矣。余笑曰：「昔賢喻以一杯水救一車薪之火，今猶以一匙水救十車薪之火也。今以純陰無陽之證，急投重劑純陽之藥，尚恐不能回陽消陰，而以一星之火，熔一河之水，何能得也？」

余為定方用：人參八錢，附子三錢，肉桂、炮薑各二錢，川椒五分，白朮二錢，黃蓍三錢，茯苓一錢，當歸一錢五分，川芎七分。服四劑，頭上去羊皮帽，易為氈僧帽。身上去羊皮襖，單穿棉襖矣。

又服四劑，並去綿襖，穿夾襖，亦有時穿單布褂矣。口中食物仍怕冷，但較前稍好。因覓胎元制丸藥，以八味加減，又另用硫黃為制金液丹，每日如前煎方，加熟地、山萸，略減輕參、附。服一劑，服胎元丸藥六七錢、金液丹二錢，計服百日而後癒。

至次年春，人事健旺，不無放恣，不謹慎，忽又大復，急如前藥服之而癒。共服過胎元三個，硫黃半斤，至參、附則不可數計也。如此證陽已全無，去生不遠，若守定伏熱之成法而概施以寒涼，豈不殺人如反掌耶？所以凡看病須看得四面玲瓏，不可執著一面也。

2. 丁丑秋日，槐塘唐君錫蕃同其尊眷、令郎共三位至舍就診。他脈俱無恙，獨診其令郎之脈，不覺驚異，問其年方十五歲。其脈沉遲澀小，面色青而暗，舌色灰黑。余

曰：「此內傷元氣也。」唐君曰：「小兒不知何故，飲食甚少，眼睛無神，讀書無氣力，人瘦，面色青黑。」余曰：「此元氣受傷之故。諒無他事傷損，想愛惜之深，常服幼科之藥，多為清降藥所傷，多降則傷氣，多清則傷脾，所以胃寒中氣弱也。東垣辨內傷，有飲食內傷，有勞倦內傷，此則服藥內傷也，否則不應虛寒至此。我今舉方，幸勿怕俱，但依方服，可包復元。」

余用人參、黃蓍各二錢，白朮一錢五分，附子、肉桂各一錢，黑薑七分，半夏八分，陳皮一錢，炙甘草三分，茯苓八分，白蔻仁六分。唐君曰：「童年就服桂、附乎？」余曰：「年是童年，脈卻比八九十歲老人還不如，但依我服，必有益無損。若不服此，必有損無益也。」予藥四劑，服之頗效。遂依方服二十餘劑，飲食多兩倍，面色開朗，精神強旺。復來診脈，沖和有根氣，再將前煎方出入加減，改作丸方，調理復元。

病癒後，方自言數月前偶在城中失血數口，遂為醫家用知母、黃柏、花粉、元參、黃芩、貝母，服四五十劑，故令脾虛胃寒，腹脹食少，肌膚消瘦，精神疲倦，以至於此也。余斷為服藥內傷，洵不謬哉！

3. 休寧楊園一汪姓之子，甫十七歲。壬午春夏間，微嗽起，附近醫家恣用表散、清火並降氣等藥，服之甚多，加以胸膈脹滿，飲食漸少，此脾虛之候也。更就名醫，又認為食滯膈中，恣用蘿蔔子、山楂、枳、朴之類，並用雞肫皮暨諸消導藥合為丸藥，使之煎、丸並服，脹滿更甚，更加氣喘矣，此肺虛之候也。又於前藥中更加蘇子、鬱

金、桑皮之類，重瀉其氣，則氣喘不休矣。

每一呼吸，渾身筋脈俱摯動，肩抬背曲，鼻珠亂煽，許久不能睡倒。或用參少許，其附近醫人力阻之云：「如此氣湧，安可用參？」其家彷徨無措，始迎余診視，時後六月十四日也。

余見其病狀凶惡，脈浮空數亂，嘆曰：「此肺氣欲絕之候也，何能奏功？」辭不用藥。其家以嫡出只此一子，又擇在本年十一月十九日婚娶，乃要緊之人，要緊之時，情迫非常，哀辭堅懇，許以重酬。余曰：「此命難保，何云重酬？」但憐其母詞悲意切，不得不用藥以慰其心耳。勉用溫肺湯，加附子一錢五分，人參三錢，服二日，脈稍斂，喘少定。詢知小便少，每日空心用金匱腎氣一劑，每劑用熟地黃七錢，桂、附各二錢，人參三錢。午服溫肺湯一劑，每劑用朮二錢，薈三錢，桂、附亦各二錢，人參四錢，薑一錢，橘紅八分，一日服二劑。服數日，喘減其半。余藏有紅元數分，為製丸藥佐之，並前藥每日二劑，連服十日，脈有根，亦漸和緩，多進粥食，亦能食飯，亦可側身臥倒，大有生機矣。

其時尚不能貼席仰臥，又於溫肺湯中加薑汁五匙。蓋擬肺竅中必有寒痰填塞，故加薑汁，使辛入肺竅，滑出竅中填塞之痰，則喘可全止。余俱照前，每日二劑，服之增嗽。余曰：「無慮。此肺竅中之痰栩栩欲動，惹得肺上作嗽，嗽則痰將出矣。」服二三日，果漸咯出細碎如豆粒之痰無限。余曰：「此中尚有寒濕痰涎蓄於脾，乘於肺者，更令大口嘔出為妙。」照前二方，又服數日，果然一嘔，吐出痰涎碗餘，如此數日吐數回，痰盡空矣，嗽止，喘大

定，食大進。計服藥二十七日，始能貼席仰臥，起居如常，毫無喘息聲矣。詢知每日能食飯三碗，粥八碗，酒肉俱善餐。

然後減去一劑，將前二方合酌為一方，每劑仍用薑八分，桂、附各一錢五分，人參三錢，朮一錢五分，熟地三錢。服至中秋邊已痊癒矣。中秋後，仍至舍二次，六脈和平，面色光澤，仍以輕劑調理，並定丸方而去。痊癒之後，其母、其舅、其家之內外親疏，無不感激，無不稱羨，是真能起死回生者也。

如此絕證，既幸救之得生，則必無復死之理矣。孰意數定當死，余竭盡心力於閻君處奪之來，又復被群鬼迷之送其去。此人痊癒之後，至九月二十，復來診視，云月來食量更加，但覺傷風微嗽。余診其脈芒和平，惟右關稍滑，語之曰：「此非傷風，乃脾中生濕痰耳。」用六君子加桂、附各八分，人參一錢，使溫中健脾以去濕痰，予藥數劑而去。

詎意是日便道往見某醫，力戒其切不可再服此藥，云是陰虛咳嗽，當用滋陰藥，否則怕要吐血。日予麥冬、貝母、生地、丹皮、紫菀、鱉甲、地骨皮之類，且切戒其勿復見余，彼力包醫。病人信之，將此藥直服三個月，致嘔吐脹滿，不能進食，肌肉消盡，始復來見余，余曰：「至此則神仙不能復救矣。」不復予藥，但哀嘆數語而已，去後不數日即死。彼原將死，而余力救之活。既活，而又予原醫致之死。余所謂人情好死而惡生，豈妄言哉！

4. 休邑石砫汪漢斯翁，向覺神氣不清，漸至語言錯

亂，妄見妄聞，忽怒忽喜，忽向空跪拜，如醉如癲之狀。醫家悉認為，痰多用開痰利心竅之藥。只有一醫用參二錢，然必用膽星、貝母、鬱金、石菖蒲、遠志、朱砂、牛黃丸之類，服此雖不效，猶未見大害。忽有人薦吾歙一名醫，至則痛責前醫不該用參。云不瀉不出汗，毫無虛證，奈何用參？彼用旋覆花、蘇子、貝母、白前、白芍、鱉甲、麥冬、花粉、元參一切清降之藥。留住三日，服藥三劑，則一息懨懨，人事全不知，僵臥無氣，不能言語，求如前之人事昏亂，亦不可得矣，忙備後事。

　　復有一人？余《醫驗錄》初集付看，囑令急接余治。其家人不知地道，轉托率口程姬田先生，當晚專人來迎，時癸未正月二十三日也。次早到彼宅，一進門，見堂中許多裁縫忙製素服。余見之甚驚，深悔今日不該來。急就病人診脈，三伍不調，浮沉無定，魚游蝦逝之狀已現，腳腿俱腫，手背、面上俱有浮氣。余曰：「凶危極矣。觀此虛衰之象、不調之脈，則平日之人事不清乃神脫之症，非痰也。利痰則正氣愈衰，瀉心則神愈不守。今需以重參輔助正氣為主，加以酸收之味，倘能熟睡，則神氣可清，元氣可回，性命可保，然未敢必也。」

　　立方用：人參七錢，黃蓍、當歸、山萸、棗仁各三錢，五味子五分，白朮、桂、附各一錢五分。余坐候服藥一劑。復按其脈，覺脈能應藥，照方復予藥二劑，語其家曰：「若得熟睡，便有生機，飲食聽用，一概不忌，醇酒尤宜飲也。」其令郎、令弟、令侄俱再四拜托：「隔日相迎，千祈光降，若得救轉，必當重報，斷不爽約。」余答曰：「弟從不作俗態，治重病便議酬，只是此證若得挽

回，亦是萬分造化，惟一功德事，借重玉成可也。」問：「何事？」余曰：「弟有《醫驗錄二集》托付剞劂。每歲多活人命，皆漢翁之大功德也，以此當謝何如？」諸公欣然允諾。服前藥畢，又迎視之，云初服一劑，是夜即安神熟睡，次日果即神清，粥飯俱用。

　　服後二劑，則晝夜睡不醒，因反驚怕。余曰：「無慮。肯睡乃極好事，病之得生，全在於此。」診其脈，較前稍清楚，然卻歇至之甚，二至三至即一止，良久方還，可見氣衰之極，氣衰則神脫，養神全在補氣。人參加用一兩，黃蓍五錢，余仍照前。服四劑，脈遂和平，起居如常，飲食增多，惟胃脘作痛。余曰：「此胃寒兼有食滯。止痛，易事也。」改方只用參三錢，陳皮一錢，木香五分，白蔻仁七分，炮薑八分，桂、附、朮各一錢五分，吳萸五分，一服痛立止。

　　長公郎字圖南，自吳門歸，見尊公病癒，喜甚感甚。復請余商之，他症俱癒，惟食後胃口中間或微痛，頭面手足俱浮腫。余曰：「此脾虛胃寒，易於停滯，凡滯氣物，暫緩勿用。」於前方內加厚朴六分，薏苡三錢，神麴八分。服四劑，痛全止，頭面通身之浮氣盡消，惟兩足尚腫。再令空心服金匱腎氣一劑，午服理中一劑，每劑各用參三錢。服十餘日，腫消盡，各症痊癒，精神復舊。至三月十五日，飄然往吳門去矣，所許梓書之約，亦復背之。俗情大都如此，可慨也夫！

虛 癆（25 例）

　　癆者，勞也。勞傷虧損其氣血之謂也，既虧損其氣

血，則大虛矣，故名為虛癆。既名為虛為癆，則當補當養不待言矣。奈何近世治此證者，若忘其名為虛癆，竟易其名為火癆，絕無補養之功，一以清火為事。且不獨易其名為火癆，更認其證為實火，不但清火為事，更以降氣為先。清則元參、花粉、黃柏、知母，恣用不休；且更有用黃芩、黃連者；降則桑皮、白前、蘇子、旋覆花，信手輕投，且更有用枳殼、葶子者；虛癆必吐血，止血則曰茜根、小薊；虛癆必咳嗽，止嗽則曰紫菀、百部、枇杷葉；虛癆必吐痰，清痰則曰麥冬、貝母；虛癆必潮熱，退熱則曰青蒿、鱉甲、地骨皮、銀柴胡。

服之至脾損腹脹，食少作瀉，則以穀芽、石斛為助脾之靈丹；服之使肺損氣喘，不能側臥，則以百合、沙參為保肺之神劑。

服之無效，更多服之，多服不惟不效，且瀕於危，猶令服之不已，使氣血日虧，真元削盡，脈僅一絲，氣存一息，猶曰有火不可補。嗚呼！補固不可，死獨可乎？

在丹溪先生醫學多精到處，獨以六味加知、柏為治癆之方，實足貽禍於後世，然猶來若此，日用如許清火降氣、克削真元之毒藥也。

今不識其出自何書？得何傳授？一見失血、咳嗽、發熱等證，動以此種清降損真諸藥投之，一醫有然，更數醫皆然；庸醫有然，即名醫亦無不然。使患此證者，以為此外更無他法，安心定守此藥，直服至死而後已。屢死而醫若罔聞，終不知變計也，良可嘆矣！

余值此證，惟是脈已細數，形消肉脫，兩側不能臥者，肝肺損，脾腎絕，不能復救，亦付之，無可如何而

已。否則相其虛之輕重而補之養之，往往得生，且生者頗多，不可謂非明效大驗矣。而醫猶必曰有火不可補，病人亦自謂有火不可補，要知此「有火不可補」五字，便是「必死不可救」五字耳。試思世之以清降治癆者多矣！其遠者勿論，即耳目所及者，細數之千百人中有一二得生者乎？蓋有之矣，我未之見也。

1. 乙丑暮春，休邑一少年來索治。詢其由，答云：「自二月初婚後數日，即吐血，兩脅脹，隨就醫，謂是酒多傷血，用葛根、黃芩、赤芍、丹皮之類，吐不止，又加咳嗽、發熱。更一醫，用麥冬、貝母、花粉、元參、枇杷葉、童便，又不效。又換一醫，用桑皮、白前、蘇子、麥冬、五味子之類，又不效。計起病至今，將四十日，歷三醫，共服藥三十餘劑，醫人皆云是癆病，不能治矣，故來求救。」

余診其脈，喜其未細，亦不甚數，惟左關脈弦而有力。因問起病之先，曾大怒否？答云：「正是因酒後與人爭鬥，大怒不可解，是夜便脅脹，次日即吐血起。」余曰：「是矣。此怒傷肝也。」用六味地黃湯，內用大生地五錢，外加白芍一錢，肉桂七分，醋炒香附七分，予藥四劑。服畢，復來診視。云服二劑，血已止，服畢四劑，熱全退，嗽亦減。復為診之，弦脈已平。即於前方中去香附，加人參一錢，當歸一錢，再予藥四劑，服畢痊癒。

2. 乙丑秋，師山一男人，年二十餘。大吐血，微咳嗽，其地與名醫相近，日服名醫藥不斷，總不外梔子、黑參、花粉、麥冬、天冬、貝母、旋覆花、枇杷葉、百部、

蘇子、白前、桑皮之類。直服數月，吐血不止，後無血可吐，單吐食矣。仍照前方服之不已，每食必吐，再想無食要餓死，然後迎余商之。

診其脈，微而無神，不惟不數，且遲且澀。余曰：「此多服寒涼，至胃氣虛寒不能納食耳，依余用藥，尚可保全。」用附子一錢，黑薑八分，白朮一錢五分，陳皮八分，炙甘草三分，當歸一錢，半夏麴八分，人參五錢。服二劑，吐減十之八。復為視之，再加肉桂八分，余俱照前，又服二劑，吐全止。服十餘劑，粥飯日漸多，嗽止，熱全退，服一月而飲食倍於無病時。

自後守此方，減輕人參，調理不斷，並以八珍作丸兼服，自此不復往看。隔一年，於潭渡黃希文翁宅中相會，其人與病中相見時發胖兩三倍。

3. 乙丑秋，岑山一程兄，患虛瘵已久。血雖止不復吐，而咳嗽、吐痰、潮熱，日盛一日，日服名醫藥，用天冬、麥冬、貝母、元參、花粉、桑皮、白前、鱉甲、地骨皮、枇杷葉、童便，服過五六十劑，絕無變通，漸至坐立不起，危困之極。乘余便中，邀余視之。

其脈沉遲而細，乃虛而且寒之脈。視其面色，一團黑滯，舌上灰白苔，作嘔，飲食少進。余予八味地黃湯，內用大熟地四錢，附、桂各一錢，外加破故紙二錢，木香五分，牛膝一錢，人參二錢。服二劑，便能起立行走，再服二劑，嗽減熱退，飲食多進。遂乘輿至舍復診，脈漸有神，面上黑滯之色俱退白。如前方內再加當歸、陳皮，依方服十餘日而一切瘵證俱癒。

4. 丙寅春，在岑山程君友石宅中，兩鄰家女人來看脈。其先一女人，年二十餘，似素豐之家，服飾既盛，面色亦無病容，兩頰紅色，似血氣旺盛者。診其脈，左關弦細，余脈極澀而無神。問：「曾失血否？」答云：「去年冬至邊失血數口，至今年正月交春時，遇氣惱又復失血數日，目今潮熱，漸飲食少，作嘔，心下慌。」余勉強予一方，秘告程君曰：「此人不可治矣，必不能活過三個月，故不必認真用藥。」

其後又一女人，布素似貧家婦，面色黃瘦。診其脈，微數而尚有神，亦曾失血者。問：「起幾多時？」答云：「三年矣。」余謂：「三年尚存無恙，誠少有之事。」余細思之，乃悟曰：「子因家貧無力延醫，故未曾多服藥，可是否？」答曰：「正是。」從起病時，只吃得兩劑藥，其後也無錢穀接先生，也懶於討藥，故至今不曾服藥。余曰：「恭喜。」此賴貧不能服藥，反得生也。若是有餘之家，安肯不醫？今日接某名醫，明日又接某名醫，此醫曰火，彼醫亦曰火，其藥不是黃柏、知母、紫菀、茜根，便是旋覆花、蘇子、百部、白前、桑皮、花粉、黑參、天冬、麥冬、鱉甲、梔子之類，連服數十劑，胃敗食少，氣衰血枯，不數月便死矣，安能等待三年？

今脈雖虛，尚未至細小無神。若有參力，竟可復元，無力服參，只守定補養元氣，無傷脾腎，尚可無虞。雖未必能保得多少壽年，然尚可延歲月也。予八珍湯數劑，因不能用參，重用黃蓍。囑令守此方常服。

余別後，程君以余前言告盛妝之女人家，始覺彷徨，求醫愈切。次日遂接名醫，名醫診脈云：「無病。一毫事

也無，只是有些火，看面上是發火，只清清火就好了。」
其家甚喜，謂畢竟是老先生之言不差。其貧家婦亦來與名
醫一看，名醫云：「此病不能治，不必服藥。」竟不予
藥，只為前女人定方，用白前、桑皮、天冬、麥冬、花
粉、黑參、貝母、知母、地骨皮、丹皮、生地、鱉甲、旋
覆花、百部、枇杷葉，病人服此藥十餘日，忽大吐血，出
汗，心慌，脅脹。又接名醫，名醫必云不妨，又照前方只
加茜根，共服月餘而死矣。

以其日服此種清降剝削元氣之藥，故只月餘而斃，尚
不能待三個月也。後隔兩年，在岑山問之，其貧家婦尚存
無恙。余笑語程君曰：「諺云有錢買得命，以今觀之，卻
是無錢保得命也。」

5. 丙寅九月，偶在潛口友人汪君靖之書館中，乘便邀
余為其令侄邰遠兄診脈。連日患吐血證，余診其脈浮虛無
力，囑其暫服六味地黃湯數劑，即加參服，此脈浮虛，切
不可作火治，恣用清涼，以傷元氣。余實一片婆心，而病
人不信。更一醫，謂吐血自然是火，何得言虛？只宜清
火，一毫不可補。俗見原自以為火，聞醫云是火，便深信
之。藥用花粉、黑參、梔子、黃芩、麥冬、貝母、蘇子、
車前子、桑皮。服八九日，吐亦漸少，益以為涼藥之功，
遂將醫人包留在家，許酬三百金。服至一月，血不出，醫
人便誇大其功，索去謝儀大半。

孰意服至四十日，血忽奔湧而出，每吐一回，有一大
盆，四五日不止，共去四五盆矣。仍服前藥，待吐盡又漸
止，以為此偶然病復也。服至一月，又復如前大吐數盆，

比前更多。仍如前藥，加童便、茜根、小薊。涼藥愈重，血吐愈勤。初一次，隔四十日；第二次，隔一月；第三、四次，只隔半月十餘日，便大吐一番。病雖更凶，而酬儀已付盡矣。服至丁卯正、二月間，再無血可吐，只是吐食。又云火吐，更加黃連，胃愈寒，吐愈甚。十餘日來，不曾有粒米入腹，始彷徨畏懼。

於二月半邊，托汪以章先生轉托其令孫樹人兄代求余治，且云：「欲救得起，收得功，任憑要幾百金謝儀，即立一票送來存據。」余笑曰：「未治病，先議謝，此種惡習，豈人所為？但思此兄本體原虛，自去年九月至今已半年，共計服寒涼藥百五六十碗，血亦共吐去一二百碗，今又吐食，凡物入腹，必返而出，如此重證，豈易言收功乎？然彼既有去邪歸正之心，我安可無矜憐撫恤之意？今先為彼治吐。若吐不止，不能進食，既要餓死，豈非至要之事？能止吐進食，只惠我五十金，為今秋鄉試盤費，一切藥料，我盡力措辦應用，不煩彼費絲毫藥資。若血證竟能收功，再聽彼盛意可也，何必用票作市井之氣？」樹兄為達過。

次早，專人來迎。余診其脈，弦細遲澀，舌色灰黑，胃寒極矣，安得不吐食？余用人參五錢，白朮二錢，附子一錢五分，肉桂一錢，黑薑八分，陳皮八分，半夏八分，炙甘草三分，茯苓一錢。服四劑而吐全止，每日可進粥七八碗，服十劑而能吃飯。服二十劑後，每日三餐共吃飯六碗，魚肉雜物，無一不吃。面之青黑色盡退，兩頤豐起，臉色光澤。再除去黑薑、半夏，將人參減作三錢，附子減作一錢，加當歸、山萸、熟地，蓋兼養陰以治血證也。

　　由是日服不斷，歷清明、穀雨、立夏、小滿、芒種五個節氣，血證並不復發。病人自覺快意，從端午邊起，日以呼盧❶為陶情之法。因食多神旺，竟自忘其為重病新瘥者，日肆意於呼盧，始而晝為之，繼而夜亦為之。近夏至時，徹夜博至天明，三晝夜不曾睡。夏至之日，血證又復，然猶甚少，將前藥倍人參，血遂止矣。因自思要離此博友，因往梅村，借親人園中養病。無奈名為養病，適以增病，往來遊戲之人，雜沓不斷，且服藥亦不勤。至七月初二、三立秋之日，又復吐血，即刻肩輿回宅。

　　余為診之，語之曰：「此番雖復，然脈不數，不難立止，但不可再如前縱志嬉戲，有傷精神耳。」余改用八味地黃湯，內用大生地五錢，人參八錢，附、桂只用七八分，以為地黃之嚮導。服此一劑，血果立止。次日痰中絕無絲毫紅色，人並不倦怠，方信人參止血如神。問余可能使之永不復發否？余曰：「如二月半後服餘藥起，其時兄自知保養，不浪費精神，故自清明至芒種五個節氣，並不復吐。自端午邊起，晝夜不安，耗神耗氣耗力，自忘其為新瘥病軀，所以夏至、立秋發兩次。今若依余言，清靜保養，藥則煎、丸並用，日服不斷，元氣充足，血自固守而不出。今脈已沖和調暢，何難收功？」因為立丸方，用八味地黃丸加人參、鹿茸、當歸，煎方則用十全大補去肉桂，換附子，每劑用附子一錢，人參三錢。依服半月，人益健旺，仍備藥十餘劑，存留予服，然後別去，往省應試。蒙贈二十金為盤費，余急攜予藥鋪中，還彼半年所用

---

❶呼盧：古代一種賭博遊戲，又稱五木、樗蒲。

之藥餌，另措盤費往省。

別後果依余言，服藥不斷，亦不作嬉戲事。余九月初旬歸來，詢知白露、秋分等節氣亦不復發。一日偶同汪以章先生由其門前行過，以章先生一團盛心，囑盛使進問，可要看脈否？回云不用看得。自此遂不復相見，然而藥則守余兩方，日服不斷，至次年三月，丸藥服畢，又尋項左宜兄買參，續合丸藥。左宜兄見余方，因云：「先生尊恙，實虧天士先生此種方藥。」答曰：「我病是自家養好了，何關醫事？」左宜兄次日述其言告余，為余不服。余笑曰：「只要他活，我何必居功。但彼從前吐血、吐食，一息將絕時，何不便養好了？」

至六月，忽專人迎余，為其令嫂看病。是日，本府太守朱公亦專人來迎，時在酷熱，總約以次日絕早來。次早，先到潛口，衣冠坐其堂中。良久，邰遠兄始披短襟，揮羽扇，從照壁後出，一拱手之外，別無一語。急為看脈，予藥一劑而行，此後，絕不相見。其證癒後，在家兩年，絕不復發，體更強旺。然後離家住江西，在江西又兩年，亦不復發。四年之後，忽得一中陰之證，誤投寒藥而卒。惜哉！如此證從前多服寒涼，血吐不止，且致吐食，幾於餓死。余用溫補，不但止吐進食，並血證痊癒不復發。一清一補，死生判然，豈不確然可據哉！

6. 戊辰初冬，休邑一男人，年三十餘，患瘵已年餘。初吐血起，自是遂咳嗽、發熱，血亦常發。前在休邑城內第一名醫處服藥年餘，總不脫黑參、花粉、麥冬、貝母、百部、蘇子、鱉甲、丹皮、知母之類。服藥漸瘦，再加百

合、葳蕤，久服不效，始從吾歙兩名家醫治。

便道亦至舍試一診視，其脈沉軟遲滯。問余此證尚可治否？余問：「兩邊俱可側臥否？」答曰：「俱可臥。」余曰：「尊恙有三可慮，亦有三可喜。脈遲軟沉澀，元氣大傷，一可慮也；人瘦，飲食少進，二可慮也；血證常發，病經年餘，涼藥過多，敗壞元氣，三可慮也。然脈雖遲雖軟，卻不數不細，一可喜也；人雖瘦而大肉未下陷，兩側皆可臥，二可喜也；病雖久，血證雖常發，皆藥不中節，致氣衰血不歸經，若用補劑，自然改觀，此三可喜也。」其人先出一方示余，問可用否？其方上批云：虛損之證。其方則丹參、黑參、花粉、生地、知母、丹皮、龜板、白芍、桑皮、白前、麥冬、枇杷葉。

余曰：「彼云虛損是矣。既明知是虛損，則當思何以補其虛，益其損，此方中有一味補益者乎？徒使虛而愈虛，損而愈損耳。」又出一丸方示余，其方乃生地、麥冬、天冬、貝母、百合、穀芽、丹皮、地骨皮、山藥、五味子、蛤蚧一對，余曰：「蛤蚧乃難覓之物，且難得真者。若遲之又久，待覓得真蛤蚧到，然後合丸藥，吾恐元氣日虛如江河日下，不知尊恙又作何光景矣？何不用人參補養，可以易得，可以常服，比如雞、魚、肉，可以常食，可以快口，可以充腹，可以養人，又何必忍饑受餒，捨易致之物不用，而必求之山珍海味、龍肝鳳髓難得之物乎？」其人笑曰：「先生之言，實至言也。但某先生云人參服不得，故用蛤蚧。」余笑曰：「然則蛤蚧是清火降氣之物乎？彼謂人參不可服者，必謂是有火不可補也。然蛤蚧卻亦是補氣物，既用蛤蚧以補氣，則是當補矣。既是當

補，則蛤蚧可服，人參更可服。蛤蚧之迂緩而難得，又不如人參之易覓而能救急。《笑林》云：待爾青果回味時，我北棗已餌半晌矣。此言最醒，爾今腹內空虛，只勸爾速吃北棗，不勸爾等待青果。況如此沉遲之脈，虛而且寒，一任溫燥之藥皆可服，豈但人參可服！」

遂為定方用：人參、黃耆、熟地各二錢，白朮、當歸、山萸各一錢，黑薑五分，陳皮、茯苓各八分，附子七分。又立丸方，用八味地黃丸加人參四兩，破故紙四兩。問余用白朮不加嗽否？用參、耆、黑薑不怕吐血否？

余曰：「白朮補脾，脾旺則不生濕痰，無痰則嗽止，黑薑入血生血，參、耆助元氣，氣固則血不出，且氣旺則嘘血歸經，是能止嗽止血也。今人誤以清降藥為止嗽止血，所以嗽愈甚，血愈出也。若能依余兩方服月餘不斷，各症盡卻。若服百餘日必復元，飲食體氣必倍旺於前。」其人欣喜而別。

至仲冬下旬復來稱謝不已，云服藥五十日，血果不復吐，飲食倍多，精神頗旺。復為診之，脈已和平。將前煎方內減去人參一錢，除去附子，丸方內更加附子五錢、河車二具，服之復元。

7. 庚午三月，往北都，舟過蘇州。時家在湄館於蘇州汪宅，便道候之，遂留宿。汪宅一令姪，人質瘦弱，又失血、咳嗽。浼余診視，脈弱不數。余曰：「乘此時未發熱，脈不數，尚可治。」答曰：「在此服藥兩月，絕不效，而血證常發。」因出平日所服煎方示余。

余一見，不覺笑倒。他藥之不對證且無論，方上頭一

味是木賊草，則萬萬意想所不及也。余為立方，因其人瘦，食量不如，用八珍湯加黑薑，余別後，信服余方。後都中南歸，詢之，其病痊癒不發且採芹❶矣。

8. 前賢謂血證皆源於火，有陽火、陰火之分。咯血、痰中帶血為陽火，宜清；暴吐極多為陰火，宜補。陽火乃五行之火，可以水折，故可清；陰火乃龍雷之火，得陽光則伏，故宜溫補，引火以歸原。此論最妙，然亦不可拘執。

如江君洪南，自乙亥年五月咯血起，日服清火藥不斷而血總不止，卻未暴吐，只是每日有數口，或痰中半紅半白，每咯必有，似是陽火宜清矣，直清半年而血亦吐半年。至十二月初間，余順便在鎮中，試請余視之，告以血總不止。余笑曰：「總未服參，血何得肯止？」江君曰：「難道人參也能止血？」余曰：「止血莫如人參。」江君曰：「諸醫皆言吐血是火，一絲人參不可服。」余曰：「一絲人參不可服，每劑數錢人參自可服。」為診其脈，寸浮空，尺沉澀。

立方：人參三錢，大生地三錢，丹皮八分，山萸二錢，山藥一錢五分，茯苓八分，當歸一錢，白芍七分，黑薑五分。服一劑，血便減十之七。服二劑，血全止。始悔用參之晚，為他醫所誤矣。因失血久而人軟倦，飲食少，改作八味地黃湯加參五錢。服十日，又改作十全大補，共服藥一月而癆證悉癒。

---

❶採芹：古時學宮有泮水，入學則可採水中之芹以為菜，故稱入學為「採芹」，「入泮」。後亦指考中秀才，成了縣學生員。

9. 壬申年，黃備張君其獻，失血日久，咳嗽吐痰，潮熱，人瘦食少，脈微數而無力，喜其兩側尚可臥。余曰：「此雖癆證，熱尚可治，但須掃去目今一切治癆之習，如麥冬、貝母、花粉、黑參、白前、桑皮之類，概禁勿用則可，否則無望。」余初用八珍湯，內加參二錢，病人恐怕用尤要加嗽，余曰：「服尤嗽必減，但服無慮。」依服果效，嗽減熱退，血亦止。後輕發二次，用六味地黃湯加肉桂，人參仍用二錢，又頓止。後以八珍加減作煎，並以八味加參作丸，兼服年餘，永不復發。體氣強旺，倍於夙昔。若照時套治癆之法，豈復有生理乎？

10. 雄村曹君錫周，失血，咳嗽吐痰，久服時套治癆清降藥，不惟無效，人漸瘦，飲食減少，將成真癆矣。壬申夏，就診於余，其脈又沉又遲又細。余曰：「如此種脈，縱是瞎子，亦當知是虛寒無火之脈。奈何亦必用清火藥，且清之不休耶？嘗聞名醫云，脈作不得準，所以彼不看脈，只一味清火為事也。今兩關脈俱沉遲而細，則肝脾俱屬虛寒。不但清涼藥一絲不可用，即名醫所恃為補養之味，如百合、石斛、扁豆、葳蕤等物，亦一毫無力，不能生養元氣，概行捐卻，直用溫肝助脾，實實能長養氣血之劑。」為立方用：肉桂一錢，白尤一錢五分，當歸、茯苓、山萸各一錢，黃耆、人參各二錢，炙甘草三分。

問：「余服此藥不怕吐血否？」余曰：「服涼藥，血愈吐；服此藥，血反不吐。蓋此藥溫肝木，使不挾寒以犯脾土，脾土旺則生肺金以攝血，血不出自不嗽，脾旺不生痰，自不吐痰，不吐痰，更不作嗽。此治病之真藥，非若

通套之假藥也，但服勿疑。」依言服數劑，血全止，嗽除，飲食多進，多服十餘劑而痊癒。癒後遲久，又復兩次，仍照前方服之，立止。多服許久，藥力足，元氣旺，嗣後遂永不復發，人質更強旺勝前。

11. 戊寅秋日，上溪頭一項兄患虛癆來索診。詢其病狀：吐血，咳嗽吐痰，發潮熱，癆證全矣。診其脈，雖虛數而猶未細，兩側猶可臥，飲食較舊日稍減而猶能食，尚在可治。惜乎處貧，無力服參。初予六味地黃湯加肉桂五分，服四劑而血止不吐矣。再加當歸、枸杞、黃蓍，服七八劑而熱全退矣。再去肉桂，加白朮，服十餘劑而痰盡嗽止矣。即照此方服三四十劑而痊癒，血證並不復發。若依時套，日服花粉、元參、青蒿、鱉甲、百部、枇杷葉、白前、桑皮之類，豈能復活哉？孰功孰過，亦甚了然矣。

12. 戊寅秋，洪源洪君雨屏，迎為其長公郎診視。症患咳嗽，發熱，吐痰，飲食少，肌膚瘦，面色黃，診其脈遲緩無力。余告之曰：「症已似癆，喜其脈遲軟不數，可治也，但如此遲軟之脈，法當用補，再不可仍照時套，用花粉、元參、麥冬、貝母一切清降之藥。」為舉方用八珍湯。知其宅中素聽名醫之言，怕用人參，只用人參一錢，白朮一錢。雨老執方躊躇，謂人參猶不怕，最怕是白朮，恐太燥要增嗽，不可服。

余曰：「若不可服，余既不予服，何待病家顧慮？殊不知此白朮一味，乃令郎所切需，較人參為尤要也。蓋令郎右關脈更無力，最重是脾虛，脾虛則生濕痰，故嗽；脾

虛不能生氣生血，故發熱。且脈遲，遲則為寒，虛則必寒，尚慮其寒，安慮其有火？今之庸醫、名醫，動云白朮性燥，冤殺白朮矣。蓋脾喜燥而惡濕，脾旺則燥，脾虛則濕。白朮補脾則脾經之濕去，濕去則脾旺而燥矣，非白朮性燥也。且今人動云補陰，絕不知真補陰之法，今用白朮，正所以補陰也。脾乃太陰，補脾之太陰，獨非補陰乎？宅中素遵信名醫，所見方藥，總不脫花粉、元參、麥冬、貝母、旋覆花、苦參之類，從未見寫出白朮二字，故一見便多所怪耳。但依服此藥，必有效無弊，有益無損。」再四勸之，始勉服一劑，是夜熱便退，嗽減十之七，始信服第二劑，各症頓癒。復迎為診之，仍如前方略一增減，多服數劑而復元。

13. 己卯九月，休邑隆阜宗家一女人，年二十二三，初從咳嗽起，遂醫成癆病。先由日服花粉、貝母、麥冬、黑參之類，聲已漸嘶，喉微痛。後母家接回，延休邑最有名醫人調治。以喉痛為火，每劑用黃芩八分，連服四十餘劑，使聲音全啞，喉痛增十倍，痛至不可忍，稀粥俱不能入，情急極矣。

因思數年前曾有嗽證，是余治好，又半產數次，是余用藥調理，得生一子，以此迎余診視。其脈細如絲，軟如綿，面色青，舌色灰白，閱前所服之方，不禁嘆曰：「苦寒之藥，害人至此。」余用六味地黃湯，重用地黃，加肉桂八分，人參二錢。服四劑，喉痛減半，略有聲音，可進粥食。復迎為診視，脈稍有神，余謂尚有一線生機。前方加附子八分，參仍用二錢。又服四劑，喉全不痛，可以吃

飯，說話有聲音。再以八珍湯、八味地黃湯相機互用，服藥兩月而飲食倍常，嗽全止，痰全無，病痊癒矣，宗兄喜甚感甚。

次年春，親至舍稱謝，謂余治此證，真是如神。余次年四月往漢口，聞其人於三四月間偶動怒，喉微痛，誤信乩仙用竹瀝，日服不已，遂復治壞。惜哉！

14. 己卯初夏，潛口汪君曙東之令眷，患虛勞吐血。日服花粉、元參、栀子、麥冬、貝母、紫菀、茜根四十餘劑，血亦吐四十餘日不止。又一名醫加用黃芩八分，服三劑，血更大吐，又兼吐食，心慌頭暈，發熱出汗，咳嗽氣喘，胸脅腰背痛，飲食不進，狼狽極矣，始請余視之。

其脈浮弦虛數，按之無根。用六味地黃湯加人參三錢，服二劑，血頓止。此又氣固則血止之一證也，再加當歸、黃蓍，用參四錢，熱退汗斂，胸脅仍脹。前方加肉桂八分，兩脅脹寬，胸膈仍不舒，不能吃飯，間作嗽。改用八珍湯，加黑薑、肉桂、半夏麴。服三劑，吐出綿痰碗餘，嗽止，胸膈開，飲食多進。服二十日而飲食倍常，服月餘而脈息沖和，精神健旺，各症全癒。再定丸方，約略如前方加減，並加紫河車。常服調理，血證永不復發。

觀此證，前用栀子、黃芩，幾致於死，後用參、朮，救之得生。一清一補，孰功孰過，豈不彰明較著哉！奈何醫家終執己見，必謂人參不可用，必謂有火宜清，必用清涼藥，屢令人死而終不悔也。前證癒後已經兩年，絕不復發，庚辰冬又生一子，可謂喜上加喜矣。無奈氣數將盡，魑魅交侵，且令費去重資，買人殺命，真恨事也。庚辰十

月，產後七八日，發熱出汗，胸脅脹痛，頭痛腰痛，作嘔咳嗽。余初用八珍湯，加黑薑五分，用人參二錢。服兩劑而熱退，頭痛止。加肉桂、香附，又多加參一錢，服二劑而脅脹寬。加附子、半夏麴，服二劑而胸膈寬，能進食。又服二劑，吐去痰涎若干，嗽亦減。調理一月，體氣復元，下樓操家政。

時值乃姑病篤，即於榻前殷勤服侍。姑變後，又加悲痛哭泣，辛苦勞碌，忽頭暈出汗，大吐食，並吐痰數碗，汗出不止。迎余視之，脈遲而澀。用六君子湯加桂、附、人參。次日，吐減少，又吐出綠色清水，余曰：「尺脈遲而澀細，此水係從下焦肝腎經來，須兼服八味地黃湯，蓋以六君安胃止吐，又以八味溫養腎氣，使水不上泛為痰，誠良法也。」照兩方各予藥一劑，每劑用參五錢，服之大效。

奈曙東兄守孝堂前，不及照料，聽家中幫閑人主持，又接前此吐血用黃芩吃壞之醫，打合分財，不顧人命，議謝六十金，包醫。病人服其藥，復大汗不止。問：「醫何以汗復出不止？」答云：「是人參吃多了，逼出汗來。」噫！此言真是良心喪盡矣。只有汗多不止者，多用參以止之，從未聞有用參多，反令出汗者。彼只圖欺哄愚人，全不怕為識者所笑，遂用一派清涼降氣藥，力言可包醫好，因其力言包好，遂聽其用藥，不復有所疑慮，而又不費參力，俗所樂從。直至包醫月餘，下半身漸浮腫矣，仍用麥冬、花粉、貝母、童便之類，使腎衰無火不能化氣，小便點滴不通，渾身水腫，水無所歸，自然到處突破出水，病勢漸危。醫於此時，茫然莫知所措，除清火之外，再無他法，酬金已領，不能復包，只得誑之曰：「此附子毒發

了，不可治矣。」全不思量若果是附子毒，何不發於吃附子之日，而反發於吃數十劑清涼藥之後？既吃數十劑清涼藥，即有附子毒，亦當解去矣，胡為反清出毒來？

余治陰寒病，常有一病而用附子六七斤者，病癒之後並不見有絲毫毒發。此病從前所服附子不過數錢，遂能通身發毒一至於此乎？此言雖至愚之人亦不可哄，而病家竟為所哄，安心待斃，必不更一醫以求生，真不能為之解也。且水腫乃有名目之病，一歲之中，患此病者，不知凡幾，豈皆服附子使然乎？況治水腫之藥，必需附子，金匱腎氣一方，乃治水腫之聖藥，內必重用附子以通腎氣，使小便利則陰水歸膀胱而出，而通身之腫自消，原非必不可治之死證也。蓋此證由命門火衰，致陰水氾濫，溢於肌膚。余於初病時即兼用八味地黃湯，蓋因腎脈澀細，早慮其陰水上泛矣，乃包醫者反日用清涼助成此證。既成此證，仍日用清涼，至危急難包之時，則嫁禍於人，造為附子毒之說，以阻絕其金匱腎氣可救復生之路，將極賢德之女人必置之死地而後已。不惟置之死，且令死之甚苦，惡矣哉！朮既不精，心復不良，在旁觀者咸為之嘆息痛恨，而本家仍與之契厚。此種醫人，真可謂之「王道」矣？或問如何是「王道」？曰：「殺之而不怨。」

15. 庚辰夏月，客漢江，休邑程兄親到寓所，迎為其令兄診視。其令兄咳嗽，發熱，吐血吐痰又吐食，喉微痛，癆證俱全矣。幸兩側可臥，有一線生機。診其脈，虛大弦數，按之無力。閱其前方二十餘紙，有用發散者，有用清火者，有用歸脾湯者，其近日一方，則云感冒發熱，

竟用羌活、防風表藥二劑，其人則各症倍增，懨懨一息矣。余思吐食則胃必寒，宜溫；喉痛則陰火上乘，宜滋，二者不可並兼。若溫中以止吐，則不利於喉痛及失血諸患；若滋陰以降下，又不利於脾虛胃寒而吐食更甚，計惟八味地黃湯溫而不燥，潤而不滯。

　　遂立方用：大生地三錢，山萸二錢，茯苓一錢，澤瀉八分，丹皮八分，山藥一錢五分，附子八分，肉桂八分，加人參二錢，白芍五分。服一劑，熱退不吐食，服二劑，血止嗽減，喉亦不痛，能食飯。復為視之，加當歸、黃蓍，服一月而癒。

　　16. 辛巳臘月，績邑庠友汪君綱上偕其令弟遠來就診於余。其令弟字士，年二十餘。初從失血起，遂咳嗽，發潮熱，左肋一點痛，不便側左臥。久服諸醫時套治癆之藥，總不外天冬、麥冬、貝母、花粉、元參、桑皮、蘇子、丹皮、地骨皮、知母、鱉甲、百部、枇杷葉之類。人漸瘦削，飲食減少，癆證成矣。診其脈，浮軟微數，數中帶澀，喜其未至細數。即刻予八珍湯一劑，內用人參一錢五分，加肉桂七分。初見用白朮、人參，又加肉桂，甚驚怖，力為剖明，乃煎服。服後遂熟睡半日，醒來覺左脅痛頓除，嗽亦減，是夜潮熱不復發。

　　連服三四日，病減其半，飲食亦漸加。因假寓於潛口之長生庵，以便間日為一診視。惟嫌兩尺脈虛大，乃腎虛之極，遂改用八味地黃湯加參二錢。服數日，尺脈收斂矣，諸症俱癒，飲食倍多，猶嫌六脈未得沖和之氣，畢竟是元氣久傷，一時難復。人參雖補，亦是草根樹皮，因將

余所藏紅元數分，另為制丸藥二兩，每日服丸藥二錢，再服前八味地黃湯一劑。服過三日，再為診之，脈遂轉為和平，舉之不大，按之有根，為之大喜。在庵住十餘日，服藥十餘劑，服盡丸藥二兩，各病盡除，體氣康復。仍予藥十餘劑，帶回宅度歲，嗣是痊癒。

其昆玉亦許代梓《醫驗錄二集》為報，癒後遂爾背之，天下何有良心之少耶！

17. 壬午二月在岩鎮，方公度翁一令侄就便索診。其人患虛癆已久，診其脈，浮虛軟緩，喜其不細不數，兩側皆可臥，但面上時時發火。閱其從前所服諸方，亦不脫麥冬、貝母、花粉、元參、地骨皮、鱉甲之類。余曰：「如此脈正好用補，補之尚可得生，其面上發火者，正是虛極之故，即所謂虛火也，虛火宜補。只虛，不必治火，能補其虛，火自不起。」用八珍湯加減，內用人參一錢五分，脾腎兼治，氣血兼補。服半月，一切失血、咳嗽、潮熱等症俱癒，更加善餐，脈氣大回。再予八味丸一方，內加龜板、人參，囑令煎、丸併服。越三月，相遇時幾不相認，其人發胖數倍，舊病痊癒，並不復，可見癆證原是虛極，只宜補養。世之行時名醫，皆以清火為事，宜乎百無一生也。然而醫人、病人總皆不悟。哀哉！

18. 路口庠友方君符占，向設絳❶於維揚。曾經失血，

---

❶設絳：典出成語「馬融絳帳」，指講壇或老師，以設絳代指開講辦學。

微嗽，口無味，不喜飲食，面上時時發火，胸右一點痛。壬午夏，就診於余。右寸脈軟甚，按重便無，右尺虛大。余曰：肺脈極軟，氣虛何疑？此一點痛，正是肺之部位，乃肺虛而痛也。尺脈宜沉，今右尺浮大，腎虛之至，惟腎虛則火不歸根，是以上炎。方君出其前在揚州所服諸方，大都皆二冬、二母、元參、花粉之類，歸來請教諸名公，其方亦復類是。余因嘆以清治癆，何普天一轍也。乃更出一方，於清藥之外加黃連、秋石各三分，余見之不覺驚異。方君曰：「某名公謂我有伏火，故用黃連。」

余曰：「伏者，潛伏於內也。今君之虛火已時時發於面，更何伏之有？伏火乃是實火，若果因實火而用黃連，又何用秋石？秋石豈可治實火者？若是虛火上焚而用秋石，又何可用黃連？黃連豈可治虛火？何柏齋云：苦寒之性，不久下注。下注則下元愈寒，愈將虛陽逼之上浮而火愈甚。此黃連之大苦大寒，虛人不可粘唇者也。至於秋石之用，因有虛火，恐難於用補，則於補劑之中，加此以滋之下行。若黃連之苦寒，性直走下，何待於滋？且以秋石引黃連之大苦寒者入於腎臟，將滅腎中之陽，又克削腎中之陰，豈不大害？愚見不惟不可用黃連，更當用桂、附，宜八味地黃湯直補腎經，引火歸原，收斂右尺脈之虛大。肺虛少氣則重加參，無他法也。」為舉八味一方，內用熟地五錢，桂、附只各用八分，加人參三錢，龜板三錢，鎮住虛陽，使不飛騰。方君既畏桂、附之辛熱，又畏熟地之滯膈，遲疑不敢服。幸是家坦公昆玉內親留宿館中，力勸之始服。服一劑，大安神。服二劑，胸膈反寬舒，面上虛火不復發，始信服。服十餘劑，各症俱癒，惟肺氣一點痛

減輕而未全止。余曰：「肺氣受傷，救援肺氣無如人參，照方多服參，參力足時，痛自止也。」更令合八味丸，內加人參、鹿茸。多服痛止，痊癒。

19. 下市黃宅一女人，前丁丑年三十八歲，咳嗽吐痰，百藥不效。余以脾虛濕痰，用六君加附子治癒，存有案入後「咳嗽痰喘類」中。已經六年，又復生二胎，至今壬午秋，復來診視。

云又咳嗽、吐痰、吐血半年餘矣。各處名公俱已醫遍，總不效，仍來求救。診其脈，澀滯無神，絕不抵指。飲食不進，人已瘦削，前此非癆，今則真成癆矣。閱其半年來所服各家藥方，悉是天冬、麥冬、知母、貝母、丹皮、地骨皮、百合、百部、鱉甲、青蒿、紫菀、茜根、花粉、元參、枇杷葉之類。余語病人曰：「此種清火損脾之藥已服一二百劑，真氣虧盡，與前回不同，似難收功，奈何！」病人諄囑云：「前番亦是越醫越壞，蒙先生救轉，今仍來求救。」余曰：「前此既已奏效，今回何不早來賜教，必要吃到這田地才來？」答曰：「久已要來求看，因各先生俱云是火，一毫補不得，恐怕先生要用補藥，故再四叮囑，切不可到先生宅上來，誤聽此言，所以延遲至今。」余笑曰：「彼輩俱云一毫補不得，我說十分補得，只怕補遲了無大益耳。」

余細探討其脈，兩尺不起，兩關遲澀，右寸虛浮無力，總於指下不甚清楚。問：「痰吐到地上，少刻如清水否？小便少否？」答曰：「然。」余思前此係脾虛濕痰，故用六君奏效。此乃腎經無陽，陰水上泛為痰，當用八

味。遂予八味地黃湯二劑，囑加參二錢。服畢，復來診視云：「服一劑，痰便少十之七八；服二劑，痰全無，嗽亦減十之八九，血全無矣。」余笑曰：「前諸醫皆云是火，日用清火藥，痰愈多愈嗽，血亦常咯不止，今用參、桂、附二劑，痰、嗽、血俱除去矣。此病可是火乎，不是火乎？諸名醫之言可聽乎，不可聽乎？」病人曰：「今悔之晚矣，求一力挽救。」

余照前方又予四劑，脈出有神，六部分清矣。各症俱癒，惟飲食未能多，因改用十全大補。服四劑，知餓，飲食加增，但又覺有痰。余思脾氣已回，仍除去白朮，照舊用八味。多服十餘劑而元氣漸回，飲食照舊日仍增加，面色豐滿。仍令服八味丸，不可間斷。同一人也，同一症也，前以六君奏功，茲又以八味救轉，用藥之不可膠執類然也。今醫家執定清火，果何謂哉？

20. 癸未夏日，休邑萬安街胡君右宸，時年二十有七，患失血，咳嗽，潮熱，癆證成矣。初來就診於余，余適他出，次兒為診之，予六味地黃湯加參一錢。服數劑，覺稍效，復來診視。

余診其脈，浮軟虛數，按之無根，右手寸尺兩部更加數大，臉色嬌紅，此真虛勞已成之證也。腹中不舒，飲食甚少，視其舌灰白色，知其從前必多服清涼，致克削脾氣故也。余於前六味中加肉桂七分，用參一錢五分。服四劑復視之，脈較前稍平而仍數，嗽減熱退。如前方更加附子七分，倍地黃，人參用二錢。服四劑，嗽減大半，飲食加增。照前方只加當歸一錢，參用三錢，服兩月而痊癒。

　　癒後於冬間，忽而中寒，腰、背、臂、腕到處痛極，痛在筋骨間。服過表藥二劑，絕不效，復迎余視之。余曰：「痛在筋骨，非表證也，惟溫經可以散寒。」用當歸、川芎、五加皮、秦艽、陳皮、茯苓、澤瀉、附子、肉桂、人參。服二劑，上身痛全解，其痛盡走入腳上，腳底更甚。改用八味地黃湯，內用熟地五錢，附、桂各二錢，加人參二錢，當歸二錢，鹿角膠三錢。四劑痊癒，舊日血證並不復發，孰云治癆必當清火哉？

　　21. 一族姑，係石橋修如族叔祖之令愛，適呈坎羅宅，僑寓潛口汪宅，辛酉年二十一歲。自二月惱怒起，咯血數口，遂咳嗽發熱，時時痰中帶血，服藥不效。延至夏秋，往名醫處求治，發藥四劑，亦係白前、桑皮、蘇子、貝母、麥冬、天冬、花粉、黑參、百合、石斛。服二劑，覺心無主宰，嗽熱更甚，餘二劑遂不復服。附近處常服藥，皆係百合、石斛、麥冬、丹皮、花粉、貝母之類，絕無一效。

　　至十月，余在潛口，浼其令親汪石老邀余診之。脈緩弱而兼澀，余謂虛極，斷宜用補，況脈不數，又更好用補。其家云：「人豐滿不瘦，面色又不黃，何得便虛？」余曰：「此所以為虛也，外假有餘，內真不足，不惟不瘦，面色更加光澤，此俗名桃花疸，較之他種癆證，更為柔脆。」余為定方用：當歸、大生地、丹皮、龜膠、阿膠、麥冬、棗仁、茯苓、扁豆、黃蓍，加人參八分，童便一盅。病者云：「面上時一發火，火上時，面赤口乾，恐不可服參。」余曰：「降火無如人參。」石老亦笑。余

曰：「此非戲言，實有此理。蓋真元虛者，火必上炎，乃虛炎也。時醫不知，見有火便清，愈清則真氣愈虧，而虛火愈起，惟用參著之甘溫以養之，則真氣固而火自歸根，不復炎上。」乃依方服藥，畢竟怕用參，先只用五分，服下甚安。服二劑而嗽減熱退，痰中不復有血，面上亦不發火，始依用參八分。再服四劑，而飲食倍常，面色反黃矣，加參一錢，調理月餘，而各症俱瘥。

次年正月歸母家，又咳嗽，遣婢來索藥，云昨早受風致嗽，求傷風藥二劑，依言予藥二劑。嗽更甚，乃自肩輿來診脈，云傷風尚不好。余診其脈，急告之曰：「此非傷風，乃舊病交春後又發耳，宜速用補。」照前藥加橘紅、沙參，倍當歸，仍用人參一錢，服二劑而嗽止。更加白朮，余悉照前方，服藥月餘而復元。嗣後再不復發。

22. 長齡橋鄭兄，壬戌年正月，失血咳嗽起，遂發潮熱，服藥久不癒，乃就治於名醫某先生，服藥月餘，更劇。至六月中旬，始就余診之。其脈虛數無力，余問：「兩側皆可臥否？」答曰：「兩邊皆可側臥，但不安神。」余曰：「賀賀！是可治也。」又問：「服藥若干？」答曰：「月餘以來，服過三十餘劑。」

余曰：「噫！幾殆矣。服彼藥得無嗽熱有加乎？」答曰：「豈但嗽，則益之以喘，熱則先之以寒，痰則時時帶血，而且飲食漸少，口中無味，胸腹脹悶，面上時時火起。」余問：「其方可是白前、桑皮、蘇子、花粉、黑參、丹皮、地骨皮、麥冬、天冬、百合、貝母、枇杷葉等項乎？」答曰：「果是，一毫也不差。」余曰：「今欲為

兄用參、耆，能信服乎？」答曰：「前某先生及諸醫皆云有火，恐不可補。」

余曰：「此俗見也。兄病本可治，若膠執俗說則可治者，亦終至於不治，殊為可惜。余不惜婆心為兄饒舌，極欲曲全兄命，非故翻駁名醫也。大抵失血之證，起初雖或有火，亦必由於肺氣不固。肺氣不固，則不能攝血而血溢出，失血之後，肺經益虛，則加咳嗽。亦有不經失血而咳嗽者，初亦或由風寒而起，或由火炎氣逆而起，迨嗽之既久，則同歸於虛矣。何也？日日咳之，時時咳之，氣有出而無入，則虛矣。如人家日支費銀錢若干，曾無絲毫利益收入，即百萬之富亦有窮時，況本非素豐者乎？而其家有不窮乎？氣之由咳而虛，亦猶是也。在病初起，或者猶有餘邪，清瀉之劑猶可暫用，至於久則必虛矣。醫家不惟不補，反加清瀉，如花粉、黑參、二冬、二母，使脾虛者服之飲食頓減，胸腹脹悶。脾土不旺，則不能生肺金而肺益虛。又加以白前、桑皮、蘇子諸宣散辛降之味，大瀉其已虛之氣，不至肺絕不止也。蓋蘇子主降，氣實而逆者宜之。若氣虛，方慮其下陷，可更降之使不得升乎？桑皮味寒，白前味辛，寒則瀉熱，辛則散邪，本草皆云定喘、止嗽，蓋以肺中有實熱實邪者，用此瀉之則肺清寧而喘嗽止，若無實邪實熱而亦瀉之，則瀉其正矣。瀉其正則肺益虛而嗽益增矣，嗽益增則肺益虛，以致氣喘、氣短，肺漸開張，不能側臥而病危矣。當此之時，雖有神仙亦莫能療。然用參耆補劑，亦能使嗽止熱減，復可側臥，無如遇節氣必復，終不能收功。蓋由病者之真氣已盡，不能復生，非補劑之不效也。惟幸瀉藥未至久服，肺氣未盡虧

損，兩側皆可臥者，是真氣尚有一二分，一用參、耆可收全效，此所以謂兄之證為可治而可賀也。」

鄭兄聞言豁然，乃問余曰：「先生之言至矣，但補之一字，諸家絕口不言，豈書所不載乎？」

余曰：「自古至今何書不載？惟醫者守定相傳歌訣，有書不知讀，故不明道理，不知變化耳。且無論書之所載云何，即一病名亦當顧名思義。既曰虛損矣，虛則當補，損則當益，不補不益何以治虛損為？今不惟不補不益而已，猶且清之瀉之，使虛者愈虛，損者愈損，不知此種治法又出自何書？是何傳授？《內經》曰：陰虛生內熱，則發熱為陰虛矣。又曰：勞則喘且汗出，內外皆越，故氣耗。氣耗則氣虛矣，氣虛即是陽虛，陰虛即是血虛，陰陽氣血兩虛，有不補而得生者乎？既當補矣，有捨參、耆而能補者乎？俗見又云：癆證陰虛，但當補陰，不宜用參、耆以補陽。抑知陰藥多滯，必得陽藥以宣之而陰血始生，所謂孤陰不生也。況《本草》明言人參補陽而生陰，是參之為物雖曰補陽，其實生陰。俗說謂補陽則陽亢而陰益竭，殊不知久虛元氣衰微，補陽陽亦未必即回，又安從得亢？況補陽正所以生陰，而陰何得反竭？且如一方中，又非單用參耆一二味，必有陰分之藥相濟。陽更虛者，陽藥居其六七，陰藥居其三四；陰更虛者，陰藥居其六七，陽藥居其三四。此至平、至妥、至中、至正，不易之則也。何柏齋云：虛損甚者，真火已虧，寒涼之藥豈能使之化為精血以補其虛乎？東垣曰：甘溫能除大熱。又曰：血脫必益氣。又曰：虛者必補以人參之甘溫，陽生陰長之理也。葛可久世稱治癆神工，所著諸方用參者十有其八。朱丹溪

主補陰者也，而治瘵之方用參亦十有其七，甚至有用人參膏十餘斤而損證得活者。丹溪之書可據也，其他方書充棟，用參用補一一可考。何至今日醫家，一遇虛損必云有火不可補，病者每先自疑為有火矣，醫者又以有火之言投之，遂相契合。信服清瀉之劑，無止無休，以至沉痼而不可救，良可慨也。

虛瘵之證，固不敢謂無火，然火有虛實之分，非可一味用清。丹溪云：實火宜瀉，芩連之屬；虛火宜補，參耆之屬。試問虛損之證，既失其血矣，又發熱蒸灼其陰矣，又久嗽傷其肺矣，又出汗吐痰重損其津液元氣矣，其火豈猶是實火乎，而日為清之瀉之可乎？今人動言遵尚丹溪，至丹溪所云虛火可補及彼用參治瘵之法，並未曾見。既云遵丹溪之滋陰，而四物湯亦未見用，當歸為養血要藥，又且摒絕。其所以遵丹溪者，果遵何道乎？是不可解也。醫者每云：人身之中，火居其二，故宜用清。不知所謂火居其二者，火分君相。君火少陰，相火少陽，各有所屬，非謂多一火以為害於身中也。況臟腑各分陰陽，五行各居其二。如膽屬少陽甲木，肝屬厥陰乙木；胃屬陽明戊土，脾屬太陰己土；大腸屬陽明庚金，肺屬太陰辛金；膀胱屬太陽壬水，腎屬少陰癸水。五行各居其二，何獨謂火有二？昧者不解，時醫執為秘傳之語，恣意用清。彼意蓋以火不滅則病不已也。吾以為病不死，則火不滅。何也？實火一瀉即平，虛火愈清愈起。所謂虛火者，本因乎虛而火乃起，則一補其虛而火自降矣。若清之瀉之，真元愈虛而火愈炎，醫者見其火勢愈炎，必不悟清瀉之害，反謂前之涼味尚輕，更加黃連大苦寒者以折之，致胃氣立敗，元氣頓

盡,而死在旦夕矣。必至是而虛火乃滅耳,此余所目擊心傷而無可如何者也。故凡見用清瀉之劑者,百人百死,千人千死,無一得活,遠觀近覽,可數而知也。

是豈虛癆為必死之證哉?非也。余於此種證,不論病起遠近,但肝肺未損,兩側可臥,審無實邪者,即以參、蓍、歸、地之類補之。服後脈數必平,浮火必降,痰少嗽止,熱退食進。可取效於崇朝,可收功於經月。此用補之法,非有意矯異時流,一一仰體古聖賢苦心救世、諄諄垂訓之意,實為不易之良法,萬萬無可致疑者也。」

鄭兄聞言深服。遂為定方,用:當歸、生地、丹皮、阿膠、扁豆、山藥、甘草、橘紅、貝母、麥冬、黃蓍、人參。服四劑而喘定嗽減,痰少血止,熱退進食。再倍用參、蓍,去貝母、麥冬,加白朮,服四十餘劑而痊癒。余起此等證甚多,雖病之淺深不同,藥之輕重不一,要之大旨不離乎是,則用補之法百發百中,屢試屢驗者也。今醫家必謂參蓍不可服,必謂有火不可補,必謂清瀉之法為家傳秘奧,必謂用參蓍為孟浪。明效大驗而猶嘖嘖然議之,真所謂舉國皆狂,反以一人之不狂為狂者也。余性最惜人命,故因鄭兄之問,不覺痛切言之。知庸流聞之必相吐罵,而明者聞之必以為實獲我心也。

23. 壬戌夏月,過石橋肆中。一僕婦年二十餘,咳嗽四個月,月事兩月不通,痰中有血,服藥愈甚,群目為癆證,不治矣。余診之,右寸沉緊,左關弦洪。

余曰:「此由受寒起,寒閉入肺,不得宣通,輒以為癆而滋之、潤之,寒愈不得出,則嗽愈甚。今本非癆,久

之嗽虛,則成真癆矣,此癆之由醫而成者也。其經閉者,
由嗽久氣從上提,故不下行,與血枯經閉者不同。」余為
定方,用:細辛、蘇梗、前胡、半夏麴、茯苓、橘紅、甘
草、桔梗、蘇子、丹皮、牛膝、桃仁。囑服四劑,四劑未
服畢而嗽全止,經亦通矣。

24. 休邑朱兄昆仲二人,俱寄籍湖廣。辛酉年應湖廣
鄉試,辛苦之餘,兼受風寒,遂發熱。榜發時,令弟諱起
焜已中試,而自己下第,更加鬱鬱不快。家屬俱在蘇州,
遂回蘇州醫治。治經一年,發熱日甚。又數月以來,胸腹
脹,不能吃飯,食後腹必脹,日惟進稀粥數碗而已。人已
消瘦,但不甚咳嗽,見病勢漸重,乃回本邑調治。時壬戌
八月,余在休邑查宅治病,乘便迎余視之,俱以前病狀告
余。

余診其脈,右寸浮軟,左關弦洪數實,余脈皆帶數而
無力。閱其從前在蘇所用煎丸諸方,悉皆二冬、二母、丹
皮、花粉、百合、扁豆、石斛、葳蕤之類,亦與吾鄉通套
治癆之法相仿。

余曰:「此種藥便服萬劑亦無益。猶作文不得要領,
雖作百篇,究如未作一字。若據弟看兄尊脈,肺脈浮軟,
氣虛無疑。所最嫌者,肝脈弦洪數實,一身之病,悉受肝
木之害,肝木日熾,上則剋傷脾土,下則吸乾腎水。脾土
傷,所以不能進食;腎水乾,所以潮熱不休。夫肝之傷
脾,人所知也,肝能損腎,人所不知。蓋肝為木,腎為
水,水生木,是腎為肝之母。子竊母氣以自強,子強則母
弱。譬如折花枝插瓶中,花枝過盛,瓶中之水日被吸乾,

以瓶中無源之水，何堪木枝之日吸日干乎？夫腎水生於肺金，固非無源之水也。無如肝木剋脾，脾不能受食，則土虛不能生金，而肺氣益虛。今兄肺脈浮軟，語輕而氣不接續，此肺虛之驗也。肺金為腎水之母，肺既虛，金不能自保，又安能生水？金不生水，腎為無源之水矣。水固先天資生之始者也，金虛既絕其源，木強又竭其流，而人生之始無所資矣，豈不殆哉！所幸者不甚咳嗽，氣雖虛而未至有出無入，則金猶可補，而水之源猶可開。」

「議方斷當用人參一錢以扶正氣，猶之朝有正人，他務不難徐理。至於發熱已久，陰分大虧，補陰救腎尤為要著，而當歸、地黃、白芍、丹皮、龜板之類在所必需矣。然涼潤之品，未益水道先害中州，倘因之而益加脹悶，則奈何？是當重用白朮以培土位，土位高而無巨浸之患，斯水潤下而無就涸之虞，此顧首顧尾，為整頓殘疆之善法也。然又慮肝邪尚未除也，病久正氣已虛，若容邪則害正，欲伐邪先傷正，於此當求一輔正而邪自退伏之法。計惟桂能溫中助脾以開虛痞，而肝木得之自柔，且桂下達命門，又能統領一切滋潤之藥下行無滯，自當加桂數分為安內攘外之元臣，而肝腎二經皆藉以斡旋其中。如是則治土者治土，治水者治水，輔正者輔正，驅邪者驅邪，猶之將相調和，上下稱職，而國有不大治者哉？且治土即所以治水，土旺始能生金而水源不絕；輔正即所以驅邪，肝平不侮所生而正氣彌昌。此實會本通源之論，而非僅補偏救弊之朮也。」

議定方成，朱兄亦深信服，並不以朮、桂辛燥為疑。服二劑，熱減食進。照方又市二劑，共服四劑，而一年之潮熱盡退，數月之痞悶頓舒。能吃飯，初由半碗加至二

碗，飯後腹亦不脹，喜甚。復來小館就診，肝脈已平，六脈不數，惟肺脈尚軟。前方加黃蓍二錢，增用人參一錢，並製丸方，調理而癒。

25. 一女人年三十有五，患病已兩年。多怒，多憂鬱，發熱咳嗽，吐痰咯血，胸腹脹悶，少進飲食，小腹左旁有一塊如鴨蛋大。兩年以來，所服藥悉皆黃芩、花粉、丹皮、貝母、麥冬、天冬、桑皮、蘇子、白前之類。服藥不止百劑，日益增劇，已視為必死之證，竟置之不為調治矣。

甲子年四月初旬，囑為診之，以決生死。其脈弦細遲澀。余謂：「若以世俗治法，斷在不起。若依余用藥，似猶可起。」脈遲而澀乃寒證，非火證也，至於弦細乃病久氣血虛之故。其小腹結塊者，乃肝臟陰寒之氣，總不可用清潤之味。竟用六君子湯加香附、薑、桂，每劑用參一錢。服數劑，血止嗽減，腹寬進食，腹內之塊漸小，服二十劑而癒。

憶前此壬戌夏月，郡城同學李兄，諱名魁，亦因失血後患咳嗽發熱，左側不能臥，腹內脹悶。診其脈，沉澀而遲。余亦用六君子湯加黃蓍、薑、桂。服二劑而左側可臥，嗽減十之七八，腹寬能飲食。再為加減一方付之，此後不復相見。去冬遇家見明先生，云李兄久已痊癒復元，至今稱感。治此證與前治法略同，因附識於此。

虛 證（4例）

1. 又同時汪右老盛使，名義貴，空心自郡中歸，又復

冷水洗浴，夜即發熱，次日發暈之極。云是感寒，索發散藥。余診其脈浮緩無力，余曰：「此空虛之極，非感寒也。」為立方，用八珍湯加黃蓍。汪攬老恐余有誤，囑再斟酌。余復診之曰：「斷乎不差，如用補有誤，我當罰。」依方服二劑。因參少，雖少效，尚未癒。第三日有參二錢，囑令盡參做一劑服下，諸症頓失。

2. 族叔祖，字泰初，就診於余，云患瘧曾兩發矣。時在夏月，正瘧疾盛行之時。余為診之，脈緩而澀，答之曰：「此非瘧也，氣血不和，故發寒熱耳。」方用八珍湯。越三日，遇諸途，曰：「老侄看脈如神，愚自謂已明明瘧作二次，何云不是瘧？依方服下，果不復作寒熱矣。」

3. 辛酉六月，余過潛口汪右湘兄館中。適汪以章先生亦在館，接到家信，拆看大笑。余問何事。答曰：「小兒慮兒婦多病，信中云去了一余子老，目今名手無如吳天老，大人可代扳治之。」因謔余曰：「恰好名醫在坐，故不覺好笑。」因命令孫樹人兄陪余往視。樹人兄曰：「家母自三月小產後，時時多病，日內又添瘧疾，頭痛背痛，腰痛肢暈，嘔吐，寒多熱少，其發寒時，戰慄之至。」

余為診之，脈沉無力且遲甚、澀甚。余曰：「此非瘧也，氣血兩虛之極，故如此。」樹人兄出昨所服方，乃柴胡、青皮、花粉、黃芩、貝母、陳皮、神麯、山楂，余見方，不覺驚懼，問：「此方曾服否？」答曰：「昨服一劑，即吐出。」余喜曰：「幸爾吐出，不留在腹，否則大害存焉。」樹人兄曰：「昨吐後復見某先生，云無痰無食

不成瘧，有痰食故吐，當照此方再服。今日又點有藥將服，聞先生到，故令姑緩。」

余囑其勿服，為制方用：人參、黃耆各二錢，白朮一錢，當歸、熟地各一錢五分，半夏七分，川芎、陳皮各五分，附子、肉桂各六分，煨薑三片。渠猶遲疑不敢服，余曰：「服下設有不妥，余當議罰。」乃依方備藥二劑，別去。第三日，以章先生惠一札云：兒媳前日照妙方服一劑，凡發熱寒戰及頭背痛、嘔吐等症，一一俱癒，何其神也！前二劑已服畢，病痊癒矣，仍求加減調理。余將前方略減輕，加服四劑，新病舊病俱盡失矣。

4. 郡城許兄，字左黃，余同進❶密友也。壬戌秋月，以簡召余為其尊嫂診視，云是時氣大熱證。細詢其病狀，云自某日感寒發熱起，服藥已癒，旋復大汗大熱，嗣是每日午後即發熱，其熱如燔炭，口乾索飲，至五更時熱漸退，汗出淋漓，今已發熱約二十日矣。諸醫皆云是熱證，每日用川連三分，已服十餘劑，不惟無效，且勢益增重。諸先生又云是熱極之證，因起初不曾用清，今清遲了，故清不開。日內仍重用黃連，余則花粉、黃芩、麥冬、貝母、山梔、柴胡之屬。此四五日來，人事昏瞆，耳聾，口不能言，喉間痰湧，又兼咳嗽，數日未進飲食。

余為診其脈，右脈浮而軟，左脈細如蛛絲。余曰：

❶同進：即同進士。清代每科錄取人數自一百至四百餘名不等，分為三甲。頭甲三人，即狀元、榜眼和探花，賜進士及第；二甲諸人賜進士出身；三甲人數最多，賜同進士出身。

「此大虛之證也，何得誤作熱治？日服黃連侵削其元氣，故益增劇矣，否則不若是其篤也。」左兄初猶不信是虛，余力為辯曰：「右脈虛浮而軟，氣分大虛，所以出汗。左脈細，則陰分更虧，所以發熱。初因陰虛而發熱，繼因發熱益灼其陰，故陰血愈虛而脈細。且無論脈，只以證論，午後交陰分而熱，五更交陽分而退，此陰虛發熱之證顯然易見也，奈何誤作熱證治之？直以大苦大寒之藥，既折其陽，又損其陰，至腎氣受虧而耳聾矣；脾胃受傷而飲食不進，液化為痰矣；人事昏瞶，由久熱神昏，汗多心無主耳。非養陰何以退熱？非退熱何由得人事清爽？非健脾何由食進？非補中氣痰涎何由吐得出？非大養腎氣何由得耳開？」

遂用：人參一錢，黃耆二錢，當歸、生地各三錢，白朮一錢五分，山萸、枸杞各一錢，半夏、膽星各八分，加薑汁五匙，予藥二劑。第三日左兄作札致謝云：承惠妙劑，其對證如針芥之投，服後人事頓清，嗽減，能吐出痰，喉中痰聲不響，耳微能聞。服頭劑，是夜夜半即退熱，思飲食。今熱已全退，口反不作渴，亦不索飲。前服眾醫清熱藥十餘日而增劇者，服兄補藥一劑而立效，可稱神矣！弟於心實感再造之德，而於力愧無涓埃之報。所恃知我有年，誠不啻涵如海而養如春也。永好之銘，豈區區投報之？所能罄哉？不揣厚顏，仍懇惠臨，診視加減，諒蒙始終生全，不我遐棄也。外花卉一幅，係宋元人筆，並佩塊一枚，可作鎮几。皆先祖所藏物，謹奉案頭，希莞存是荷。臨楮翹切❶！

余復往為診視，他症俱癒，惟舌有白苔，小便澀痛如

淋，人又有云畢竟是熱者。余曰：「非也，此氣虛成淋也。舌苔白而帶灰色，乃從前苦寒凝滯胸腹中。」遂照前方去膽星，加桂五分，人參增用一錢五分，不用薑汁，用煨薑三片。又服二劑而舌苔退，淋證癒，飲食更進。再去桂，只用薑一片，易生地為熟地，余照前調理十餘劑而起。

異日左兄詣余館作謝，余適他出未晤。他日遇諸途，左兄稱謝畢，更謂余曰：「賤內服尊劑已癒，後一日有某名醫在郡，余因便邀視之，細心持脈，再四躊躇曰：『是有些火』，舉方用花粉、黃芩、黑參、丹皮、貝母、百合、鱉甲、麥冬、天冬、丹參。余出尊方示之曰：『前如許危證，賴此方服之得癒。』某先生曰：『內中有火，如何服得此藥？』再四搖頭曰，是非我所知也。不得已加參二分，旁人勸云：『名醫諒不差，姑服試之。』服二劑後，依然昏聵，痰湧發熱，從前諸症復出。忙將兄前方加參一錢五分，服下頓癒。今而後知騖名之為害矣。」余曰：「騖名之害豈獨今日為然哉？」相笑而別。

虛脫

文杏舍侄，二允舍弟之長子也，禀質極弱。辛酉六月中旬往句曲考遺才。余與諸友於七月終旬到省，覓定寓所，俟文杏遺試有名，來省同寓。八月初一日，文杏由句曲至省，一到寓所，見其面色青黑，魄汗淋漓，即覓榻睡

---

❶臨楮翹切：楮，紙，信箋。臨楮即寫信之時。翹切，企望殷切。

倒。問其故，云前日瘧作，今三發矣。診其脈虛浮而數，按之極空。余即令服補中益氣，去升柴，倍參蓍，加五味子、棗仁、白芍，服二三劑，瘧發稍輕，汗亦少止。至初五日，余輩各寫卷交卷，料理入闈事忙。彼所帶人參已用完，向同寓友人借參一錢，參既少，又不佳，藥力薄矣。是日午後一發，汗出不止，至上燈後，絕不聞聲息，只料彼酣睡未醒。定更後，使者問食粥否？屢問不應，眼又大開。余驚視之，汗出滿床。再四詰問，口不能言，眼張直視，目珠不動，脈數亂無根。以巾拭其汗，隨拭隨出。此汗脫證也，不勝驚惶。

　　幸余自帶有參三串，備闈中❶之需者。夜深無處買藥，只得將參片一串，重三錢，加龍眼肉、五味子同煎灌下，仍然大汗不止。隨將第二串又煎灌下，汗出稍柔。又將第三串煎灌，共參八錢，俱服盡矣。始見眼皮略夾動，問其話，喉間略響，似欲言不能言狀。仍將參渣共熬一碗，頻頻灌下，始叫出「噯唷」二字。再問其何處痛苦，才說出「舌頭麻」三個字。黎明漸回，汗漸少，然尚未止，言語錯亂，同寓友人疑其為火起發狂。

　　余曰：「非也。汗乃心之液，汗出如許，人雖藉參力救治，而心液盡空，神不能守，故而錯亂，乃亡陽之候。」忙遣人送至揚州調治，仍作一札予二允舍弟云：「此證雖起於瘧，然由夏月遠行應試，體虛耐勞，閑時日日出汗，瘧發又復大汗，空虛之極，為汗脫之證。一夜服參八錢，雖得救活，不至脫去，然心液已空，故神不守舍

---

　　❶闈中：科舉時的考場。

而語言錯亂，妄見妄聞，所謂撮空證也，乃極虛之故，不可作尋常瘧治。」

不意病人登舟，開至江中，心虛多怖，若有所逼而跳入江中，幸得救起，送至揚州。與醫者診視，疑其服參太驟，以致癲狂，竟用小柴胡湯，又用一派消導藥，致人事總不清。

九月中旬，二允舍弟自攜之歸，仍服山楂、麥芽之類，繼之則服山藥、扁豆、白芍、當歸、丹皮、澤瀉之類，決不肯服參。余力勸，必執以為有火，不敢服。挨至十月，寒熱不止，漸至粥食不進，三日竟不能起床，亦不進飲湯，奄奄一息矣，始彷徨囑余診之。

余激切言之曰：「此脈如絲欲斷未斷，若再不重用參力挽救，旦暮必斃。如果斃，爾何以為情？如服參而有害，我當任咎。今日即當用參五錢，事已急矣，不可再遲疑。如必不敢用五錢，或先一劑用三錢，服後有小驗，下午再服一劑，補參二錢，若少一絲也不可。」二允乃依余用參、蓍各三錢，朮一錢，歸、地、芍各一錢，棗仁八分，五味子三分。

余思若無桂附以行參蓍之功，亦無濟於事，若明言當用，彼又驚怕，因暗投桂附四五分於藥罐內，煎成服下，午後即索粥食。薄暮復診之，脈遂起。二允弟始放心聽余再加參二錢，又服一劑，次日寒熱遂退，人事清爽。方說破藥內有桂附，然後肯加用。

此後用參由五錢減至三錢，又漸減至二錢，悉聽余用藥。余悉照前方，代為調理，一月而癒。

雜 症

目 疾

癸亥十一月，汪以章先生令孫樹人兄目疾暴發，紅紫異常，不能開視，內如火灼，痛不可忍，就余診之。余謂肝脾肺三經火邪上攻，輕輕清散無益，宜用釜底抽薪之法。因其體質素弱，只用大黃一錢，如不行再加用。次日專人索藥，又誤傳已下，遂只用清散之劑，內加石膏，病竟不除，痛益增劇。

每至夜更痛甚，約一更後，痛必暈死，四肢厥冷，不審人事。直待一個更次後方漸蘇，一連三夜俱如此。有醫謂脈歇至，是虛證，歸究前藥大黃之誤，力言當用參，章翁不敢輕用，過余館商之。

乃同往為診之，脈數時一止。余曰：「脈果歇至，但數時一止為促脈，是熱證，非虛證。初一劑大黃太輕，未曾得下，邪熱內結，故有此證。此謂之發厥，不是發暈，其厥猶傷寒之熱厥也，下之自癒。」

仍用大黃、明粉各三錢，黃連五分，餘則赤芍、丹皮、黃芩、膽草、菊花、羌活、防風。服後，是夜手足便溫，痛亦稍減，不復發厥。半夜大瀉三四次，次早雙眼頓開，紅色退其半，痛亦減大半。再除大黃、明粉，減輕川連，仍服十餘劑而後痊癒。

眩 暈

潛口汪右老令嫂夫人，體素虛，每眩暈多服參即安。於甲子年六月終旬，忽發眩暈，魄汗淋漓。時右老在省中，其家人以余將束裝往省，故不召余治。有醫者悉照余舊日所定之方，只除去白朮，用參五錢，而汗不少衰，暈不少止，幾有欲脫之勢，始相彷徨，當晚仍來迎余。

余診其脈，兩寸極洪大，極弦急，兩尺又極沉微，口內作渴，小便又極多。視其舌，紅紫有芒刺。余謂與前此虛證不同，此乃心火亢於上，腎水竭於下，為水火不交之證，想由心事怫鬱以至此，詢之果然。余思若權用清心火之味，涼藥不久下注，益增腎臟之虛寒；若用溫藥以補下元，則從上焦經過，下元未受益，上焦已先炎。

因思古人云：黃連與官桂同行，能使心腎交於頃刻，黃連既可與官桂同行，又豈不可與附子同行乎？蓋附子尤能引地黃滋益腎臟也。遂用黃連、附子各三分，生地三錢，遠志七分，甘草四分，茯神、丹皮各八分，枸杞、山萸、白芍各一錢，只用人參一錢。才服一次，汗便斂，暈便止。服復渣藥，遂安神得睡，次日不復作暈矣。

疸 證（2例）

1. 甲子秋月，潛口汪樹人兄患疸證。目珠及面上、通身皆發黃，胸膈不寬，飲食不進，背惡寒，兩關脈弦細。余曰：「雖疸證，乃陰疸也。不可照尋常治疸用清熱利濕之藥。」余用附子理中湯加肉桂、茯苓、澤瀉、茵陳、木香、陳皮。服二劑，胸膈寬，能飲食，黃色退其半。再照

前方，去木香，服三四劑而痊癒。

是年濕土統運，至秋，四之氣，又是土氣相交，故是時人多生瘡及疸證。同時舍侄輩三四人皆疸證，此皆用山梔、黃芩、茵陳、燈心之類治之而癒。獨大小兒甫十五歲，亦患此證，亦照樹人兄所服之藥治之，只加蒼朮一味，服三四劑而癒。

樹人兄年才二十餘，用前藥已覺不合，茲十五歲之童子，亦服此藥，更覺不相宜矣。然非此藥，病必不癒，不惟不癒，且成大患。可見用藥只求對證，不必論年紀。每每見少年病虛者，問名醫可用參否？輒答云：「如此年紀，便要服參，何時服得了？」而村翁多奉為名言，殊不知用藥所以療病，而病非計年以生。

若非虛證不當用參，即八十歲老人亦不可用；若是當用參之虛證，即一二歲孩童亦當用。若必待年紀老成而後用，其如虛病年不能待何？況虛勞不足之證，又偏在少年人也。伏惟❶病人自量虛實，勿為此種名言所誤。而醫者亦惟對證發藥，勿執成見，則殺機漸息矣。

2. 家慈氏素有脾虛腹脹之症，時增時減已十餘年矣。辛酉歲年六十有四，十一月間，因家務辛苦，連夜發潮熱，亦含忍不言，忽而渾身面目俱發黃，竟成疸證矣。初用清熱利濕之藥，如茵陳、梔子之類，一劑服下，夜熱更甚，百種不安。

---

❶伏惟：伏在地上想。下輩、下級對上輩、上級陳述時的謙敬之辭。

　　余思其脈堅勁洪大，搏指之極，乃革脈也，外有餘而
內不足，不可作尋常疸證治。又思從來內有本經之病，則
本經之色必現於外。黃者，脾之本色也，素患脾虛，今又
久未服藥，脾虛之極，故脾之本色髮露於外。至髮露於
外，而內裏之元氣虛竭無餘矣。則此之發黃，正脾虛欲竭
之候，當健脾補正，不可復用清熱利濕之藥重傷真元。況
疸證有濕熱者，小便必短少，茲獨勤而多，則非濕熱更可
知。細細揣定，遂用人參一錢，佐以扁豆、山藥、陳皮、
茯苓、甘草、半夏、煨薑。因其夜必發熱，加當歸、丹
皮，因平昔服尤不安，故不用尤。

　　服此一劑，是夜熱輕而安神，各症俱減。服過三四
劑，又復大熱不寐，更加參一錢，去半夏，服下又安甚。
服過五劑，又復如前不安矣。

　　內人彷徨云：「病癒數日又復增重，必然不輕，當接
高明先生商酌，不可單靠自家主意。」余曰：「無益。接
名醫至，彼只認病之外貌，不能認病之真神，見如此洪大
之脈，必謂一塊實熱；見如此發黃，必謂有濕。直以芩、
連、梔子、茵陳、燈心之類投之，非徒無益，又害之
矣。」內人又云：「也接來一看，免人議論，如此重病，
竟不接人醫治。」余曰：「吾求實效耳，豈務虛名乎？」
父母之前，亦欲務名，則狗彘不如矣，劉伶所謂「婦人之
言不可聽也」。

　　余細思，若謂參不宜服，則初用便當不安，何為多服
然後不安？畢竟虛重參輕之故。因又加參一錢，每劑用三
錢，余照前藥服下，是夜熱竟全退矣。退過三夜，又復發
熱，腹仍脹。余思參至三錢，力竭矣，再不能復加矣。如

此脾虛，必須加白朮方好。向日雖服不得，此日又當別論。將朮制極透，竟用一錢，又思脾虛之極，雖參朮不能為功，不惟無功，且恐更添脹悶大虛者，正補無效，當補其母。火為土之母，補下元真火，能運行三焦，熟腐五穀，而脹滿自除，且使參朮塞藥，皆能運行不留滯於中焦。遂加附桂各五分，只服一劑，次日覺口中有津液，不似從前乾澀，飲食知味。連服五劑，腹軟大半。服半月餘，腹脹全寬，飲食多進，小便減少，黃色盡退。又照前調理半月餘而能復元起床。

度歲，新年拜慶，生平快意無逾於此，庶不負數年究心醫學之功也。嗣後痛定思痛，設非自知醫理，證必不起。其中幾番輕而復重，若非自己主意堅穩，亦必至不起。有友人謂余：「醫雖精，不無荒廢制舉正業。」余曰：「前保全一祖母，今保全一老母，樂不啻南面王矣。即現在三公之位，亦不以彼易此。況未來之科目，無據之文章乎？」

狂 證

辛酉冬月，里中一女人，年三十餘，忽患狂疾。每夜出門狂走號呼，口稱火德星君，以石擊鄰家門，近鄰門俱被敲破，將天明則歸。至夜又復如是，大風雪夜亦不畏寒。一連七夜，近鄰被吵不安。其夫與余俱不在家，至第八日，病人之伯邀余視之。

兩手俱無脈，余謂是熱極反伏，遂用大黃五錢，黃連八分，石膏三錢，佐以菖蒲、茯神、遠志、棗仁、白芍。一劑服後，連下二次，是夜安睡，至五更又復出走，但略

走呼叫即歸。次日復診之，脈稍出，仍用大黃三錢，黃連五分，余俱照前方，再一劑。復大下三五回，是夜安臥，一直到晚。次早起床，人事清白，梳洗更衣，夜不復出，其狂立癒矣。

先是里中有一女人，因心事怏怏而成癲疾，或哭，或笑，或罵詈，但不狂走。名醫用百合、石斛、麥冬、貝母、花粉、蘇子、丹皮、扁豆等藥，治之不癒。余視之，脈細而數，問：「發熱幾日矣？」計算已十八日，晝夜熱不退。余曰：「此不足證也，雖由心事，亦由熱灼神昏。今欲神清，必須退熱，欲退熱，必須養血。」

重用當歸、生地，佐以龜板、白芍、茯神、棗仁、丹皮，微加香附、鬱金，服二劑而熱退，人事頓清。再將前藥減輕，去香附、鬱金，加參數分，調理痊癒。

心 疾

許師母癒後，隨有令愛小姐，自龍游縣任所送來許老師署中就醫，至即召楚治之。云自去年九月，心事怫鬱，遂得心疾，已經半年，服藥絕不效。診其脈亦復沉澀，左手更微，因斷為血虛之證也。

《內經》云：心藏神，肝藏魂。心血虛則神不得寧，肝血虛則魂無所歸，是以神魂不定，語言無序，或啼或笑，自言自語，然言語必極輕微，為不足之證，非若狂證之屬有餘也。且六脈澀而無力，血虛而氣亦復虛。夫有形之血，必藉無形之氣以生，則補血尤須補氣。

遂重用當歸三錢，棗仁二錢，遠志八分，白朮一錢，黃耆、山萸各一錢五分，人參一錢。初二劑加天竺黃分

許，微化其痰之標。服後神氣清爽，前症不發。日照前方服，並製丸藥，調理得痊。

舌瘡

潛口汪以章先生，常有舌瘡之患，滿舌如白飯，暫好又發。服一切清脾火、清胃火、清肝火、清心火及滋陰降火藥，俱無一效。余為診之，寸脈弦洪，尺脈浮軟。

余曰：「先生之瘡皆由用心過度，心火不下降，腎水不上升，心腎不交，水火不濟，故致此耳。經云：亢則害，承乃制。又云：心火之下，陰精奉之，陰精即腎水也。腎水不上承乎心，則心不受制而上亢。亢則害，舌瘡乃其害也。舌為心之苗，人所易知，然徒清心亦屬無益，必須心腎交而瘡乃癒也。昔賢云：黃連與官桂同行，能使心腎交於頃刻，盍試之？」

予藥二劑，用肉桂三分，黃連二分，佐以生地、白芍、丹皮、麥冬、棗仁、遠志、茯神。服一劑而瘡癒一半，服二劑而痊癒矣。

不寐（2例）

1. 豐南一女人，年近五旬，兩月不眠，眩暈，兩脅下脹痛，間或咳嗽作嘔。醫皆謂氣血兩虛，氣虛故眩暈，血虛故脅下脹痛。肺氣虛則嗽，脾氣虛則嘔。用人參、黃蓍、當歸、川芎、棗仁、遠志、茯神、扁豆、山藥，一切補氣血、養心神、健脾胃之藥，服數十劑絕不效。時甲子年十一月，便中為診之。

左關弦數有力，右關弦滑而濡。余斷為肝火上逆，脾

有濕痰，並非氣血虛之故。蓋脾為心之子，脾有邪則心不能舍於脾，謂之母不舍子，故不眠。脾中有痰，故作暈，亦作嘔作咳。肝火上逆，作咳作嘔，亦作暈。經云：脾咳之狀，咳則右脅下痛，陰陽引肩背。又云：肝咳之狀，咳則兩脅下痛，甚則不能轉，轉則兩胠下滿。此之不眠而咳而嘔，兩肋脹痛，痛引肩背，正是肝脾二經病，不可作虛治。

余用半夏、陳皮、蒼朮、煨薑以燥其脾中之濕痰，用黃連、竹茹、香附、白芍以平其上逆之肝氣。服二劑，吐出綿痰碗餘，咳止嘔亦止。再服三四劑，不復發暈。仍時時吐痰，遂得熟睡，兩脅肩背痛俱癒。

2. 族叔字聖臣，庚申年春月起病，時年四十。向因生意不遂，又復遇盜，心事憂鬱，春間遂成心疾。時在如皋醫治，過用瀉心之藥，心疾雖癒，晝夜不能寐。至七月回家調治，余往候之。

見神色慘淡，目珠不能轉動，足不能行，強行一二步，如有重物綁在足脛上，挪移不動，口不能言，任問數十語，總不能回答一字，每日只能食粥一碗，勉強食飯一盅，胸腹中覺哽塞不下，足有四個月並未曾得寐一刻。為診其脈，沉細遲緩，余斷為此由憂思傷心脾所致。前之心疾，皆心脾受傷而為不足之證。醫者清之瀉之，致元氣益衰而成此種病狀。且心與腎，一火一水若夫婦然，夫之不幸，即婦之不幸，故心損則腎亦虧。

《內經》曰：二陽之病發心脾，女子不月，男子有不得隱曲。蓋言心脾病而腎必損故也，腎損而精氣不能上

升，故口喑不能言。腎主骨，故骨弱而足不任地。法當大
補心腎脾三經。然久不寐，驟用溫藥，病家必疑。姑用大
補氣血及健脾藥，使之得寐為驗，而後漸進可也。定一方
用：人參、黃蓍各二錢，當歸三錢，山藥三錢，白朮一錢
五分，棗仁一錢，甘草、陳皮少許。藥派定，將煎服。里
中有接某名醫者，病者之令堂，急求一視。

　　名醫云是浮游之火，其四令弟夔若叔以余所定方示
之，名醫持方擲地，厲聲曰：「此浮游之火，如何服得人
參、黃蓍？如何服得白朮、當歸？服下還要發狂了！」深
信其言，遂不敢用。

　　名醫立方用：花粉、黑參、麥冬、天冬、知母、貝
母、丹皮、百合、竹葉、童便。

　　夔若叔以其方示余。余曰：「目睛不動，口喑足廢，
食不運化，六脈沉遲，真火衰息矣。余方將要補火，彼反
謂有火而用寒涼之藥，真不可解。」夔若叔苦詢：「此藥
可服否？」余曰：「幸藥劑輕微，便服一二劑亦未必殺
人。但恐胸中更痞塞不能食，加以嘔吐涎沫，體更軟倦，
不能坐立。至於不得臥，自依然如舊也。然不服名醫之
藥，無以慰令堂之心，聽自裁奪。」

　　於是將此藥服二劑，果一一如余所言，病益加重矣。
病者雖不能言，心內尚明白，搖手斷不復服其藥。其令弟
見余言頗驗，遂將余前所用之藥，煎成予服。是夜遂得寐
一個更次。次日又服一劑，又復得寐。第三日病者之密友
特候之，勸之曰：「令姪先生之藥既效，觀其方案所談，
又極有理，自然不差。但見兄病勢甚重，歙中凡有高明，
多該予彼一看，多方商酌，庶幾有濟。聞某先生極高明，

盍往求治焉？」次日果往。

某先生見其不能言，不能食，胸腹不舒，云隔中有痰。用厚朴、香附、半夏、陳皮、蘿蔔子等項。服一劑，依然不睡，再一劑，更加痞塞，時時嘔吐痰沫。病者意中，自謂困篤已極，萬不能起，即服參亦未必復生，不如留參資為後事之需，遂決意待斃。一臥七八日，竟不服藥，亦不起床。

令弟夔若叔又來見余，備道其故。又云前先生之藥，業已奏效，奈時乖偏遇有情人，多此一番波折，致家兄立意不復服藥。家兄素敬服先生，仍望鼎言勸之。余因往勸之，診其脈更加沉細，因謂病者曰：「病勢固重，若信心用藥，余力可保，勿以他醫兩番用藥之誤，遂爾因噎廢食。依余用藥，連服四五劑，設若無效，余當議罰，參餌之費，余俱代償。」病者始點首，悉照余前方，加附、桂各五分，增人參一錢。

夔若叔云：「胸中不舒，仍求酌之。」余曰：「下焦無火，故中焦不能健運，脾虛之極，乃吐涎沫，虛則補母，補火以生土，則土自旺而胸膈自寬。若用利氣之藥，正氣愈虛而愈塞矣。」遂依方服一劑，是夜大睡有鼾聲，次日神氣便稍旺，飲食易下，亦不嘔吐涎沫。連服六劑，飲食倍加。復迎余視之，余甫進門，病者便一步跳出門限，拱手稱謝，說話有音，目珠活動。余喜曰：「子無恙矣！」診其脈，脈亦有神。前方內減當歸一錢，加益智仁六七分，柏子仁一錢，遠志八分。服十劑，飲食夜臥俱如常，舉步有力，遂出門謝客，言論風生，一一平復如常矣。後晤友人，云如此重證，虧爾用此重劑，半月而癒，

醫法可稱神奇。

余笑曰：「有此證，宜用此等藥，殊無足奇。惟如此火氣息滅之病與脈，而名家尚云有火，必不用補而用瀉，必不用溫而用寒，是則真奇也。」

慢 驚

棠友舍弟之子，甫二歲，禀質弱極。癸亥年七月間，向幼科處討末藥予服。服後每日必瀉五六回，弟媳輩甚喜，謂是痰滯皆去，頗歸功於末藥。瀉至第七日，夜發大熱，至天明不退。更加吐瀉，一日計吐瀉各三十餘次。下午接幼科視之，云一塊火，藥用清解，加黃連二分。服一劑，是夜吐瀉不休，發熱更甚。

余次早方聞之，急令抱出一看。唇白面青，瘦脫人形，喉間喘急之甚。強抱豎起，眼略開即閉下，如欲睡狀，此慢驚將成時也。余且恨且懼，急命傾去前藥勿服。余用白朮、黃蓍、茯苓、炙甘草、陳皮、半夏、附子、肉桂、炮薑、丁香，投人參八分在藥內，速令煎服。服下吐遂止，大睡一二時。醒來喘覺稍定，熱亦溫和，瀉只一次。午後仍照前再予一劑，熱退喘定。至夜深又復發熱，次日仍照前藥服一劑，瀉止止，熱退盡。夜又服前藥一劑，熱退盡，夜不復發。

次日去附子，只用六君子湯加薑、桂，仍用參八分。服四劑而神采始旺，吐去痰涎若干，始不復嗽。仍予人參五錢，服六君子十日而後復元。

當日若再服黃連一劑，脾氣虛絕，立刻成慢驚，神仙不能救矣。凡小兒吐瀉起，即防成慢驚。慢驚者，以上吐

下瀉兩頭奪其脾氣，致脾氣虛絕而成也。凡吐瀉證速用參、朮、薑、桂溫補脾土，即可無恙。幼科遇吐瀉證，往往反用涼藥，以速絕其脾土而慢驚立成。既成慢驚，則又用牛黃、全蝎之類以速之死，真可哀也。

痢 疾

一族叔祖母，子仁孺人❶。庚申年六月，已慶八旬矣。是年九月內患痢疾，醫者日用黃芩、黃連、木香、檳榔之類，醫至半月，日益增劇，加以發熱。咸謂痢疾發熱，定是死證。至二十餘日，計已發熱七日矣。醫者謂發熱已一七，脈又不好，只在今日薄暮，斷不能保矣。病者無子媳，將所有衣物，盡分散親人。其令侄輩，將棺木俱移出，衣衾俱疊起，只待薄暮氣絕入棺。病者自思云，我此時尚明明白白，如何只須半日就死，心下不服，浼人迎余視之。

余診其脈浮軟微數並不急疾，按之尚有根。詢其得病之由，云自某日吃飯稍冷，兼怫鬱不快而起。余思此從食滯起，原非積熱證可比。前藥悉用芩連寒胃之藥，致食滯愈不得消，故利久不癒。久之則滯氣留而正氣去，故加發熱。其脈浮而微數者，由發熱之故，設若不熱，脈必沉軟矣，此非死證也，歸而備藥予服。值仁夫家兄在館，詢之曰：「爾看某病，今晚果要死否？」余笑曰：「今晚若死，我當償命。」家兄笑曰：「八十老人，病利二十餘

---

❶孺人：《禮記·曲禮下》：「天子之妃曰后，諸侯曰夫人，大夫曰孺人，士曰婦人，庶人曰妻。」可知大夫的妻子稱孺人。明清時亦作為七品官的母親或妻子的封號。

日，風前燭，草頭露，未可說定無事。」余曰：「請進一語，三日內若死，余亦償命。」家兄笑去。

余用補中益氣加木香、神麴、白芍、煨薑，一劑服下，即大睡。睡醒時，熱已退。是夜只下利三回，第三回即轉糞，腹亦不痛，服二劑而頓癒矣。

胃氣初回，便喜飲食。第四日吃梨太多，復食炒茭白半碗，食滯，利又復矣。

余聞之曰：「此番再不敢言償命矣。」其親屬遂以為斷不復生，三四日竟置不理。家母及家伯母甚憐之，囑余仍往視之，寸關脈俱弱，兩尺不起。余思久利腎必虛，宜乎兩尺不起，惟溫中補命門火，火旺生土，土旺則滯自消，所謂虛回而利自止也。將前方去木香、神麴，倍白朮，加薑附，才服一劑，是夜利減，腹痛尋止，連服五劑痊癒。再以健脾和中，輔理正氣之藥，調理十劑而起於床。迄今癸亥年八十有三，精神步履健旺如前。常自云：「余又復出世幾年矣。」

泄 瀉

休邑一女人，年四十餘，患泄瀉，謂是脾虛，用參朮補劑，瀉益甚，漸至完穀不化。謂是虛而且寒，用參朮桂附溫補之藥，飧泄更甚。服藥月餘，終不見效。壬戌秋月，余在休邑，邀為視之，兩關脈浮而有力。

余曰：「此風乾腸胃，非虛寒也。風性最速，食物方入胃即傳而出，故完物不化，用溫補則風勢益勁，傳遞更速矣。」余用桂枝、防風、蒼朮、薏苡、澤瀉、陳皮、柴胡、升麻、白芍。服四劑痊癒。

瘧疾（9例）

1. 辛酉年，余溫習應試。凡召診病者概辭不赴。六月間有族弟字東屏，患瘧疾連延三醫，更相診視，其藥皆黃芩、黃連、柴胡、青皮、黑參、花粉、貝母、鱉甲、烏梅之類，三醫之方，如出一手。治至二十餘日，人瘦如柴，凡五日不曾食粒米，粥湯到口即穢吐，口乾之極，惟喜吃冷水及水果。名醫謂是一塊火邪，總清不開，又加重黃連服之，漸奄奄一息矣。

病者彷徨，欲迎余，知不出門，乃肩輿至館求視。自館門至堂前，不過數步，亦不能行。兩使扶掖而坐，言語低微，形色慘黑，汗出淋漓，診其脈沉細無神。乃急為定一方，用參一錢五分，黃蓍二錢，白朮、當歸、扁豆各一錢，白芍八分，肉桂五分。恐其家疑畏不予服，因批其案曰：脈細而遲，正氣已奪，安事攻邪？今惟一於輔正，正氣旺則邪氣自退。其口乾作渴者，汗多無津液，真氣虛竭，陰精不能上奉耳。嘔吐不進飲食，亦皆苦寒敗胃所致，總非火也。乃依方煎服一劑。次日，口遂不渴，不惟不復思飲冷水，並熱茶亦不欲吃。不惟食粥，正能食飯。連服四劑，食進神充而癒。是年多虛證，不知為時令使然，抑醫者使之虛也？

治東屏弟之時，鄰家有一女子，年十九，甫出室，亦為瘧所苦。見余治東屏甚效，堅托診視。因在密鄰，只得乘暇為一診視，脈虛浮，汗多。余曰：「此又一虛證也。」其家謂：「甫出室女子，人質又不弱小，何得虛？」余曰：「想表汗太過耳。」

　　因其家力不能多用參，只用參五分，用黃蓍三錢，白朮、半夏、陳皮、甘草、當歸、白芍、生地、薑、桂。服二劑而瘧發減半，汗亦漸斂。

　　遇前醫云：「瘧疾如何服得參蓍？補住瘧邪一世不得癒。」女流聞言即懼矣，其醫又自誇云：「我家祖傳一治瘧神方，爾撮一二劑服下必止。」

　　其方則柴胡、青皮、常山、草果、檳榔、厚朴、枳殼、鱉甲、烏梅。果信其言，往市中買藥一劑，服下，汗出不止，是日午後熱發，至次早晨尚不退，其苦十倍於前，始將前醫吐罵。急將余方連服四五劑而癒。

　　2. 辛酉七月，往省應試。友人汪攬老諱廣澄，先期到省，患瘧已三發矣。余甫至寓，即索診視，且慮期迫不得入闈。

　　余診之脈虛軟緩弱，出前方示余，用柴胡、藿香、厚朴、枳殼、澤瀉、黃芩、麥芽、半夏。余曰：「確是治瘧疾之方，然非治兄之瘧疾方也。」問：「何以故？」余曰：「兄脈軟緩，說話氣不接續，正氣已虛，尚有何邪可攻？何食可消？」

　　急令服參、蓍、歸、朮、白芍、陳皮、半夏、神麴、甘草一劑，再發便輕。次劑加桂三分，倍加參蓍。云：「小便尚黃，腹脹不寬，奈何用桂？」余曰：「用此小便即清，胸腹頓寬。」服後果然，用三劑而瘧癒。再調理三四劑，體健神旺，仍得進場。

　　3. 是年九月，余落魄歸里。攬兄尊嫂亦患瘧月餘。攬

嫂體本虛弱，是年又因喪女，悲思內傷，飲食少進，虛上加虛矣。至秋成瘧，乃屬虛瘧。醫家未得竅要，瘧五六發，日重一日。就治於名醫，但以尋常受熱成瘧之法治之，悉用寒涼傷胃之藥。服一二劑，即加泄瀉，較前更重，不能飲食，不能坐立。賴余迪茲先生急以參蓍歸尤救之，瘧輕瀉止。

余自金陵歸，其令郎荊含兄迎余診之，脈細如線且遲緩而澀。余為倍加參蓍歸尤薑桂，服數劑，瘧益輕，神漸安，少進飲食，但日日寒熱往來一二刻。余曰：「此元氣虛衰之極，非可以截然而止。但補得起元氣一分，則寒熱退一分；補到十分，則寒熱退十分而止矣。」果服至四十餘劑，日輕一日，漸輕至影響俱無而瘥。

4. 癸亥夏月，一童子患瘧十七八發。日服柴胡、青皮、黃芩、花粉、麥冬、檳榔、烏梅之類，寒熱愈甚，飲食不進。

余視之，胸腹脹硬，知其為食傷而起，宿食不除，瘧何得瘥？用厚朴、枳殼、麥芽、山楂、陳皮、草果，加大黃二錢，薑三大片。服一劑，下三四行，腹寬進食，瘧輕一半。再用五味異功散，服三四劑而痊瘥。

5. 癸亥年六月，一族嬸（族叔字夔若）年三十餘，患瘧半月。兩日一發，發時必在夜間。素體虛，醫者不論虛實，概以小柴胡、清脾飲通套治瘧之法治之，不瘥。因向鄰人索截瘧藥方，市藥一大劑。藥係常山、草果、檳榔、青皮、柴胡、烏梅、鱉甲等項，服後瘧發更甚。次日母家

又向醫人索截瘧藥一劑送來，其藥亦與前相類，加服此一劑，則瘧發無定時矣。或一日一發，或一日兩發，或晝發退後，夜又復發，汗出如雨，不能飲食，湯水到口即嘔吐。又加下利，每晝夜利十餘行，利有紅白，小腹墜痛。五六日未進粥湯，始彷徨而來迎余。

余診其脈，沉細如絲，或遲或數，三伍不調。余立方用補中益氣湯，用人參一錢五分，黃蓍三錢，加炮薑、半夏各八分。其家問如此瘧痢兼行，恐火甚不可補。余曰：「此非瘧痢兼行，乃脾虛下陷也。」又問：「脾虛何以有紅白？」余曰：「氣既陷下，則血亦帶之而下，其白者乃腸垢也。」力為辨析，始依服一劑。次日腹痛癒，利即止，瘧亦如前發有定期。仍然兩日一發，發在夜間矣。再照前方去柴胡，加附子、肉桂各五分，倍當歸，服二劑，瘧發輕一半，能進粥少許。病者欲求速止，余曰：「是亦不難，照前藥加人參、附子一倍。」再服二劑，瘧止食進，毫無所苦矣。

若誤認為熱證，瘧利兼行，而以芩連治之則嘔吐不止，飲食不入，寒熱無休，汗出不止，而一絲之氣竟斷矣，孰謂瘧疾不殺人乎？

6. 浯溪同學朱無疆兄，諱曰進，甲子秋同在省應試，患瘧隔日一發。發時寒熱不分，煩躁譫語，迎余診視。時八月初二日也，既苦瘧凶，又慮不入闈。

余診其脈極沉而數，余謂此瘧積熱已深，不得依尋常治瘧法。用大柴胡湯，內用大黃二錢五分。服後下二三次，初四日瘧發便輕一大半，寒熱分明，口不渴，人事清

爽。再用小柴胡湯去人參，倍黃芩，連服二劑，初六瘧止不發矣。初七日遂用六君子湯加當歸、白芍，囑用人參一錢，初八日仍服一劑進場。克終場事，病亦復元。

7. 癸亥年八月十二日，過潛溪賀瑨玉世兄入泮，遇汪陰初先生。詢余云：「一弟媳年二十二，患瘧百餘發，近益凶危，晝夜嘔吐，不能飲食，日服黃連，嘔終不止，奄奄一息，而又懷孕七個月，先生有何法可以治之？」余答云：「必須參蓍補中，薑桂溫中，方可得癒，寒涼藥斷不可服。」余別去。

遲數日，病人之令尊王翁，亦係行醫者，來視之。聞余言當用參，點首云誠然要用參。服參藥二三劑，病仍如前，而胸膈加脹。王翁乃作札予乃婿承初兄云：「小女服參既不安，則此命休矣，作逮為備後事，萬不能治。」承初兄因將屋業浼人質資六兩，為備後事。

又越數日，余偶以他務過潛溪值承初兄，乘便托為診視。余診其脈，細數而滑，按之無根。視其色，面如青菜葉，唇舌俱黃而白，毫無血色，竟如已入土者。余視之甚畏怯，問其飲食嘔吐光景，則云一晝夜吐一二百次，飲湯不能下咽，七八日未有一盅粥到腹。

余心甚憐之，欲極力圖救。恐彼處貧無力服參，聞彼有備棺衾之資六兩，欲令彼買參服，又恐服盡終不能起，此外無復有棺衾之資則更苦矣。

躊躇再四，因語承初兄曰：「此病危極險極，若論收功全癒，不敢輕許。若欲取效，使止嘔吐而進粥食，猶為易事。但藥內必須用參。」承初兄告以乃岳曾用參數劑，

反不安。余曰：「豈有此理？畢竟用之未善耳。」索前方視之，其方只用參三分，其余卻皆是枳殼、黃芩、花粉、山梔、麥冬、貝母，一派破正氣寒胃氣之藥，余嘆曰：「冤殺人參也。」

為舉方，因其貧，只用參一錢，用黃耆二錢，白朮一錢五分，當歸一線五分，茯苓八分，半夏八分，肉桂七分，陳皮、炮薑、丁香各五分。服一劑，是夜嘔吐遂止，次日可食粥碗餘。連服十劑，寒熱已退盡，每日可進粥六七碗，大有生機矣。忽腹痛欲產，幸服人參兩餘，產時不至狼狽。胎已朽壞在腹中，產後竟無絲毫污穢，蓋身中之血皆為久熱蒸乾矣。次日令加人參、當歸一倍，服數劑漸安。忽而嗽甚，復診其脈，脈稍有根而更加滑數。

余曰：「此嗽無他，內有濕痰，為久服黃連寒氣凝結不解，兼之中氣虛乏，欲出不出，是以刻刻嘔吐。今用溫中補氣藥，則正氣稍旺，正氣旺則邪氣不能容，此痰發動欲出，故而作嗽，今但一味溫中助氣，使痰一湧而出則嗽自止。」仍照前藥加附子五分，加煨薑二片，去陳皮，用橘紅，其他潤肺止嗽藥，一毫不用，若全不顧其嗽者。連服四劑，大嗽三四日，忽然喉間一湧，吐出硬痰一樽，紅黃綠白，四色俱有，是夜嗽遂止。

次日又復嗽，午後又吐出痰數碗，連吐五六日，共吐痰約兩桶，痰盡矣，嗽遂全止。腹內大饑，能食飯，漸有起機，聞者皆為色喜。

一日病人乃堂自呈坎來，怒責乃婿不為備後事而用人參。婿驚問其故，云某名醫至呈坎，以此病問之，答云服參必死矣。又極行時某先生至，又問之，亦如此說。且云

縱活亦只好兩三個月，究必要死。

爾時病人方吃飯畢，聞言著惱，食滯腹痛。次日變出一症，渾身浮腫，面浮如瓜，兩眼不能開。

又迎余視之，俱告以證變之故。余且恨且懼，藥用白朮、茯苓、澤瀉、赤小豆、陳皮、神麴、山楂、厚朴、木香、香附，只用參五分。服一劑，瀉二三次，腹痛止，腫消十之七。次日再服一劑，浮氣全消。嗣後日用人參一錢五分，黃耆二錢，附子、炮薑各五分，佐以白朮、陳皮、當歸、熟地、杜仲、續斷、枸杞，服半月餘，並前共計服藥六十劑而痊癒。

此證極重極危，余既經診視後，遂不忍坐視其斃，更憐其貧苦，為謀人參送彼，希活一命。幸有生機，又為服參必死一言之害，致多一番波折，險傾一命。設當日證變不起，人不知為兩醫所誤，反謂服參必死之言果驗。不獨誤此一命，使人謹守其言不敢服參，又復誤殺他命，其害可勝言哉？

幸余用藥權變，終能挽回，此心稍安，此恨稍平。今病人癒後，由秋而冬，而春而夏，何止兩三個月，並不復死，服參必死之言，萬勿更誤他人。

8. 潛口汪邰遠兄令堂，壬戌年五十一歲。自六月起，患瘧三日一發，至歲暮已病七個月，屢醫不效，日益沉重。每發必是夜間，腹脹滿，不能飲食，間時虛汗如雨，至發時汗更多，渾身疼痛，足不任步，口乾作嘔。臘月終旬，余過潛口觀劇，邰遠兄邀余為診之。

六脈虛浮，按之極軟、極澀。余謂此證必要重用人

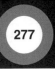

參，邰遠兄答云：「家母向來服得參，有此病後反服不得。」余問：「何以知之？」答云：「前接某先生，試用人參三分，服後一夜不安，腹中嘈雜。」

余索方視之，則猶然柴胡、青皮、黃芩、花粉、貝母、知母、茯苓、神麴、厚朴。余曰：「方內只有茯苓可用，其餘皆凶徒也。三分人參何能敵此八位凶徒？所以不安者，皆他藥之害，非參作耗也。」

邰遠兄又云：「有名醫云，此瘧要打數十年，不得癒，果否？」余問：「何物齊東❶出此胡言？」答云：「因前醫不效，又接某先生，問先生如何可以止得？」某先生答曰：「此瘧方發起頭，如何思量便止？」告以瘧發已經半年矣。某先生答曰：「半年何得為久？某處一女人，二十歲患瘧，至今五十餘歲，尚未止。」邰遠兄並出方示余。

其方則又是柴胡、旋覆花、貝母、百合、麥冬、花粉、丹皮、鱉甲、知母、烏梅。余不覺大笑曰：「若服此種藥，便三百年也不止，豈但三十年？但恐人無幾百年壽耳！蓋此瘧三日一發，為三陰瘧。每發必是夜間，又陰中之陰也。必須用陽藥溫補以回正氣，正氣回而邪自止。豈但要用人參，非附桂不能取效。」

邰遠兄聞欲用附、桂，不覺吐舌驚畏。余知俗情難破，姑誘之曰：今但用人參，附、桂俟後將癒方可用，其驚魂始定。

---

❶齊東：典出成語「齊東野語」，即齊國東部鄉下人的話，後用來比喻荒唐而沒有根據的話。

余為立方用：人參二錢，黃蓍三錢，當歸三錢，白尤一錢五分，茯苓、半夏各八分，棗仁、白芍各一錢，木香三分，煨薑三片。遣使至余館取藥，余暗投附、桂各五分。服二劑，第三夜發時，便輕一半，汗亦少。復來取藥，再將附、桂明寫入方內，渠又驚畏。

余曰：「前已用過二劑矣，所以瘧輕汗少者，皆藉此二味之力。」渠始信用，只服此四劑，已將歲除，瘧雖未全止而神采已旺，歲首便能出門拜慶。

延至新歲初九，始復迎余診視。仍照前方，多加參、附、桂，除木香。嗣遂以余方向市中點藥服。余揣方中要藥，每味數錢，市中何能如數？又何能有制就川附？恐其服藥不勤，前功盡棄，且市藥無力，反責余方不效。乃囑其家：「藥服畢即來取，一毫藥資無費。」始如余言，服藥不斷。

余方中寫川附三分，藥中卻用五分；方中寫五分，藥中卻用八分。其瘧日輕一日，汗已全斂，腹已不脹，飲食倍加。惜其用參不肯如數，余方用二錢，自己只用一錢五分；余方用三錢，自己只用二錢。是以流連羈遲，共服藥五十餘劑而痊癒。癒後照前方減輕，仍令服藥二三十劑調理，健旺倍勝於未病時。

9. 一女子年二十，尚未出室。時庚申年初冬起，每日薄暮時即發寒戰，發一二時方止。半月後，其寒戰愈甚，一發時房中床桌等物俱震動，屢服藥不效，人皆不知為何病。

迎余治之，診其脈，惟左關沉而弦，餘脈皆平弱。余

曰：「此牝瘧也。」據脈論必由鬱久而兼寒氣客於肝臟。
肝主筋與血，寒凝則血脈不能融和，故發戰慄而筋脈搖
動。又《內經》云：「肝病者下晡甚。」下晡者，交申酉
之時，是以薄暮而發也。

用當歸、川芎、山萸、棗仁、白芍、天麻，醋炒柴
胡、香附、吳萸、肉桂、炮薑，只服一劑，而寒戰不復作
矣。次日則乾嘔，嘔數十聲後則作恨聲，如人大怒後，憤
憤不平之狀，其聲連續不止，如此兩日。

又復邀余視之，余曰：「此亦肝氣上逆也。」前方去
柴胡、吳萸，易川椒，一劑而嘔惡與恨聲俱止。次日又咳
嗽，其嗽又連嗽百十聲不止，如此又兩三日，乃復邀余視
之，關脈滑而軟，余曰：「寒痰凝結中焦，因中氣虛，痰
送不出，故嗽不止耳。」用人參一錢，黃耆二錢，白朮、
半夏各一錢，甘草、桔梗、茯苓、陳皮各六七分，升麻五
分，煨薑三大片。一劑服下，吐出痰碗餘，其嗽立止。診
三回，用藥三劑而三症頓癒。

嘔 吐（6例）

1. 壬戌正月，潛口汪石老之尊眷，嘔吐不進飲食，喉
間似有　物，吞吐有礙，已經月餘，石老慮其成噎膈。醫
者多云有火，屢藥無功，命余診之。

其脈濡而滑，余謂是氣虛有痰，兼之有濕。用六君子
湯加蒼朮、藿香、煨薑，服數劑，嘔止食進，多服數劑，
喉間之物亦化為烏有。

2. 槐塘一僕人，係南吉舍弟岳家之價❶也，時年三十

有二。壬戌春月患腹脹起，飲食不進，時吐痰涎，慮成膈證，又慮成臟脹。往求某名醫治之，共往討藥八次，服過藥三十二劑。

其方皆厚朴、枳殼、蘇子、旋覆花、貝母、花粉、大腹皮之類，愈服愈脹，飲食愈不能下，更加嘔吐，兩足酸軟，無力舉步。又向他醫求治，藥用扁豆、穀芽、茯苓、澤瀉、貝母、陳皮、香附、枳殼。服八劑，病又加進。更求一醫，因其口渴，遂謂有火，用知母、貝母、麥冬、黃芩、吳萸、炒連之類，服四劑愈劇。

五月間，因南吉弟就余診之，兩尺沉微，右關弦細而遲。余謂：「吐涎沫者，非痰也，脾虛不能攝涎也；口渴者，非火也，脾土虛不能生肺金，致肺虛不生津液也，自當以補脾為急。然兩尺沉微，少火衰弱，火弱不能生土，故令土虛而不能進食，猶釜底無火，則釜中之物不熟，是補脾猶當補其生脾之原。」

遂用六君子湯加肉桂五分，炮薑五分。服二劑而腹寬，嘔吐止，亦無痰涎。又服二劑，能吃飯碗餘。又服二劑，能吃飯兩碗。乃復來求診，再四稱感。云前番行十餘步便要坐倒，今來計程十五里，乃一直走到。余照前藥，再予四劑。因其無力服參，贈以參二錢，分作四劑，服盡痊癒，飲食照舊。

3. 琶村許魯若兄尊堂，允吉孺人，素有氣上沖痛之症，每發時即嘔吐。壬戌年夏秋間發愈勤而痛愈甚，時年

---

❶價：僕人。

五十有六。初係令親某先生治之，云是有火，用黃連等藥，愈服愈甚。某先生謂是不治之證，囑往見某名醫，亦云是火不差，藥內日用川連二分。服數劑又往，又復加川連。共又服過川連藥三十二劑，其痛遂無休歇矣。其嘔吐則不分晝夜，刻刻作嘔，不但飲食入口為然，即吞津唾一口亦嘔吐出，每日勉進飲湯少許。

時九月終旬，余過石橋，便中轉托余友汪起垣兄邀為視之。詢得如前病狀，診其脈弦細如絲，兩尺欲絕。見前方皆旋覆花、貝母、麥冬、花粉、蘇子、川連、山梔，不覺有激而言曰：「如此陰寒欲絕之脈，仍用如此陰寒速使其絕之藥，何太忍哉！」魯若兄促余舉方，余曰：「予藥可也，方不必寫出，恐兄畏而不敢用。」魯若兄曰：「素敬仰先生高明，斷然不差。乞舉方當即遵服，並無疑畏。」

余乃立方，用：乾薑、肉桂、白朮、人參、茯苓、甘草、陳皮、半夏，少加木香二分。服二劑，嘔吐全止，痛減大半，每日能進粥四五碗。復就余診之，照前方加黃耆、當歸各一錢五分。服四劑，可食飯矣。再去木香、半夏，前方加川芎、香附、山萸、續斷、熟地。調理五十劑而諸症痊癒，更加健飯。

4. 洪源洪兄，字彙涵，寄籍揚州府，癸亥年四月，就診於余。具述病狀云：自十八九歲時，即常覺心前作辣，然猶未甚。至二十一二歲，則漸辣甚。初就某先生治之，用滋陰藥如生地、丹皮、龜板之類，服之辣愈甚，則加柿霜二分，終不效。自某先生作古後，專就某先生治之，則

云是火，每劑用川連二分，余則花粉、黑參、麥冬、貝母、茯苓、澤瀉之類，服之辣更甚，又加黃連一分，云腹脹，則曰有茯苓、澤瀉。又為舉丸方合丸藥，亦用黃連。煎丸並用，共服黃連三年餘。

久久漸腹脹不能飲食，食粥亦必吐出，不能過膈。去冬至今更甚，每用粥半碗則辣甚。辣一二時，則復吐出，吐後則辣稍解。餓時又不得不用粥少許，粥入又辣，辣又復吐。數月以來，每日無一二碗粥到腹，小便亦不利。

余視其形，羸瘦之極，面青唇黃，語輕氣乏。余曰：「我未診兄脈，知兄脈必沉細。未視兄舌，知兄舌必黑色。」先令伸舌視之，果如言黑色。再診其脈，果沉細。

余曰：「此陰寒之極也，奈何全不審脈，直用黃連三年，不稍變通乎？兄之病似在上焦，病之原實在下焦。推其原由於腎虛，此必由少時斲喪太過，腎中之真陽虛竭，故令致此。蓋腎中之真陰屬水，腎中之真陽屬火，即命門之真火也。火所以生萬物者，真火既衰，則不能上蒸脾土，脾土虛則不能健運使熟腐五穀，所以食下不化，停塞胃脘致作酸作辣。如盆醬造麴相似，終不傳化下行，故復吐出。醫者不明此理，反加以黃連大苦寒之藥，寒其不健之脾土，而脾土皆成冰雪凍結之土，絕無生生之氣矣。安望其脾能健運，而食下過膈乎？今欲食下不作辣，過膈不嘔吐，必須溫養脾土。欲養脾土，必須溫補命門真火。火旺則生土，而土為春溫發舒之土，庶可以生萬物，而無陰凝肅殺之患也。」

病者聞余斲喪腎虛之說，道破病根，不覺點首稱服。俱告以幼時知識初開之狀，謂余洞見臟腑。

余為舉方，初用附子、肉桂各五分，煨薑二片，白
朮、茯苓、山萸各一錢，甘草三分，木香二分，陳皮六
分，人參一錢。且語之曰：「兄視此方，得無畏怖？然余
於此證，審之至確，萬不誤事，若有一絲疑惑，必不用此
種藥以招訾責。非余故與名醫相反，實欲與尊證相濟也，
試服之，必能取效。」於是予藥四劑。

渠歸，服二劑而吐止，粥食能過膈，辣亦減半。服盡
四劑，竟不作辣矣。復來就診，附、桂加用七分，人參加
用一錢五分，前方去木香，加黃耆、熟地。服二十日，食
飯飲酒以及種種容易作辣之物，食之坦然，並一毫不辣
矣。面色光澤，肌肉頓長。渠宅中仍有人勸其勿用附子，
云有毒不可再用。匯涵兄復來就診，以此說質之余。

余曰：「附子雖云有毒，然病屬陰寒，其熱性往攻陰
寒之氣，尚恐不勝，何暇留連生毒？況又加制透，毒性盡
去矣，何得復有毒？即云有毒，服有毒而生，不逾於服無
毒而死乎？人何畏毒不畏死也？」匯涵兄因之大悟，遵信
多服不斷，而得痊癒。

5. 族弟坦公之尊堂，為前醫治壞，已成必死之證矣，
後事已備，舉家內外無一人料其復生。余以坦公之知己，
且見其真誠篤孝，故舍分內之工夫，往為治之。其中證變
多端，費盡苦心，竭盡精力，而且擔驚受恐，為彼救活，
漸次收功。忽又惑於前之名醫，幾復殺之。且三殺之，而
余三救之。當今科年，直使反覆纏綿，費半年之功而後得
癒。猶幸得癒，使前醫之言不驗。庶後人鑒此，不致偏聽
誤信，得以多造數命，足愜私衷。至於功名自有定分，多

費時日，荒蕪正業，不足致憾也。因詳載本末，一以見必死之中，未始無可生之道。一以嘆可生之人，每自投必死之門。總以為人性命起見，非欲與醫家立同異、較短長也。謹備述之。

其尊堂今甲子年方四十歲，曾生育十餘胎，體久虛矣。往年常發虛熱、口乾、手心燔，自以為火體，動以燈心、石膏等湯常自煎服。間與名醫某先生診視，亦云有火，宜清涼。益自信為火體而恣用燈草湯、石膏湯不休矣。於壬戌年臘月廿四日吐食起，隨接某先生治之，用黃連藥不癒。久之，不服藥，吐反止，稍遲又發。又接某先生，又是黃連、麥冬、花粉、蘇子、旋覆花、丹皮、地骨皮之類。服之終不癒，吐反加勤。

癸亥年春月，猶十餘日一發，至夏則漸五六日一發，或二三日一發。先吐食，食盡則吐水。自秋徂冬，接某先生愈勤，吐愈甚，飲食愈不能進。其小腹內左旁又有一塊，已經四五年。從前只核桃大，自吐後服黃連藥一年以來，漸長如香櫞大。此塊一跳動，水即起滿胸脅，脹悶一番，再大吐，吐皆紅色血出，日接某先生不斷。

病人覺神魂飄蕩，心無主宰，不得已，自用人參二分，煎和飲湯服之，覺稍安。某先生至，問：「可服參否？」答曰：「如此嘔吐，如何還服得參？若服參，一世不要想進飲食。」再四叮囑，人參絲毫不可用。

噫！安胃止吐，莫如人參，而某先生以為絲毫不可服，此種學問，不知從海外何國傳來，真不可測也。病人聞某先生言，遂畏而不敢服。越數日，萬分難禁持，只得又用參二分，如前服下，又覺稍安。因某先生之藥不效，

或薦之接其高徒。又問可服參否，亦如某先生之言答之，禁不許服。舉方又用黃連三分，余亦百合、扁豆、麥冬、花粉、旋覆花、蘇子、紅麴。服之吐益甚，晝夜不止。延至甲子新歲，愈不能進飲食，勉強飲粥湯一盞，隨即吐出，反帶出許多血水。仍日接某先生不止。

正月二十邊，另延一醫，藥用枳殼八分，一派皆寬胸破氣之藥，服二劑則一息欲絕矣。不得已，仍往接某先生，適值其往杭州。坦公之尊人不勝彷徨，撫胸頓足曰：「此是數該死矣！」而孰知正是數不該死，乃有此機緣也，坦公於是欲迎余診治。

坦公固素信余，因其尊人嚴屬不能進言，今危急極矣，始聽其來迎余。時正月二十六日也，余堅辭不往，坦公涕泣而請，不能恝然，乃往為診之。脈弦細浮空，漸有飄散之象。

余謂：「此證非不可治，但恐無命待治耳。」問：「何以故？」余曰：「據此脈，恐要虛脫，若保得今晚明日不脫去，則此證可療矣。」言不逾時，果叫手足麻，少頃麻至面，又漸麻至舌而脫證現矣。

余曰：「若在他家，用人參一兩，少或八錢，附子二三錢，即可免虛脫之患。尊公既不信心，又將前醫不可服參之言膠固胸中，故余不便用藥。無已，權服輕劑，若保得今晚不脫，明早再商。」

因予藥一劑，用附、桂各八分，白朮一錢，茯苓、澤瀉、炮薑各八分，人參二錢。攜藥去，仍然畏參、附不敢服。未天明，病人又漸麻至心，人事昏沉，汗出淋漓，黎明敲門求救。診其脈，似有似無，欲絕未絕。余因其不信

心，竟不用藥，辭別出門。

恰遇樂莘舍弟，告以故。弟云：「此孀甚賢，仍當救之。」余亦動念，至館輾轉思索，坐立不安。作一字予坦公，令將參五六錢，並煎濃薑湯，和參湯灌下。如言，煎灌畢，人漸蘇，心麻稍定，脈稍起。再予藥一劑，人參八錢，附子一錢，肉桂一錢，白朮一錢五分，黃蓍三錢，茯苓一錢，澤瀉、車前子各八分。其家見服參湯有效，且又在將絕之時，始聽余用藥。

正煎成將服，而鎮中一醫至矣，指略一診，便舉方撮藥，用百合、麥冬、花粉、丹皮、秦艽、貝母、白芍，只用人參一分。告以适才汗暈幾脫，係服參七錢方回。醫者答曰：「人參不可多，多則恐煩躁，極頂只好用三分。」醫別去，余極力勸其勿服，仍將余藥服下，通身之麻頓止，即進粥二碗，不復吐出。此自歲朝至今二十七日未有之事也，是夜仍照前藥再進一劑，並用獨參湯。此一晝夜，共計用參二兩五錢，方得救活，不復脫去。次日照前藥用參八錢，只服一劑連服三日，每日可進粥四五碗。奈中氣之寒易溫，腎臟之真氣難回。服此藥後，小便雖不似從前短澀，畢竟未照常流利，水道尚未大通。數日所蓄之水，至二月初一日薄暮，忽然一湧而出，有兩大面盆。吐後中氣大虛，手足又麻，汗出不止，人事昏亂。將發帶住，扶靠一晝夜，照前藥更加重參、附、黃蓍，仍令不時灌獨參湯。至薄暮，病人忽然端坐床上，言笑罵詈，如無病狀，察之乃新舊先靈，附之而語，語氣各宛肖。

余從不信鬼，觀此亦大奇矣，然亦不過陽脫之證也。只令多服參，至夜深卻安神睡熟。其家擬必不起，忙備棺

衾等物。次早為診之，脈漸有根，人事亦清爽，能進粥食。余謂脫患既已保全，他症可療，可包不死矣。病人猶不信，余曰：「但依我用藥，若死，我當償命。」是日仍照前藥用參八錢。

人問是何證？余曰：以證論，不過一停飲耳。但此證之停飲，較他證獨異獨凶。非此證之獨異獨凶，醫之使然也。」經云：膀胱者，州都之官，津液藏焉，氣化則能出矣。飲雖停蓄於胃，實由膀胱之氣不化，致小便不利，水無所歸，則仍返上於胃嘔吐而出。而膀胱之氣所以不化者，由於腎氣不充。腎氣不充，由於命門火衰。惟命門火衰，上之則不能薰蒸脾土，使中氣虛寒，嘔吐少食；下之則不能化氣，使膀胱不利，小便不通。蓋膀胱之為物，有下竅，無上竅，水由小腸滲入膀胱，而膀胱與腎為表裏，惟腎中之真火旺則腎氣強，腎氣強則膀胱之氣化。小腸之水，一經傳到膀胱之內，便自吸之而入。若火衰腎虛，則膀胱無氣，小腸傳到而膀胱不納，則水不能滲入，水不能滲入，則水無所歸，自不得不由舊路逆行而上，所謂激而行之，可使在山也。

昔賢製桂苓甘朮飲以治此證，用甘、朮以和中，苓、澤以滲利，桂以溫中助命門真火，並宣通膀胱之氣，則水道通而飲不停矣，此正治之法也。

今醫家萬病皆云是火，一見嘔吐，更云有火，動以黃連投之。黃連大苦大寒，妄投一二劑，其害已不可勝言。而乃日日服之，月月服之，且經年服之，即果有火，亦轉而為寒，況真火衰弱者乎，尚安望其有生氣乎？是以火益衰，胃益寒，吐多食少，元氣日消，以至於如此其極也。

經云：諸嘔吐酸，皆屬於熱。固也。然讀書當靈變會通，不可執著，今人但執著「熱」之一字，所以一見反胃嘔吐等證，呆用黃連，致無一人復活。若語以不當用寒涼，彼又引經為據，似無可駁。然彼之引經，只足以掩飾庸流，不足以欺蔽識者。經文固非如彼之謂也，經言屬於熱，猶云病之端緒大段由於熱，非謂必定是熱，亦非謂終久是熱，當用寒藥不已也。故東垣先生又曰：「諸嘔吐酸，皆屬於寒。」誠恐後人執定熱字，恣用寒涼，誤人性命，所以著此一語，以補經文之未備。語雖相反，意實相成，誠軒岐之功臣也。

蓋胃中濕氣鬱而成積，則中生熱，故從木化而為酸，法當清之，此屬熱之謂也。若久而不化，則肝木日盛，胃土日衰。經云：木欲實，辛當平之。故辛可勝酸，辛則必熱，熱以制東方之實，熱以扶中土之衰，此屬寒之謂也。若濁氣不降，而日以寒藥投之，猶人已下井而復加之石，斷無起理矣，此執定「熱」字之為害也。

況此證小腹左邊有塊，已經五年，乃肝經陰寒之邪凝結而成。去年以來，更長大如香櫞者，由於服黃連之寒，以益其寒邪故也。夫肝臟既寒矣，而膀胱又為太陽寒水，寒與寒本相契合，而肝木之性上升，遂將膀胱之水引之直上，為木引水邪。夫膀胱之氣，既不能化之使下出，而肝木之邪又引之使上升，其吐安有已時？故當用參、尤、薑、半、桂、附、苓、澤以和中溫胃，制肝益腎，宣通腎臟，補益真元，使小便利而水不停，吐自止，飲食自多，元氣自復。但上中二焦藥力易到，故一服前藥，胃氣開而吐可止，食可進。下焦藥力難到，腎氣未能驟復，膀胱之

氣未能遽充，所以水傳於下，蓄之數日仍逆流而出也。

今乘此時水俱吐盡，腹內一空，當思一速為疏浚之法，使水到即行，自永無吐患。然極虛之體，如疏鑿飲、舟車、神佑等湯，毫不可沾唇，惟宜附子理中及八味腎氣、金匱腎氣等湯加減用。

立定一方用：附子、肉桂、白朮各一錢五分，炮薑、茯苓各一錢，半夏、澤瀉、車前子各八分，川椒五分，人參八錢。又想出一法，另製小丸藥半斤，用肉桂、附子、人參、茯苓、澤瀉、車前子、椒目、吳萸、葫蘆巴，少加木香，將雄豬脬一個，將藥盛入脬中蒸熟，使脬中氣味度入藥中。再將藥烘乾磨細，仍將豬脬煮汁和藥為丸，借脬之性，引藥直達膀胱。每日服丸藥二錢，服前煎藥一劑。服二日，小便長而清。

此後病人凡有水氣上入胸脅，即將丸藥吞下，更覺水勢下行，腹中汩汩有聲，未幾小便一出，腹中便泰然，飲食便多進。由此日服不斷，吐證絕不復發，飲食日多，小腹之塊漸細。服藥月餘而諸症盡癒矣。

至三月十一日，忽而感冒風寒，頭背痛發熱，余不敢用表散藥，仍用人參三錢，只用柴、葛少許以解肌，余皆日朮、陳皮、伏令、當歸，使止氣強，邪氣自還出於肌表。服藥後，微汗熱退，頭背痛俱止矣。是時大氣暴熱，仍穿厚棉衣，蓋厚棉被，夜間復出大汗，次日脈浮洪而虛數。余謂元氣未回，又復出汗，有傷真元，恐變生他證。次日果大發寒熱，汗多，口渴異常。余適他出，晚歸仍為診之，是日已服參五錢，並前桂、附等藥矣。

觀其舌純黑，余再用附子三錢，桂二錢，人參一兩，

加生地二錢，余悉照前藥。煎服下，隨即渴解熱退，安神熟睡。越一日又發，其發寒時，口內要吃極熱。藥內有三錢附子，並極重薑、桂諸熱藥，又將藥煎火爐內，連火爐放床前，乘滾餵入口，口唇俱起疱，而口內尚覺不熱。如此陰寒入骨，猶謂非黃連之過耶？次日用黃連之醫又至里中，邀來視之，謂發作有時，自然是瘧，用柴胡、鱉甲之類，余力辯不可服。即云是瘧，亦只溫補，扶助正氣，正氣旺，邪氣自退。仍照前藥，日予一劑，寒熱漸輕，汗漸斂。連服六七日，發三四次而寒熱止矣。再將桂、附各減一半，人參亦減去二錢，用八錢。因間有虛熱，加熟地、丹皮，服一月而又平復矣。

其如病家深畏桂附，謂名醫畢竟王道，用藥和平，暗延視之。服藥二劑，而吐證頓發矣。余尚不知病發之由，細究乃得。索方視之，竟用人參八分，前云人參絲毫不可服，今知每日用人參八錢，故亦放手用八分。奈參力既輕，他藥又復涼潤，是以一服病便發。余忙照前藥予服，吐又立止。服十餘日，又漸多進飲食，萬萬無慮。

其如病人惑於鬼神朮數，皆云此命必死，故雖愈猶存畏死之心。凡有醫人到裏，必迎一看，孰意諸醫見余方，無不驚詫勝議。有議附子大毒不宜服者；有議人參多服亦有毒者；有議此一派熱藥，要將筋骨燒枯者；有議服此一派藥而全不知熱，則此證必不起者；有議真病已成，即多服人參亦無益者，甚至全不知醫者，亦隨聲附和，戒其勿用附子，惟余迪茲先生意見與余相符。

余又力為辨析曰：「《周禮》冬至命採毒藥以攻疾。凡攻疾之藥，俱是有毒，不獨附子為然。但有病則病受

之，彼之毒性往攻寒證不暇，何暇留連作毒？如兵，毒物
也，然殺賊必須用之。若無故而用兵，則受兵之毒矣。若
用兵以殺賊，殺賊以安民，則不惟不見兵之毒，深受兵之
利矣，故用藥如用兵，第論用之當與不當，不必問藥之毒
與不毒。苟用之不當，則無毒亦轉成大毒；果用之得當，
即有毒亦化為無毒。人第知附子有毒，殊不知黃連亦有
毒。如此證用黃連不當，直使中氣虛寒，真陽乏絕，氣虛
不化，小便不利，嘔吐不休，飲食不進，一息奄奄，命危
旦夕，豈非黃連之大毒乎？何彼害命之毒反不知畏，此救
命之毒偏多畏也？況附子已經童便、甘草制透，毒已盡
解，安得復有毒？即云有毒，有毒而生，不遠勝於無毒而
死乎？附、桂二味，為此證必需之藥，若不用此二味，即
單服人參百斤亦無益，不可偏聽席流俗說，致誤性命。」
每投藥之際，輒如此辯論一番，幾欲嘔出心肝，合藥予
服，其如一傅眾咻，愈見效，愈生疑。

　　一日又迎前醫之高徒某先生至，坦公恐其又用前番寒
涼藥，急告以如許凶危，係服人參一兩、附子三錢乃效。
某先生大驚曰：「豈有此理？附子如何用得三錢？想必不
是附子。此物用一二分已不可當，安有用三錢之理？」

　　余聞之不覺噴飯。仲景《傷寒》方中，如附子湯一服
內用附子二枚，其餘真武、四逆等湯，俱用附子一枚，何
算少見而多怪也？且熱藥至附子止矣，寒藥至黃連止矣。
附子用一二分便不可當，黃連日服二三分，服數百劑，經
年不斷，又豈可當乎？何不思之甚也！爾時某先生又謂服
附子必要生發背，必要頭頂痛，渾身熱，必要使皮肉俱裂
開。而又批案立方云：內損恐成，萬不能治。此證謂之內

損已可哂矣，茲且不深究。彼既云不能治，則必死矣，又
何慮其有毒？若醫活而有毒，寧不較勝於死耶？其方則用
人參三分，餘又係百合、扁豆、石斛、穀芽、麥冬、貝
母、丹皮、旋覆花、紅麴等件。

病人雖不服其藥，然聞其言便如背有芒刺，皮肉欲裂
之狀，將余前藥暗暗傾去勿服，單服參湯。如此三日，腹
中漸覺不安矣。其家又云，揚州人家，一醫治病，又換一
醫調理，以病癒之後，只當輕輕調理，不當復用治病時之
峻劑也。余聞之，婉辭不復用藥。因向病人云：「爾家誤
信諸醫，又畏參、附峻劑，而喜名醫之和平，余不敢強，
且待服彼藥何如？如病危時，余又來救可也。」

次日果仍接前醫某先生至，則極言附子之害。立方用
人參三分，餘皆麥冬、花粉、旋覆花、丹皮、地骨皮、穀
芽、扁豆、白芍。服一劑，其效如神，是夜吐證頓發，先
吐食，後吐水，連吐數回，中氣大傷。次日便發熱，腹中
之塊又起，水勢不時湧上。某先生見發熱，便云附子毒發
了，並將方內人參三分亦復除去，又加黃連三分。服黃連
後，吐更甚，熱亦更甚，虛人手心更煩熱。又係夏月，喜
將手掌漫冷水中，某先生聞手心喜浸冷水，遂云此是一塊
實火，總是人參、附子之害，遂加用黃連五分。

此一劑入腹，真比砒霜更毒。吐無休歇，晝夜不得
寐，汗出淋漓，時而寒戰，時而燔熱，手足拘攣不得伸，
滴水不能入口，即少進參湯，亦復吐出。二陰之竅，不時
熱氣直泄，令人將棉衣物前後塞住，否則氣一出，心皆墜
下，神便飄揚。此真氣陷下，危篤之極也。某先生則云，
內有一塊實火，熱氣出出也好。噫！此何等危急時也，尚

忍為此言哉！仍照前用黃連五分，病人自知危急，深悔為
彼醫所誤，復囑令郎來求救於余。余堅辭不往，坦公涕泗
橫流，不得已，聊為診之。

　　脈浮細無根，病人在床哀懇，余思未至其時，仍堅忍
不予藥。坦公又奉尊人命，攜前醫藥，親往求加減。時已
二鼓，某醫於前藥內，加一味予歸，至問其所加之一味，
則百合也。病人至此深知黃連之害，且恨且詈，斷不復服
其藥。又洗鼎若叔代請於余，又令女人內懇家慈，轉囑不
肖為救之。因復為診視，六脈無根，浮空欲散。觀其神
色，較兩日前更加可畏，手足齊縮至胸腹前，不能伸開，
熱如燔炭，瘦同雞骨，脫盡人形，語言低微。尚云：「蒙
先生許我服某先生藥，至危急時再來救我，今危急矣，望
再救我。」自慚自悔，備極苦情。

　　余計自服某醫藥吐起至今已經十日，未進粒米，氣存
一絲，若再不救，遂不復能救矣。急命切參一兩現成，為
備藥一劑，又用附子三錢，肉桂一錢五分，丁香八分，炮
薑一錢五分，川椒五分，胡蘆巴一錢，白朮一錢五分，半
夏八分，當歸、熟地各一錢，茯苓、澤瀉、車前子各八
分。此一劑才下咽，手足便能舒展自如。略停半刻，便進
粥一碗，不復吐，大熱立退。坦公喜而急來告余曰：「先
生真是神仙，吾舉家方服先生之神，而恨名醫之誤矣。」
蓋自是始深信余用藥，不復畏附、桂，然其家無一人料其
復生。余仍照前藥連投五日，飲食又漸多。再減輕服至六
月盡，病勢已瘥十之八九矣。

　　七月初旬，余將往省應試，為定久服調理之方，每日
仍用參四錢，附子一錢二分，肉桂八分，炮薑五分，川椒

三分，白朮一錢五分，黃耆二錢，當歸、山萸、枸杞、熟地各一錢，炙甘草三分，澤瀉、車前子各七分。又舉丸方，煎丸並用。服至九月初旬，余自省中歸，診其脈，和平有力，腹中之塊盡去，舊疾萬不怕復。飲食倍多，其精神氣色，件件勝於未病之前。

今九月十三日，得稱賀四十壽，共計服過人參七斤餘，熟附子三斤半。其家患瘡者甚多，獨病人癒後，並無一絲瘡疥，更安得有毒耶？願醫家惟按脈審證，量證發藥，用藥救命，勿徒議附、桂有毒，致誤人命也。

6. 癸亥年又六月，因內戚風水事，過黃村晤耀德妹丈。正坐談，忽有一女人來索診。年已望六，診其脈，沉而遲，左關細而弦，右關短澀。

問：「飲食嘔吐否？下半身冷，足無力行動否？」答云：「正是。自某月起，至今數月，不能飲食，每日只用粥碗餘，仍要吐去，足冷如冰，不能行走。曾往見名醫八九次，共服彼藥四十餘劑，毫不見效。已自知病成噎膈，不能治矣。今欲遣人往外尋男人歸，為料理後事，適聞高明在此，故來求治，不知還可治否？」余問：「名醫藥內曾用黃連否？」答云：「不曾。」余曰：「若未用黃連，尚可救也。」

為舉方，用肉桂為君，佐以人參、白朮、茯苓、半夏、陳皮、當歸、牛膝、山萸、熟地，少加木香。服一劑，腳下便溫，次日食粥即不吐。連服四劑，能食飯碗餘。再服五六劑而飲食照常，諸症痊癒。

霍 亂

許老師之二公郎在三世兄於甲子秋月在省應試，時天氣炎熱異常，忽患霍亂。一夜至天明，吐瀉數百次，飲水一口，反吐出碗餘，大便竟不論遍數，不時直流，口內作乾，舌純白色，四肢冷，口唇青，脈則浮微數亂，按之無根，腳又轉筋，痛不能忍。余思昔人云「轉筋入腹者死」，觀此光景，心甚慮之。

又思及見知於許老師，倘治之不效，日後何顏相見！不勝惶懼。復定心靜志，細一思索，憶《內經》之言霍亂者不一，其中有一條云「歲土不及，風木大行，民病霍亂飧泄。」此言風木勝土而為霍亂也，今轉筋則兼風木矣。風木之證，宜桂苓白朮散，然又厥冷唇青，乃屬寒證，想必誤傷生冷以致此也，此又宜吳萸四逆等湯。因參合而用之，為定方用：人參、白朮各一錢五分，肉桂、乾薑各八分，茯苓一錢，陳皮六分，炙甘草四分，半夏八分，丁香、吳萸各五分，澤瀉七分。因是寒證，並木瓜亦不用。服一劑，吐瀉俱止，下午仍令照前再服一劑。次日往候之，已飲啖行動如常矣，不覺快甚。

浮 腫

癸亥年九月，項左宜兄令郎甫八歲，通身浮腫，陰囊更腫而明亮。名幼科治之，日用車前子、澤瀉、赤豆、山梔分利清降之藥，久久不癒，反加二便俱閉，飲食不進，情急而來見余。余予方，用補中益氣湯倍白朮，加蒼朮、木香、肉桂、澤瀉，囑用人參八分，再不可少。歸而服藥

一劑，是夜二便俱通，腫消一半，再數劑而癒。

癒後半月，坐冷石凳上許久，陰囊又復腫如前，小便又不利。時余已往旌陽科試，因復向前幼科治之，且告以前恙，係用參而癒，幼科駁曰：「如此孩童，如何服得人參？且諸腫無補，獨不聞乎？」仍予分利之藥。服數劑，絕無效，又不飲食。因尋出余前方，市藥二三劑，每劑用參五六分而癒。

喘 嗽（9例）

1.丙辰年十月，潛溪一僕人，名來助，年四十有六，患病半年矣。時余適過其主人館中，其僕逡巡欲進不進，揣知其意，欲向余索診也，即呼為診之。六脈洪數有力，右寸更甚。問其病因，云今年五月內發熱咳嗽起，越數日，吐血碗餘，隨向某處討藥，服藥三月，毫忽無效，至今發寒發熱，咳嗽吐痰，日甚一日成癆病矣。

余問：「彼方可是百合、石斛、山藥、扁豆、麥冬、貝母、葳蕤、百部、丹皮等項否？」答曰：「正是。近日又見某相公討藥四劑，只服得二劑，嗽熱更甚，又加氣喘。行動怯力，剩二劑不敢再服。」余問：「此方可是白前、桑皮、蘇子、丹皮、地骨皮、百合、天冬、麥冬、花粉、黑參、桔梗、貝母，再加枇杷葉半片乎？」答曰：「正是。」令取二方視之，果如所擬。

余為定方用：柴胡、黃芩、山梔、白芍、生地、麥冬、橘紅、貝母、茯苓、薏苡。友人問曰：「虛損半年，尚可用柴、芩乎？」余曰：「此本非虛損，將欲醫成虛損耳。彼脈弦洪而有力，初起發寒熱咳嗽，後復吐血者，明

係從外感起。風寒入肺，則閉而成熱，熱嗽出血，遂用通
套治癆之果子藥治之，病邪不除，久則害正，而真癆將成
矣，此養瘰為患。近所服二劑，如白前、桑皮、蘇子，又
一味瀉之降之，徒損其正氣，而肝部上沖之邪、肺中久據
之熱究不能除，所以嗽益甚而更加以氣喘也。

　　其發寒熱者，乃原病少陽之根尚存，非同陽微惡寒、
陰微發熱之虛證也。」遂照余所定之方服二劑，喘定，嗽
減十之六七，寒熱亦退其半。

　　復來索診，右寸脈平，左寸與右關脈仍洪實，照前
方，去黃芩，加黃連二分，再服四劑。飲食多進，寸關脈
已平，惟兩尺洪數，又去柴胡、黃連，加黃柏，倍生地，
再服四劑。六脈盡和平，寒熱全退。再用一派養陰健脾之
藥，調理月餘而痊。

　　時醫盡好用清，如此證有此脈，乃可清耳。若果已虛
矣、損矣，而仍然清之、瀉之，安有復生者乎？

　　2. 一族嬸患咳嗽三月，服清潤藥不效，服滋養藥亦不
效。時戊午秋夜，族叔字次尹來作別。囑云：「明早出蘇
州，內人久嗽，恐成癆怯，來日煩為診視。」

　　族叔行後，余如約為視之，右寸脈沉數有力。余曰：
「此肺火也，極易易耳。」重用炒黃芩一錢為君，佐以麥
冬、桑皮、桔梗、貝母、橘紅、薏苡、白芍。是日服一
劑，嗽已減大半。次日再服一劑，嗽全止。行客未出徽州
界，而家內三月之嗽已癒矣。

　　是年冬杪，次尹叔自蘇州歸里，再四稱謝。云更有請
者，荊人娶已多年，從未受孕。每經事將行，十日之前，

即腹痛，行後又十餘日，流連不斷，小腹隱痛。一月之內，只得七八日清爽，其余皆苦痛之日，煩再為診之。診其脈澀而緩，為氣滯血虛，用陳皮、香附、蘄艾、川芎、茯苓、白朮、甘草、木香、熟地、丹參、杜仲、續斷，重用黃蓍、當歸，囑服一月不斷。

至次月經期時，復邀余視之。云：「口內當是經期，而十日來毫不腹痛，經尚未行，得無孕乎？」余診之曰：「非孕也。氣已流通，自不作痛耳。」次日經果復行。隨令服煎劑，並續合丸藥一料。如前方內去木香，加人參、山萸、蛇床子、魚鰾、枸杞。

服兩月，又請余診之。云：「兩月來，臨經俱不腹痛矣。」余診之喜曰：「此孕脈也。月事過期乎？」答曰：「方過期三日。」余稱賀為有孕無疑，是年冬果生一子。

3. 郡城北門外程兄，甲子年五十有五，於二月間，大失血，遂咳嗽，後復發熱。服名醫及諸醫藥八九十劑，日益增劇。至五月中旬，就治於余。診其脈，虛數而軟，閱其前方，大率皆麥冬、天冬、花粉、黑參、桑皮、蘇子、白前、丹皮、骨皮、百合、石斛等項，又有用黃芩、射干者，又有用前胡、柴胡、杏仁者。

余喜其尚能食飯，因予一方，用阿膠、薏苡、橘紅、知母、丹皮、當歸、白芍、生地、黃蓍、人參。只服二劑，嗽止熱退，飲食益增，遂不復服藥而癒。

4. 徐村徐兄字連茹，於甲子年五月，就診於余。云自去年冬杪北地歸里，途中遇風雪，遂咳嗽。歸而求治於諸

醫及某名醫，服藥若干，絕無一效，計今已嗽半年矣。服諸藥不惟嗽日加增，而且左脅又添一塊，按之微痛，胸腹脹滿，飲食漸少。出前諸方示之，皆麥冬、天冬、花粉、黑參、貝母、丹皮、地骨皮、白前、蘇子、桑皮、黃芩、黃連、童便之類。

余診其脈，兩寸微浮，兩關弦細。告之曰：「兩寸微浮，仍有風也。」想因途次受風，風入肺竅，諸醫未曾疏通肺氣，遂用涼潤之藥使肺氣閉塞，致風入肺竅膠固不出，嗽無已時也。其左脅之塊乃肝臟之寒，亦係多服寒涼之藥使凝結而成。其腹脹滿、飲食短少者，亦寒潤敗胃之過也。今且宣通肺氣使嗽止，再治胸脅，藥不可夾雜。

遂用細辛、蘇梗、桔梗、甘草、橘紅、前胡、茯苓、半夏麴、生薑。予藥三劑歸，只服過二劑，半年之嗽已全止矣。復來診視，再予六君子湯加桂，以制肝扶脾，數劑盡癒。

5. 演戲五子班中，扮束腳張禹應，於甲子年二月傷風咳嗽起，至本年冬月，經歷十餘醫，服藥二百餘劑，嗽日增劇，晝夜無停聲，痰中帶出血，喉盡失音，登臺不能唱一字，慮成癆證矣。十一月間，就余診之。

脈沉微緩弱，右寸更無力。出前諸方數十紙閱之，盡皆麥冬、天冬、丹皮、地骨皮、花粉、黑參、黃芩、貝母、枇杷葉、旋覆花、白前、桑皮、蘇子等項。而名醫於前諸藥內，更加馬兜鈴以寒肺。

余曰：「如此沉微緩弱之脈，肺中毫無火氣，奈何猶寒涼不休？肺脈更加無力，嗽久肺氣已不足，奈何猶降氣

瀉肺不已？推子受病之初，不過風入肺竅，開手不用疏利肺氣之藥，遽用寒潤之味以錮住風邪使不得出，是以愈服藥愈增嗽。且肺為嬌臟，畏熱尤畏寒，久服黃芩、馬兜鈴等寒肺之藥，直使金寒水冷，致肺成死金而音失矣。況金之為物，虛則鳴。今以寒藥錮其外，使寒痰凝結，填塞肺竅，肺中虛靈之孔俱被塞實，又何能出音？今先以宣通肺竅之藥服之，使竅開風出而嗽止。再用溫養肺氣之法，庶幾肺金復生而音復出也。若云癆證，萬萬無慮。」

遂用前胡、杏仁、橘紅、細辛、蘇梗、桔梗、甘草、半夏、茯苓，生薑三片，予藥二劑攜歸。

方服一劑，是夜到天明遂一聲不嗽。次日恣意飲酒，又復微嗽，復為診之。照前藥再予四劑，而嗽痊癒。然後用溫肺湯合六君子湯，用參數分，溫養肺氣，而音亦漸出。

6. 潛口汪羽儀兄尊眷，年五十餘，壬戌年春月起患咳嗽。又因氣惱，遂患腹脹，漸致不能飲食。下腹餓甚，上腹又不能飲食，食下即吐，日勉強食粥少許亦不過膈。平日所用之藥，皆是麥冬、貝母、黃芩、花粉、蘇子、厚朴、枳殼、香附清肺潤痰、寬胸下氣之藥。延至夏秋間，病經半年，又加出汗，病益沉重矣。

便中邀余視之，脈弦而細。余謂：「真氣大虛，安可日從事於寬胸破氣？寒痰凝滯，安可日益以潤肺清痰？」為舉方，用六君子湯加肉桂四分，木香二分，當歸一錢，藿香五分，煨薑二片。服二劑後，汗斂，嗽減，腹寬，可少少用飯。再服四劑，能吃飯碗半。再多服數劑，痰嗽俱無，飲食如常。

時有令愛，年十八，未出室。患發熱，咳嗽，吐痰，出汗，已經數月，確成一虛損矣，幸未至不能側臥。余用人參、黃蓍、當歸、白芍、生地、茯苓、甘草、橘紅、麥冬、貝母、薏苡、牛膝、龜板。服五六劑，汗斂、嗽止、熱退，再去貝母、麥冬，加白朮、山藥，增人參錢餘，不一月而痊癒。

7. 庚申冬月，棠友弟媳年二十餘，出麻後，咳嗽不止。舍弟只謂麻後咳嗽為常事，正不經意。嗽漸甚，漸不出聲，漸不能臥，不惟不能臥，並不能直坐，必俯首而坐。如是者十四晝夜，漸覺一息欲絕矣，棠友舍弟始彷徨告余。

余為診之，脈浮候絕無，略重按亦絕無，惟中候有一線如蛛絲然，余深為驚懼，囑其另延醫視之。舍弟泣告，謂不但力不能延醫，即延醫至，亦不過通套果子藥，未必能有濟於事。余思脈僅一線，指下模糊，此神氣欲離之候也。細思之猶幸一線在中候，乃痰隔脈阻，未即脫去，若在浮分，則死在頃刻矣。使彼結債借銀費無限氣力，延一醫至，彼見咳嗽不能臥，直以白前、桑皮、蘇子之類投之，一劑下咽，立刻死無救矣。於心不忍，莫若仍為備藥一劑，服後看光景何如，再商。

立方用六君子湯加黃蓍二錢，用參一錢，煨薑三片。服後略可側臥，次日嗽聲稍響，喉間有痰響，正似水鳴聲。余謂幸未出汗，再一汗出，遂難保矣。言未畢，汗大出，忙為借參三錢，仍照前藥去半夏，倍黃蓍，煎服，汗遂止。至下午，又忽口噤眼倒，手腳厥冷，竟欲絕矣。又

急為借參三錢，照前藥加附子、肉桂、炮薑，急煎灌下，又漸蘇。次日棠友以田質資十金，買參救之，每日藥二劑，共用參六錢，黃蓍一兩，附子、煨薑各一錢，既無汗，仍用半夏，余照前白朮、茯苓、陳皮、甘草，更加薑汁，連服三日。至薄暮忽一大口吐出寒痰二三碗，便倒身而臥，直至次日早飯尚不醒，蓋半月餘未曾得睡故也。

以後每日只服藥一劑，用參四錢，薑、附各八分，更加薑汁。每日遂口咯出硬痰，共有碗餘，仍另大吐出清痰二三碗，視之如清水，掃之極稠黏。其冷如冰，從口中過，覺齒舌皆冷而戰慄。如是者吐七八日，共吐過清冷之痰有四五小桶。漸覺手足遍身肌肉皆空，內如蟲蟻行動。

蓋肌肉經絡之間，皆痰飲流注在內，非此溫藥，寒飲亦不能滑；非此補助正氣之藥，氣弱痰飲亦吐不出；非此溫補之藥固其元氣，痰飲即盡去，而元氣頓空，命亦隨殆矣。嗣後參漸遞減至一錢，薑、附漸減至五分，前藥漸加歸地，調理月餘而痊。

8. 一族兄，諱德生，字鄰也。辛酉年冬月，自浙江歸，舟中仆水，抵家則右半邊面浮。至臘月二十七日，造余館就診，其脈滑而軟，兩尺更沉。余曰：「氣虛有痰，兼少火不足，今當用六君子加減，稍後仍要用附子。」鄰也兄曰：「日前在某村妹丈家，羈留數日，便中見某先生，發藥四劑，只服二劑，便致喘甚，竟不能行動，故煩酌之。」余曰：「某先生之藥，得毋用蘇子、桑皮、香附、赤豆之類乎？」答曰：「正是。」余曰：「兄脈軟，屬氣虛，彼不用補氣，而反用瀉肺降氣之藥，安得不

喘?」昔賢云：喘生毋耗氣。余予藥二劑，用六君子加黃耆、百合、五味子，人參只用八分。

越兩日，二十九即除夕，時將二鼓，忽聞敲門聲甚急，啟視之，則鄰也兄之令弟靜致也。云家兄刻下喘甚，臥不倒，坐亦不安，求往一看。余即同往，且行且自沉吟，前脈軟，必當用參，何為服參反更喘？一路思索，不得其解。至則見其仰靠床上，面與手背俱腫，氣短，脈數亂。問：「昨藥內可依我用參否？」答曰：「我思名醫方用降氣，而老弟遽用補氣，故疑而未敢用，藥竟未服。」余曰：「是則自誤也。」仍將前藥加參耆一倍，每各一錢五分，加橘紅五分，服下，喘定得臥。

次早歲朝，即邀余往視，面浮與手背腫俱消，仍照前藥連服三日，安臥不喘。初四日有郡中令親亦係行醫者來拜節，登樓候之。云肺氣未清，不宜用參，為立一方，云服二劑包好，信而用之。其方則白前、桑皮、貝母、百合、花粉、黑參、黃芩、桔梗、麥冬、葳蕤。服下一劑，是夜喘甚，竟不能上床，並不能正坐，惟俯首坐至天明。次日迎余，余又遠出拜節，病者不得已，獨煎人參二錢服下，喘稍定，方知用參之功，而勸勿用人參者之害。然終不能上床，加之足腫陡然至膝。

初六日復視之，見其病狀，驚問其故，方知令親之誤。余曰：「彼藥不獨瀉肺致喘，並寒涼引動腎邪矣。蓋兄脈兩尺原沉，命門火氣原衰，火衰水邪本易起，加之墜水使外邪感觸其內邪。《內經》云：渡水跌仆，喘出於腎與骨。當是之時，勇者氣行則已，怯者則著而為病也。《內經》言恰中兄證，既以外之水邪，觸動其內之水邪，

而面浮手足背腫，其水勢已將發矣。而又以寒藥引之，是以水氣卒然上乘而陡腫至膝，喘嗽不能臥倒也。蓋緣腎中無火，火不能濟水，而水邪上凌土位，《內經》所謂水氣並陽明是也。若土旺猶得制之，無如火衰不能生土，則土弱不能制水，水遂得越土位而上乾於肺，故為喘、為咳、為痰飲，《內經》所謂淫氣病肺是也。要之其本在腎，其末在肺，用參只能救肺氣，不能逐腎邪，欲逐腎邪，必須補火；欲補火，必須用附桂。」鄰也兄曰：「吾時有鼻紅，恐附桂不宜，姑緩之。」強之不可，但於前藥內加地黃、澤瀉、車前子，服二劑。

初八日又視之，兩腿盡腫，直腫至小腹下，脈益沉。余曰：「附桂再不可緩矣。」令伸舌視之，上有白苔，正如麵粉厚塗在舌上，其白異常。病人自以鏡照之，問余曰：「白苔非火乎？」余曰：「曾見白苔有此白法否？此名寒潭積雪，寒之極也，如潭水本黑色為寒，又加雪積其上，其寒更甚。今兄舌本黑色，又加一層白苔，掩住其黑，若白苔退開，黑色自現。其有鼻紅者，乃下焦陰寒之極，將一線孤陽逼之上浮，用附桂則引之使下，又何慮焉？」急為定方，用金匱腎氣作湯，內用桂附各八分，加人參二錢，白朮一錢。服一劑，鼻中不復出血矣，舌上白苔退淡，果露出苔下是黑色，始信心用藥。每日用藥二劑，附桂各一錢六分，服五六日，腫消至膝矣。

一日附子用乏，只存五六分，權用一劑，是夜遂復腫起五寸，方知附子之功所關不小，仍照前加重。服十餘日，始消至腳肚下，便可臥矣，惟腳下至足底一段，最難消。病者反疑慮，蓋其尊人由此症而歿，故疑父子相承，

為不起症。余曰：「尊公當日係某名醫所治，此醫生平只知用清不知用溫，故萬不能治此種證。今惟服金匱腎氣為的對之藥，日服不斷自然逐漸收功。如見疑，盍接余迪茲先生商之。能治此證者惟此公，他人則不敢薦。」因作札代迎迪老至，亦用金匱腎氣，悉照古方，只加人參不加白尤，使迅速下行尤為老到。余更為制腎氣丸一料，煎丸並用，仍服二十餘日，而後消至足底，平復如初，癒後共計服過附子一斤，肉桂十二兩，人參一斤。

一日諸友偶談醫事，言及此症用如許參附方得收功。一友笑曰：「無怪某名醫議吾兄好用人參、附子。」

余曰：「人參、附子豈容好用？若不當用，即一分下咽便覺不安；若用之而安而且病癒，則是當用，非好用也。惟余於當用者而即用，彼於當用者全不知用，故少所見多所怪耳。試問此病豈彼所好用之旋覆花所能治耶？」舉座大笑。

後里中一後生，斫喪❶太過，亦患腫證，與鄰也兄之證無異。名醫用旋覆花、豨薟草、秦艽、白鮮皮、丹皮、丹參、地骨皮、花粉、貝母、麥冬、土茯苓、葳蕤，服十餘日，遂起疱出水，水流不止，漸將血肉皆化為膿水流出，抬任加減十餘次，終不出此種方。

服藥兩月餘，漸飲食不進，發寒發熱，氣血盡耗，仍然用此種藥，遂死不起。設亦以治鄰也兄之藥治之，何至於死？彼既不能認證，誤投雜藥以致人死，反議用對證藥以活人者為好用某藥，是誠何心哉？

---

❶斫喪：摧殘，傷害，通常指沉溺酒色而致傷害身體。

9. 癸亥年九月，汪石老一僕婦，年二十餘，極瘦弱。咳嗽，氣喘促，不能臥，並一步不能移動，已經七日。所服之藥，皆係防風、杏仁、麥冬、貝母、桑皮之類，愈服愈劇。偶過潛里，石老邀為視之。

脈極數亂，卻極綿軟無力。其數亂者，乃氣喘促之故；其軟而無力，則脈之真象也。余斷為肺氣虛寒，宜用溫肺湯：炮薑、肉桂、白朮、半夏、黃耆、人參、茯苓、甘草、橘紅、桔梗。服一劑，是夜遂不喘，可以安臥。次日即能行走，再劑痊癒。

癒後數日，小腹下腫出一塊，行路有礙，其夫恐生外患，來告余。余曰：「前證原屬氣虛，此證當亦是氣虛下陷，非外患也。」用補中益氣二劑，提之上升而腫遂消。喘嗽之有溫肺湯，乃氣虛肺寒的對之藥，投之得安，無不立效。前此里中有一僕人，時發哮喘。發時一連二十餘夜不能臥，遇寒更甚。余以此湯投之，彼下人無參，重用黃耆二三錢，一劑立癒。嗣後將方時刻佩帶身邊，間一發時，照方市藥一劑即癒。

又梅村葉蘭友兄亦有此症，壬戌冬月正發，余投以前藥，當夜即安臥。連服八劑，半年不發。後一發時，照方服藥即癒。後蘭老以余方誇示醫者，醫者茫然不解。未幾往雄村治病，病正相合。見前諸醫所用之藥，悉是黃芩、麥冬之類，喘嗽月餘，終不能臥。因以余方試之，一劑取效，始自嘆服云：「吾行醫一世，從不知有此治法。」

又癸亥十月，余在旌陽應科試，同學汪左觀先生此證忽發。詢余寓索診，余投以前方。因彼客中無參，亦重用黃耆三錢，市藥一劑歸寓所。同寓諸友交口極詆，謂黃耆

萬不可服，若服黃耆必腰背屈曲，喘嗽倍增。因畏而不敢
服，又來見余，余再四勸之服，謂服必取效。歸而諸公又
勸其勿服，彼躊躇不決，因禱之神，大吉。又卜卦云：天
醫上卦，藥當服，始回寓服之。是夜喘定，嗽止安臥，始
信心再服而舊病獲瘥。乃知此湯之治肺氣虛寒，誠屢試屢
驗，百發百中者也。

　　不知何故，近來醫家凡遇此證，必用麥冬、貝母以重
寒其肺，否則桑皮、白前、蘇子以重瀉其氣，甚至黃芩、
花粉使雪上加霜，而病無瘳時矣。若告以當用參耆，則笑
為妄誕；告以當用薑、桂、白朮，則畏若砒霜。致使昔賢
垂示後人之正法不能復明於世，無怪乎夭枉者多也。想亦
天地氣運漸薄，故至此耳。悲夫！

渴　證

　　癸亥年五月，里中一女人，鄰也兄之令弟媳，年三十
餘。常微發熱，胸膈脹悶，不進飲食，口渴之極，喜飲冷
水。迎余診之，脈沉緩無力。余曰：「虛極，當用參。」
其家驚駭云：「如此有火，喜吃冷水，如何用得人參？」
余曰：「豈但用參，還要用附子。」彼不信，鄰里群相勸
之云，必須往見名醫，不可兒戲。病人乃脫簪質資，往見
名醫。藥用花粉、黑參、麥冬、丹皮、地骨皮、貝母、百
合、鱉甲、香附、旋覆花，服二劑，燥渴愈甚，腹益脹
滿，並薄粥亦咽不下，更加倦臥，不能坐立。

　　復來迎余，余謝不往。浼人堅請，不得已復為診之。
謂其家曰：「須俟鄰也兄山中歸，相商用藥，庶幾有濟，
否則爾家必不信用。」病者曰：「事急矣，不能待也，聽

用何藥，自當遵信，前番誤聽人言，悔無及矣。」

余用八味地黃湯去肉桂，只用附子八分，用生地三錢，加人參一錢，白朮一錢，黃蓍一錢五分。預告之曰，但服一劑，可不思吃冷水。服二劑，口不作渴。服四劑，不但食粥，亦可吃飯矣。連服四劑，果一一如余所言，仍服十餘劑而調復如初。

一日赴席，座中有人問及此證如何反用此種藥？可謂奇矣。余曰：「無奇也。昔賢云：治虛人喉乾，八味丸為聖藥。蓋譬之釜底加薪，則釜中津氣上騰，理固然也。今人但不讀書，不博求義理，又不能審脈，臨證罔辨。是以一見口渴，便云是火，而以寒涼清之，清之不癒，則重清之，致胃氣受傷，元氣侵削而不可救，誠可哀也。至於附子一物，動云有毒，不可用，見用之而效而死者復生，猶必戒之為不可用。夫用之而效而死者復生，猶謂不可用，則彼用之而絕不效，而生者置之死，猶必謂其藥可用哉？世道人心，真不可問矣！」問者始默然。

越數日，鄰也兄自山中歸，詣館稱謝。余告以令弟媳之恙如此，所用之藥如此。鄰也兄曰：「昔漢帝病渴，請太醫用清火藥，久久不效。值張長沙入覲召之治，用六味地黃湯加附桂，諸太醫驚心未定而渴疾瘳矣，即同此治法也。」余曰：「余何敢妄希前哲，但其理不可易耳，此真可為知者道也。」

奔豚

壬戌年秋月，余在休邑，一男子來就診於余。云一奇證將一年矣，通敝縣醫人皆不知為何病，特請教高明。

余為診之，兩關尺脈俱沉弦。余謂：「此不過下焦陰寒病耳，有何奇處？」答曰：「自某月起，每夜約交二更時，即有一股氣從小肚下起，沖至臍下邊，後漸至胸前，久之漸抵住喉之下，腹內如有物跳動。此氣一起，即不能睡，夜必坐至五更方平息下去。捫之又無形，日間又如常，夜間則苦甚不能眠。敝縣諸先生俱醫過，皆不知為何病。只有著名某先生云是肝火，用柴胡、黃芩、山梔，服下更不安。」余笑曰：「倒是不知病名，還不妄用藥。知是肝火則恣用清涼，其害反甚矣。」旁有他客，咸急欲問病名。余戲語曰：「病極小，要好亦極易，只是病名卻不輕易說。」眾客愈堅問，余笑曰：「此奔豚證耳。每至二更而起者，二更乃亥時，亥屬豬，豚即豬也。故至其時則陰起感動，五更陽氣回則陰氣潛伏而下。豚本至陰性柔，有時而奔，其性更烈。此氣伏於腎臟至陰之中毫無形影，突然上沖不可駕馭，如豚之疾奔，故以為名。蓋陰氣上逆也，當以純陽之藥禦之。」為定方，用肉桂一錢為君，餘則胡蘆巴、茯苓、澤瀉、熟地、丹皮、山萸、附子。是夜服一劑，其氣只沖至臍邊即止。仍加重肉桂，服數劑而痊癒。

傷 暑

己未年，余就館於廣陵，習靜課徒，摒絕醫事。七月初旬，偶以他事出真州，便中往候汪以章先生。一見喜甚，云連日大病，正欲買舟相迎診視。具告病由，云：「自某日發熱頭痛，醫者謂是感冒風寒，用羌活湯表散，服後病如舊。又服前藥，共一連服過四劑，病仍未減。今醫者仍要發散，故思得吾兄一視。」

余診其脈，虛浮遲軟。問：「汗多否？」答云：「汗多，且頭眩。」余曰：「此是氣虛受暑而起，並非感冒風寒也，表藥一絲不可用。況當此暑月，何堪連用四劑？愈表則愈虛，愈虛則熱不退而汗出眩暈也。」急為定方：用人參、黃蓍、白芍、五味子、棗仁、茯苓、扁豆、甘草、麥冬。一劑服下，汗斂熱退，諸症立癒。

此病雖小，往往誤用表藥以致亡陽，其害莫大。醫者須審脈辨證，切不可一見頭痛發熱，便云風寒，恣情發散。誤施之體實者，其禍猶輕，若誤投之虛人，禍不旋踵矣，尚慎之哉！

吐 血（3例）

1. 壬戌秋月，次尹族嬸忽大吐血，其血吐在地上，跡大如澡盆，且凝高數寸。次早又復吐，亦如頭夜之多。余見而畏之，為診其脈沉軟而緩。余曰：「此血脫也。幸脈軟緩為可治，今日當即重用參蓍，奈爾家女流，必聽俗說，云吐血是火證，吃不得人參。我若驟用人參，爾家必不信服。今且用養血涼血藥一二劑，俟不復吐再用參可也。」藥內暗投黃蓍五錢以固其氣，餘則當歸、生地、丹皮、白芍、牛膝、麥冬、薏苡，加藕汁、童便。服二劑，血已止，但軟倦，並無他症。

或勸之曰：「此重證也，必須往見名醫方放心。」果往見之，輒戒之曰有火不可服人參。其藥用白前、桑皮、蘇子、丹皮、赤芍、生地、麥冬、貝母。服四劑，則加咳嗽發熱矣。病者遂信巫不信醫，大設壇場，請神三晝夜，恰好請神將畢，而次尹叔歸矣，是即神佑之使得復生之機也。

次尹叔歸後，詢知病狀，語病者曰：「爾前番咳嗽成癆，賴天士先生救活，其後大伯（指聖臣叔）重病，幾被涼藥誤殺，亦賴天士先生救活，明效大驗，何不專托醫治？反聽旁人，往見名醫，致添病苦，是自取死也。」次早次尹叔造余館，告以前言，惠以土儀❶，堅誠囑託。因急為診之，急用人參、黃蓍、當歸、白芍、生地、龜膠、阿膠、山藥、麥冬、丹皮。服二劑，熱退嗽減，服五六劑而嗽全止。復為診之，去貝母、麥冬、龜膠、阿膠，加白朮、山萸、枸杞、牛膝，服藥一月而復元。

蓋所謂血脫者必益氣，又所謂失血久者當以胃藥收功也。前賢之言，豈欺我哉！今人必不信用，何也？

2. 癸亥年七月，項左宜兄令眷，大吐血數盆，總不止，略咳一聲，血隨吐出，脈浮虛，兼出汗。余曰：「此氣虛不攝血也。」用人參一錢五分，黃蓍二錢，佐以當歸、生地、白芍、丹皮、阿膠、薏苡、麥冬、牛膝，加藕汁、童便，一服立止。再去麥冬、藕汁、童便，加白朮、山藥，調理十餘劑而癒。

3. 甲子年四月，坦公弟之尊眷，大嘔血，眩暈出汗。其尊堂尚在病中，聞之不勝驚慮。曰我家人再吐不得血，一吐血必死，歷數從前某某，一一皆然。余告之曰：「無慮，從前吐血即成癆病，病必至死者，皆專任某醫治之，故未有得活者。今待我為治之，決不死。」

---

❶土儀：饋贈禮物的土特產品。

　　為診之，脈浮弦，按之豁如。余曰：「此氣虛不能攝血也。今人治血證，必云是火，動用犀角地黃湯或黃連、黃芩，否則必係花粉、元參。若名醫則必加桑皮、白前、蘇子，以清火降氣，設投之此證，元氣愈虧，血愈不止，至血枯氣竭，則發熱咳嗽，癆證成而死不遠矣。宅中前此之人，所以多枉死也。」昔賢謂血脫者必益氣，陽生陰長之理也。用人參三錢，黃耆三錢，白芍、丹皮各八分，生地一錢，阿膠、山藥各一錢，黑薑五分，童便一盅，藕汁一盞。服一劑，血仍微吐，再劑，盡止。仍服二三劑後，再減輕參耆，去童便、藕汁，加白朮，調理半月而復元。一切發熱咳嗽等症，絲毫不現。若用清火瀉肺，安能如此輕輕奏功耶？

　　治此證不足奇，第以今人必不用參，至多枉死，故載之以備考驗。非謂血證必當用參，亦非余之偏於用參，以係此種氣虛不能攝血之證，則斷不可不用參也。若夫氣逆火炎，用清涼而癒者，舉世皆知，不必盡載。

便　血

　　內傷之證，飲食傷最易治，即勞倦有傷筋骨，猶不難治，惟是七情所傷最為凶狠。如潛口汪子右湘，於庚午秋作古，年甫二十有九。諸郎皆幼，又有外侮不寧，其尊眷悲傷憂鬱，思慮惱怒兼而有之，於辛未秋日，忽大便血，連下數回，勢如暴注，作暈出汗，人事昏聵。六脈沉遲細濇，欲離欲絕，呼吸之間，便欲暴脫，咸疑侍婢暗投敗血之物以害主母。余曰：「不然，此內傷之證也。蓋人身之中，脾統血，肝藏血。有傷於脾，則脾不能統；有傷於

肝，則肝不能藏，遂乘勢暴脫而下。今自右兄作古後，又兼外侮，憂思拂怒，日夕有之，久之思多傷脾，怒多傷肝，脾受傷則不能統血，肝受傷則不能藏血。本體又素虛弱，初則隨氣下陷而血下行，繼則血盡而氣亦盡，故令衰敗至此其極也。無他，血脫者必益氣，今惟大劑參力以回元氣為急。」

藥用白朮三錢，以扶其脾；山萸三錢，以養其肝；黃蓍五錢，以固其氣；當歸、熟地各三錢，以養陰血；陳皮、甘草少許，以和中；升麻、柴胡各七八分，以提其下陷之氣；黑薑一錢，入血以生血；附子二錢，回元陽以行參、蓍之功；人參則每劑或一兩，或二兩，隨時相勢加減。如此重劑，每日二劑，服二十日而脈漸有回機，人亦漸有起色。真所謂人參多服，回元氣於無何有之鄉也。再除去升、柴，加重熟地，每日一劑。

汪君日生問余：「此證需參若干方得收功？」余曰：「須參十斤方可收功。」此後每日兩餘，日服不斷，已服至八斤，人漸旺矣。不意遇事惱怒，忽又大復，血又脫下，病勢又幾幾如前矣。幸脈有根氣，不似前番欲離欲絕之狀。又如前方加枸杞，每日藥二劑，參二兩，此外仍服獨參湯。又漸漸有起色，余笑語日兄曰：「弟前言須參十斤，由今觀之，猶是木匠打半料也，看此光景，正要二十斤參方得收功也。」由是為製丸方，煎、丸並用，服藥半年，服參果至十八九斤方得收全功。

收功之後，猶輕劑調理，其時無有他患，惟是大病之後，微覺倦怠。每日仍用附子錢許，人參或三錢或五錢。其兩令親翁家各薦一醫至，其一猶云：「虧了前番如此重

劑參、蓍、朮、附，方有今日。」其一云：「此軟倦是火。」或問：「如何是火？」答云：「如鐵一般，鐵本硬，入火燒則軟，故病人有火方軟倦，切不可太補了，要清補兼施。」舉方用麥冬七分，貝母七分，花粉八分，元參八分，百合八分，穀芽六分，茯苓六分，陳皮五分，甘草二分，鱉甲八分，生地八分，丹皮六分，人參一錢。幸本家多明者，將此方一笑置之。

余與日兄笑曰：「彼以有火則人軟，故用此清涼藥治之使硬也，若從前用此清涼藥，則固久已硬矣。」

血 箭

一僕婦年三十餘，素無病。忽左腳肚作癢，以指抓之，毛孔內鮮血一線流出，直射四五尺遠，以樽盛之，血流盈樽。又換一大碗盛之，血又盈碗，遂昏暈仆地，其夫急奔求救。余曰：「此血箭也。」

令將百草霜厚掩患處，以布物緊縛住。予補中益氣湯一劑，內用參、蓍各三錢，加炒焦黃連三分，生地二錢，白芍一錢五分，灌下，人漸蘇，血頓止。再劑痊癒。

崩 漏

癸亥臘月廿四日，入郡往候本學許老師，乘便囑為許師母診視，脈沉澀而遲，素有崩漏之證。楚謹告之曰：「此氣血兩虧，大虛寒之證也。只宜溫補，俾得春生之象，則氣暖陽回，乃能噓血歸經，不可執熱則流通之說，恣用涼血等藥。若用寒涼，不惟脾胃益弱，不能進食，且使敗血凝結，暫時停止。不逾時而氣益衰敗，沖突而出，

如拳如塊，爾時益難為力矣。況熱則流通之說，俗解大謬。流通者，流通於經絡之中，非流通使下行也。蓋血隨氣而行，氣旺則周流不息，血即隨之而周行於身。故欲止崩漏，當使血歸經，欲血歸經，當先補氣。氣屬陽，得溫暖則陽回氣旺，故曰熱則流通。若氣虛而寒則凝澀矣，凝澀則不能流行周身，而涓涓不斷，成漏下之證矣，此證所以當用溫補也。」

遂定方，用：附子、黑薑各四分，白朮一錢，黃蓍、人參各二錢，當歸一錢五分，山萸、枸杞各一錢，炙甘草三分，陳皮五分。遂別歸。私擬其必然畏附子不肯信用。次年正月初二日，師尊特專人持簡見召。次日即往拜節，一見稱謝不已。云歲內照方服二劑，久遠之崩漏立止。因卒歲匆冗，未再服，昨又微下。

復診之，脈稍有神，照前方，將附子、黑薑各加至六分，蓍、朮俱加重，外加棗仁一錢，制香附五分，阿膠八分。服藥半月而宿疾痊癒，飲食倍增，精神倍旺。素常唇舌乾燥，服薑附後，唇舌俱潤，件件勝前。

設照時俗一味用涼血之藥，則病方肅殺，而藥又肅殺之。虛寒之證，寧有癒時哉？此本東垣先生之治法耳，不知者又議為好用溫補矣。

胎　動

一女人體極虛弱，懷孕已七個月，忽然胎動不安，腳腹痛極，手不可近。初服養血安胎藥一劑，胎動如前。

余細一診之，六脈俱極弱，惟左關脈較諸部為弦數，斷為肝經血熱，用柴胡、黃芩、黑梔子、丹皮、赤芍、小——

生地、白芍、茯苓。服一劑，遂安靜如初，腹亦不痛。

熱入血室

一呈坎羅氏女，為錫卤家嫂之侄女也。庚申年十八歲，未出室。秋月患病十餘日，終日見鬼，所說皆鬼話，夜則尤甚，徹夜不睡，晝亦不食。其家畏甚，謂有鬼祟憑之。初延他醫視之，謂是心事抑鬱而成，用開鬱藥不效。嗣又云是心神不安，用棗仁、遠志、茯神之類，又不應。嗣又云是痰與火，用半夏、膽星、川連之類，又不應，始迎余治之。

余診其脈，惟兩關脈沉數。余問其家人：「起病之初，可是感寒發熱頭痛起否？」答云：「是感寒起。」余又問：「感寒發熱之時，可遇月信至否？」答云：「正是。」余又問：「月信至，可是一日或半日即忽止否？」答云：「往常每五日方盡，今只日半就止了。」余曰：「此熱入血室證也，極易好。」用小柴胡湯去人參，加當歸、丹皮、桃仁、生地、紅花、牛膝、木通。病者診後，愈添說鬼，竟自作鬼語，恰似有鬼附之而然者，其家畏甚。余囑無畏，但服我藥，鬼自退，日服一劑，不要間斷，自然漸輕，至月信復行則痊癒矣。服藥四劑，果然不甚說鬼。服十餘劑後，經水復行而前病頓失矣。

寒入血室

辛未春，潛口同學兄汪君起坦之次令媳，病甚奇怪。每日間屢發寒戰，發時揚手擲足，渾身顛簸，身體憑空跳起一二尺高。前醫或用發散，或用養血，藥俱不效，計已

七八日矣，始邀余為診之。

右脈略有一線，左脈全無，視其面色如平常時，舌色微白，問其病狀，應對清悉，精神爽朗。余語起兄曰：「此病無脈，然卻不死，不必急，待吾細細思索。此刻入郡應朱太守之召，倉卒間恐用藥不當，待吾坐轎中，細想其理，明日仍不來，後日準來，定有良法，今且停藥勿亂服。」即別去，坐在轎中暗自揣摩：觀其病容，斷然無恙，何故竟無脈？已經幾日，此必為寒所束而筋脈不舒，故脈不出而戰慄跳動也。肝主筋，又主驚駭，又係左手無脈，此皆肝臟所主之病無疑，必由肝經受寒而然。傷寒書有熱入血室一證，既有熱入血室之證，又豈無寒入血室之證？古人往往只說一半，後之明者自可悟其全，如東垣云氣有餘便屬火，後人因悟氣不足便屬寒。

夫熱入血室者，病由三陽經入，雖受寒亦為熱病，故謂之熱入血室。血室者，肝也，由月信行時，熱邪乘之而入也。此疑其為寒入血室者，原無外感三陽之證，想亦由月信行時，血室正虛，寒氣客之，肝臟有寒，鬱閉不得出，所以筋脈收束而戰慄驚跳也。彼之熱入者，涼以解之，則此寒入者，自當溫以舒之也。

揣摩既定，如約往視之，脈病俱如前。余問：「此證初起時，可是月信行後起否？」答云：「正是。」余笑曰：「得之矣。」遂舉方，用肉桂一錢五分，溫逐肝經之寒；用柴胡一錢，疏通肝氣；用當歸二錢、川芎八分，助肝經之血；用丹參八分，去污生新；用吳萸三四分，引藥入肝；用天麻八分，搜肝經之餘邪。止此數味，服下一劑，是日便安靜熟睡，絕不戰跳矣。十日之奇病，一劑立

癒。次日復為診之，脈已出，只予養血藥一劑，竟可勿藥矣。起兄笑謂余曰：「此證奇，而用此藥亦奇，只一劑便癒尤奇，不謂吾兄遂奇至此也！」

産後（6例）

1. 一侄媳，為岑山程友石翁令愛，南吉舍弟之媳也，禀質本弱。庚申年十九歲，初受胎，未產之先，已咳嗽月餘，迨冬初生一女，第三日即發熱。延醫治之，謂是風寒，遂用羌活、防風、前胡之類，服之熱愈甚，乃囑余診之。

余曰：「此虛極也。體質本虛，又新產後氣血盡耗，安得不加虛？」今日本當即用參，奈俗見必不信心，姑予養血二劑，用：當歸三錢，熟地二錢，川芎五分，杜仲、續斷、枸杞、丹皮、牛膝各一錢，茯苓八分，陳皮五分，甘草四分。服二劑，熱退，但嗽仍未減。再為診之，原方去陳皮，換橘紅，加參八分，黃蓍一錢。正定方時，母家探望人至，極言當慎重之意，仁夫家兄因向余商之云：「侄媳之恙，今藉弟力得安矣，然彼母家不知今日之得安，而但知日前之凶危，是以彷徨。彼又不知吾弟之善醫有效，而但議吾客之吝費不肯延醫，今與弟商，莫若延一醫以應故事。」余曰：「自當如是。」

是日接某先生至，亦云血虛，但因其六七日未大便，遂用枳殼，因嗽遂用桑皮、杏仁，其家問：「可用得人參否？」某先生答云：「尚嗽，未可用參。」是夜服彼藥，不安之極，仍舊大發熱，嗽更加。

次早仁夫家兄俱以告余，余曰：「吾早知此藥之不安

也，昨不用參，已不可矣。而又用桑皮、杏仁、枳殼瀉肺
下氣之物，宜乎增劇也。彼謂嗽不宜用參，吾正欲以參治
嗽，此嗽蓋肺虛也。產後不大便，屬血少，惟重用歸、
地，自然大便，何可用枳殼？今當於昨藥內，擇去枳殼、
桑皮、杏仁，加當歸二倍，熟地二錢，人參、黃蓍各一
錢。」依言服下一劑，是夜熱嗽俱減，更加重黃蓍，服二
三劑，熱退嗽止，大便如常，飲食多進。仍照方多服十餘
劑而康復。

2. 一表妹，塘貝程睿生家母舅之女，適過塘塢汪宅。
庚申年秋杪，常時咳嗽。冬月生產，產後第三日即發熱。
初係專門女科醫，藥用前胡、柴胡、杏仁、貝母、益母、
澤蘭、歸尾、棗仁，服藥一劑，是夜熱甚，發狂擾亂，一
夜不安。次日接附近醫士治之，醫知有側室，遂云此惱怒
傷肝，而微帶驚風證也，當開鬱發散，一絲補藥不可用。
前藥有棗仁屬補，故發狂。其藥用枳殼、前胡、防風、香
附、澤蘭、紅花、牛膝、桑皮，服後雖不復發狂，而一連
三晝夜發熱不退，其熱如炭火，飲食不進。家舅母在女
家，見病勢可畏，乃囑其家迎余。

余往視之，脈洪大不實，雖云產後脈洪大者死，然亡
血虛家，又兼大發熱，多有此脈，亦未可斷為死證。余告
其翁曰：「產後大熱，皆屬血虛。前藥俱作風治，是以增
劇，若再服風藥，命不可保矣。」其翁曰：「產後就是
虛，卻又補不得，奈何？」余問：「誰云補不得？」其翁
俱述前醫之言，余笑曰：「女科藥內，只參入棗仁一味補
藥，所以發狂。我方內件件用補，自然不發狂。」

此翁默然良久。余思俗迷難破，若遽用參，彼必畏若砒霜，斷不予服，反誤此命矣。姑重用養血藥，使熱少退，待彼見有效驗，自然依用。遂定方用：當歸三錢，熟地二錢，黃耆一錢五分，生甘草五分，沙參七分，棗仁一錢，五味子二分，龜板一錢五分，牛膝、杜仲各一錢，加龍眼二個。方雖定，余不行醫，未曾備藥，彼宅自買藥四劑歸。余將四劑藥內，擇切要者，並作二劑，粗者去之，令其煎服。服二劑後，熱退嗽止矣。

彼家謂病已去了，不必服藥，遂停止三日不服藥，依舊發熱咳嗽，乃復接余。余再欲加參，彼家執為產後服不得參。余思此不可以理喻，遂以利害之言激之，翁始轉念，聽余用參。余亦不敢用多，多則彼又畏，只用八分，余別去，畢竟只用五分。

服藥之後，一家驚惶，鄰人皆代擔心。其翁坐守堂前，恐產婦發狂，坐至三更，絕不聞產婦消息。房中丫環出，詢之，乃知服藥後睡不曾醒。候至四更，丫環出房取火，詢之，云：「方醒，要吃粥。」又問：「發熱何如？」曰：「退了。」其翁始放心歸房寢。連服四劑而安。舅母恐其家終吝不肯用參，乃迎來塘貝，服參調理月餘，而後送歸。若依俗見產後不用參，又送此一命矣。

3. 庚申十一月，玉孚弟家內一僕婦，產後三日即發熱。時醫輒以風治之，熱更甚，又復出汗，至第七日則漸昏沉，腦內空虛，發暈不省人事。以飲湯灌入口，逾時仍在口內，不知吞咽，仍請前醫治之。前醫無措，不知為風、為寒、為虛、為熱，玉孚弟曰：「產後想必虛了，可

用得人參否？」醫者曰：「人說產後吃不得參，我何敢用？姑用三四厘試看。」噫！如此議論，如此見識，如此治法，居然以醫業養家，天下事豈可問哉？

玉孚弟初以婢婦褻余為嫌，故不浼余診視，今見勢局危急，不得已邀余視之。見病者頭用厚綿物捆縛，體熱如燔炭，飲食不進，脈浮洪無根，虛極故也。乃令用人參、當歸各三錢，熟地二錢，杜仲、牛膝、棗仁各一錢，續斷、丹參、白尤各八分，川芎五分。煎服一劑，半夜熱即退，人事遂清爽，進粥食。次日減參一錢，服數劑頓癒。

從前熱極危急之時，穢污止絕不通，今得補養，氣血稍旺，污血復行，血行數日，不復服藥，畢竟體虛未復元，又微發暈。病婦之公乃創議曰：「此產後病，必要得專門女科治之方好。」玉孚怒甚，聽彼自延醫治，其公果迎專門女科至。診脈後，但云內中有個病兒，人卻不知，究問其何病，又必不說，並不立方，只隨手撮藥，其藥則香附、澤蘭、益母、桃仁、厚朴、枳殼、山楂、麥芽、歸尾，不知此等秘藥醫何秘病。技既不精，心復不良，哄誘愚夫愚婦，其可恨也！

僕婦之公，捧藥如珍，急令煎服。初劑服後，已覺不安，未至過甚。次劑服下，元氣盡為逐散，一暈不回，汗出不止，僅存一絲之氣矣。

時玉孚弟與余同在溪南，其家人急急奔告云：某此刻氣絕，速尋歸家，為彼買棺木。玉孚弟先歸，余囑之曰：「爾歸看此婢，若已氣絕則亦已矣，若未斷氣，仍照余前方，重用參三五錢救之，不可照依彼輩見識。人無論貴賤，性命相同。」

　　玉孚弟應諾，歸來見婢婦尚未氣絕，遂以前方備藥一劑，用參五錢灌下。是夜復活，連進粥食，暈止汗斂，熱退神清。次日用參三錢，連服五劑而起於床。

　　4.岑山程友石翁之令媳，於壬戌年三月內生產，產後第三日即發熱。延專門女科視之，用防風、前胡、蘇葉、香附、澤蘭、益母、貝母、甘草、川芎、桃仁，服之熱愈甚。至第七日，又加以發冷。女科於前方內又加消導藥，汗出淋漓，心慌發暈。復延女科，謂有風寒。

　　至第十四日，病勢益危矣，乃迎余視之。脈浮而微，囑令急急用參。友者曰：「前女科云，服不得參，恐補住血不行。」余曰：「彼恐用參補住血，我要用參先補住人。且補得住有個人在，再論人身中之血。況彼用參要補住血，我用參卻又能行血。」問：「何以故？」余曰：「此確論，非戲言也。蓋血少氣衰則凝滯不行，補之使血氣充足，自然流通。故用參則血阻者反行，斷無補住之理。謂用參而補住不行者，乃俗見相沿，不可聽也。且如令媳產後至今，未用一厘人參，該不補住血。如何日內血路斷絕，點滴俱無？」試遣婢問之，果然。始信余用藥。

　　余曰：「今且用參一錢，多則又畏，俟無害而有驗，再加可也。」遂定方，用：人參一錢，熟地、當歸各二錢，杜仲、棗仁各一錢，白朮、續斷各八分，甘草五分，五味子二分，服二劑而汗斂熱減，不復發暈，能進粥食。再照前方加參一錢，又服四劑，汗全止，穢污果復行。但每日午後即覺背上惡寒，漸四肢冷，一身寒戰，隨復發熱。余謂：「背者，諸陽往來之道路，背惡寒，則陽氣衰

微可知。」前方內加薑、附各四分。一劑如神,寒戰頓止。多服十餘劑,並熱盡退,飲食多進,調理平復矣。

滿月後十餘日,不復服藥,食後惱怒,停滯嘔吐,胸腹脹悶,遇食即吐,復發寒熱。迎就近醫家治之,云要退熱消食,用柴胡、神麴、山楂、厚朴、枳殼、麥芽、陳皮、香附。服之愈劇,復迎增減,出余前方示之,醫大驚曰:「產後如何用得此種藥,此命休矣!我不便用藥,仍請原經手治之。」其家聞言,驚懼無措,果立遣價來迎余。余適遠出,使歸,復連夜遣,至次日黎明即促余往。余揣度不知如何危急,及至診脈,脈勝於前,絕無危狀。其家諸女流皆環立床後及兩側,擔心竊聽,意余診後,亦必謂凶險不治矣。余不知其故,據脈直告曰:「無恙。」其家猶不信,再四盤問。余曰:「脈不過一味虛,並無前番欲離欲絕之狀。即云停滯,只一培補中氣,有食自消,何必如此彷徨?」其家驚心稍定。

石老以前醫之方示余,余曰:「彼用藥退熱消食寬脹,件件是矣,但此熱非柴胡所能退,此滯非楂、麴所能消,此脹非枳、朴所能寬,何也?此方為實者設也,施之如此虛人,如抱薪救火矣。如此虛人而恣行消導,恐食滯未消,而正氣先消。況食後即吐,則食已吐出,腹中之停滯猶有幾何?其腹之脹乃虛膨耳。」余仍照前方,用參、蓍各二錢,歸、朮各一錢,去熟地,加黑薑、肉桂、半夏、神麴、木香。服一劑,嘔吐止,能進食。服二劑,腹脹寬,寒熱退。再去木香、神麴,加熟地、山萸、枸杞,調理十餘劑而痊癒。

越二十日後,又吃生冷水果,致腹脹不能飲食。又照

前方去地黃,加木香,服又隨癒。再為立丸方用:八味丸加當歸、杜仲、續斷、枸杞、川芎、人參、黃蓍。日服丸藥調理復元,至秋後丸藥服畢,久斷不曾服藥。又覺惡寒發熱,虛火上炎。有某名醫在其宅中,邀診之,云有火,當用清涼,友老出余前諸方示之云:「從前發熱,是此種藥醫好。」名醫聞是此種藥醫好,方不吐罵,但執方熟視,再四躊躇云:「如此熱病,用此熱藥,反好了?這也奇,不可解。」噫!「甘溫除大熱」,前賢東垣之言也,而名醫以為奇而不可解,是真不可解矣。後復迎余,仍用前方,略出入加減而癒。

5. 壬戌五月,汪右老一僕婦,盛使得兒之妻,產後發熱頭痛,曾乘便為一診之。余曰:「他證產後發熱,皆屬血虛,此獨確乎微冒風寒。然產後一切風寒,皆以末治之,不可純用解表藥。」為舉方用:當歸、熟地、黃蓍、茯苓、川芎、陳皮、甘草、柴胡、紫蘇、黑薑。彼以方予醫者看,云有風寒自然要發散,不可用補藥。遂用羌活、防風、前胡之類,熱更甚,則云仍有風未盡,又用疏散藥,更加發熱出汗,腹中脹悶,穢污不行矣。又一醫,見腹脹悶,遂云有食滯,藥用前胡、防風、柴胡、厚朴、山楂、神麴、麥芽、香附、澤蘭、川芎。服二劑,前症更增,汗出如水,兩耳俱聾,又大便不禁,一日夜五六十回,瀉清水。

始持前諸方謂余曰:「服此藥許多,熱總不退。」余笑曰:「索性再服一二劑,熱必退矣。」問:「何以故?」余曰:「再一二劑必死,人死熱豈不退?」聞者大

笑。余為定方，用參一錢，黃耆三錢，當歸、熟地各二錢，白朮一錢五分，炙甘草、陳皮各五分，棗仁一錢，五味子二十粒，附子八分。或見用附子而疑之，余曰：「此大便不禁，非獨氣虛下脫，兼腎氣欲絕也，故非附子不可，即單用參、朮，亦不能固其瀉也。」遂將藥煎服。方服畢，適鄰家有接專門女科者，病者之母喜甚，謂是天從人願，忙接來一看。醫者立案云：驚風而兼漏底，耳閉為最重之證，斷乎不治。其方則秦艽、天麻、僵蠶、鈎藤、神麴、貝母、花粉、益母草。其母告以才服過人參藥一劑，女科大駭曰：「此病或還可救，吃了人參再救不得了。」其母深信其言，痛哭流涕，追悔莫及。

余適以他事往晤右老，其使又從旁涕泣而請，仍求相公再為看脈。右兄怒叱之曰：「爾不信吳相公之言，雜投致死，看亦何用？」余亦竊怪其信任不專，而心下又覺不忍，仍為視之。脈微而無根，兩尺似有若無。余曰：「藥內急急用參五錢，庶猶可救。」其母忙應聲曰：「方才女科名醫云，吃了人參越不好。」余曰：「刻下若不重用參、附，今晚二更必發狂發躁，大汗一身而脫矣。」余遂速為備藥一劑，用：黃耆五錢，熟地三錢，當歸三錢，枸杞、杜仲各一錢，附子一錢。要用參五錢，想此輩素未服參，即減一半，用二錢半，亦可當他人五錢。再四叮囑，即刻煎服。余別去，藥雖煎成，仍不敢予服，總以女科之言膠固胸中。至二更時，病人果然汗出如泉湧，狂躁異常，人事大亂，氣幾欲絕，余言驗矣。

情急之極，方將參藥灌下，少頃即定，旋即睡熟，睡至五更後方醒。大便即止，汗亦少，熱退大半，始將復渣

藥煎服。次日又來索藥，照舊再予一劑，參、附俱同前數。服後熱全退，汗全斂，可進粥食。仍照前藥連服四劑，神氣漸旺，污穢復行。嗣後再稍減輕，只用人參一錢五分，黃耆二錢，附子五分，當歸、熟地各錢半，枸杞、白朮、杜仲、續斷各一錢，甘草三分，陳皮五分，龍眼三枚。服二十餘劑而復元。

余遍閱前賢所著諸方書，產後無一方不用人參。其產後眩暈一條，首方是獨參湯，用人參一二兩。不知何人作俑，創為產後不可服參之說，致愚夫愚婦及一切庸醫皆奉為至言，動以此語相戒，乃至專門女科，亦為此語。流俗以為此說出自專家，必然不差，遂堅聽而信任之。目擊許多產後女人，發熱出汗，眩暈泄瀉，真氣將絕之候，必不用分毫人參，安心坐視其死而莫之救，真可哀乎！

6. 舍妹適岩鎮汪宅，妹丈字弘士，壬戌年五月已上漢矣。至臘月初六日，舍妹分娩。余知其體素虛極，即備參餌及養血藥予服十餘日，而產後發熱眩暈等症俱癒矣。癒後有七八日未服藥，至二十六日忽腹痛，二便脹墜，欲出不出。接近鄰專門女科治之，云食滯氣滯，且有火。藥用厚朴、枳殼、山楂、麥芽、神麴、香附、花粉、黃芩、山梔。且再四戒之曰：「有火，萬萬不可服參。」將藥煎服，服下隨即吐出。復向女科詢之，云是氣滯，不過膈，再加萊菔子於復渣藥內煎服，服後未吐，少頃大瀉。自瀉之後，二便不復禁止矣。竟不分次數，亦不分清濁，前後俱是清水，長流不止，一晝夜下水三四桶。

次日下午始遣婢迎余。婢亦不言如此凶狀，只云昨日

停滯作瀉。余思停滯病輕，對門有藥鋪，時日將暮，故不帶藥。比至診其脈，六脈俱伏，舌色純黑。余大駭曰：「此中寒證也，奈何云是停滯？」索前方，見有黃芩、山梔、萊菔子、枳、朴之類，不覺頓足叫冤。問：「吐否？」云：「熱水到口即吐，不能下腹。」余惶懼之至，急向鋪中覓附子，竟不可得。費盡氣力，向友人處借得制附一錢，殊不濟事，加乾薑、丁香、白朮、黃蓍等味，又只有人參二錢，權令煎服。夜暮且歸，次早攜生附子及諸藥物復往視之。

　　臨行細思，如此凶證，又誤服女科寒涼破氣之藥，難望回生。因作一札，邀余迪茲先生同視之。蒙迪翁即命輿至鎮，見兩手脈絲毫無有，又且二便失守，又服反藥，又陰寒拒格，藥不能入腹，深為驚慮。云此是寒證中第一危證，似難復起矣。若在他處，亦不復用藥，以余素知，勉用理中湯，用生附子二錢，人參五錢，加黃蓍五錢，丁香一錢，桑螵蛸二錢，以收攝腎氣。其用生附及諸藥，皆余悉知，而加桑螵蛸則迪翁手眼高出等倫也，余深佩服，謂迪翁曰：「舍妹之恙，固知萬分沉重矣。然其死生關係，只在今晚，愚意此藥備三劑，每劑用生附二錢，人參五錢，盡今夜服到天明，倘到腹不吐，二便稍止，或有生機亦未可知。當此危急之時，不得不用破釜沉舟之法。」迪翁稱善，照數存藥三劑，共備人參一兩五錢，急命煎服。余囑令初劑少少咽下，漸次漬下，只要服得半劑下肚，便可頓服，不怕復吐矣。別去。

　　次早廿九，即歲除矣。黎明往視之，一入門便問：「服藥吐否？」答云：「初服藥仍吐二三回，約吐去半

帖，其餘皆服下不吐矣。」余已心喜，及診脈兩手俱微出，不覺大喜曰：「恭賀吾妹，得再生矣！」舌黑退去大半，口亦不復作乾，腹痛亦減大半，二便俱止。

余仍照前方倍白朮，加肉果、半夏，仍予藥四劑，存作兩日服。每日仍服二劑，每劑仍用生附子二錢，人參五錢。次日歲朝，不便往看。至新正初二日往視之，則能坐起床上吃粥，脈已全起，舌黑盡退，腹不痛。仍照前方去桑螵蛸，予藥四劑。每劑用參三錢，制附子一錢五分，每日仍服二劑。初四，再只每日服一劑，用參四錢，制附二錢。服六日，再減至參三錢，制附子一錢，炮薑五分，加當歸、熟地、山萸、枸杞、杜仲。服至五十日而後能起於床。共計服過人參二十四兩，附子十二個，重一斤。皆由女科寒涼破氣一劑害之也，否則斷不至如此之危，用參、附亦不至如此之多。設余不自知醫，頓被活送一命。今雖救得活，亦被害去參餌五十餘金矣。用藥可不慎哉？在產後尤不可不慎也。

陰虛喉痛

汪雅三兄，戊午秋後自真州歸里，抱恙已久。喉痛，潮熱，食少肌瘦，面色青黑。就醫治之，謂是陰虛有火，藥用黃柏、知母、黑參、丹皮、地骨皮、百合、貝母、麥冬、天冬等項，服之不效。余勸其當用參，渠不信，質之名醫，亦嚴戒其勿用。服前藥數月，終不效。

至次年正月半後，相聚於水香園，見其形色更加慘淡。為診其脈，沉細緩弱，力勸之曰：「喉痛非肺火也，乃陰火上沖耳。陽火一清便退，陰火愈清愈起。醫家皆知

尊恙為陰虛矣，虛則當補，今不用補而但曰滋陰，吾未見既虛之陰，能滋之使生也？何柏齋云：虛之甚者，真氣已虧。寒潤之藥，豈能使之化為精血，以補其虛乎？故知黃柏、知母之類，皆不能化精血以補虛，且寒涼之性下注，則下元愈虛。火邪為寒所逼而上行，則上焦復熱愈甚。是則以寒涼藥滋陰，非徒無益而又害之也。今尊恙必須用參之力厚者以助元氣，再佐以養陰之藥，則參能挾陰分之藥以生陰，陰生則火自降。今醫家謂參不可用者，恐動肺火耳。愚意用參則用秋石數分，引之直下，不使留滯上焦，則下焦之真陰自生，而肺部又得清寧，豈不甚善？」

　　雅三兄頓悟。余為舉方，姑用人參五分，重用生地二錢，餘則丹皮、牛膝、當歸、白芍、茯苓、扁豆、山藥，加秋石三分。服二劑，覺喉痛少減。再用人參八分，余照前藥，又服四劑，而喉痛全卻矣。嗣照前方加蓍、朮，用參一錢，生地易為熟地，服一月而飲食倍常，面色開而肌肉長。病癒後，仍連舉二令郎。

胸脅痛

　　族叔字次木，患胸脅痛。素信服某名醫，藥用黃連、青皮、香附、紅麴、蘇子、旋覆花、貝母、花粉等項，愈服愈痛。然必以為名醫之藥不可移易。服之數月，痛益甚，而又加以嘔吐清水。

　　時壬戌三月，偶在郡同寓所，見彼病狀，勸之曰：「胃氣寒矣，苦寒破氣之藥萬不可再服。」彼猶不信，日服前藥不斷。其尊人亦謂名醫是王道藥，故無近功。服至冬月，約服過數百劑，不惟無效，病益增劇，其痛不可

忍，夜不能臥，始就余診之。脈遲數不調，口舌作乾，細
詢其痛處，乃在左乳下。余又問：「饑飽時痛何如？痛時
手可按否？」答云：「痛時喜手按，饑則痛，食後痛
止。」余曰：「脈遲數不調，則其數為虛數，非火也；口
舌作乾，乃氣虛無津液，亦非火也。痛而手不可近者，屬
實；痛而喜手按者，屬虛。食後痛增者，屬實；食後痛減
者，屬虛。且痛在左乳下，痛時跳動。經云：胃之大絡，
名曰虛裏，貫膈絡肺，出於左乳下，其動應衣，宗氣泄
也。此痛為胃氣大虛之證，寒涼破氣，正的對之仇敵，奈
何尊之為王道而服之經年不輟乎？」

余為定方，用人參、黃蓍以助氣，用白朮、半夏以養
胃，用炮薑、肉桂以溫中。蓋寒則凝，溫則行，且救其從
前寒胃之過也。少加香附、白蔻以快氣。服一劑而痛減，
服三四劑而痛止矣。

痛既止矣，某猶戒之曰：「人參藥不可妄服。」至次
年三月，其症又發。余自旌邑應歲試歸，甫入門，即來索
診。口渴甚，小便過多，乃氣虛之極，仍照前方，倍參、
蓍，加熟地、山萸以養腎氣，一劑痛頓止。嗣後凡辛苦勞
碌，痛即發，照前藥服下立止。於是信心多服，並合丸藥
而痊癒。

尾閭痛

辛酉歲杪，潭渡黃耿士兄令堂，患尾閭骨痛。時年七
十有二，其痛不可忍，已經三四日，服藥不效，乃迎余治
之。

診其脈沉遲細澀，問日前所服何藥？答曰：「某先生

云是血虛，用當歸、地黃、川芎、白芍、杜仲、續斷、牛膝等藥。又云諸痛不可補氣，故囑且緩，不可用參。」余曰：「年高血虛枯澀，固不待言，然脈更沉遲，其痛又在督脈之根，督脈屬陽，則陽分更虛，陽虛而單用陰藥，陰藥凝滯，何能達於痛所？又何力回其真陽？」

余為定方，用鹿角膠三錢，以補督脈為主藥；人參二錢，附子五分，溫下元而宣陽氣；再用當歸二錢，熟地三錢，山萸、枸杞、杜仲、續斷、牛膝、五加皮各一錢，以補髓養血。囑令藥煎熟時，加苦酒少許以行血脈。服一劑而痛小減，服二劑而痛大減，服三劑而痛全止，行坐如常。

腹 痛

壬戌六月，潛口一女人，年五十一歲。患腹痛，或以為食滯，或以為氣滯，用消導藥不效，用行氣藥亦不效。其痛不可忍，已經數日痛無休止，漸至作嘔。乃侄汪夙上兄，邀為視之。

診其脈兩關弦澀而遲，問：「腹痛喜按否？」曰：「手不可近。」余曰：「此蓄積污血在腹也，須大下之。」用大黃二錢，川芎五分，桃仁一錢五分，紅花七分，歸尾一錢。計血因寒而後凝，況脈兼遲，必須溫之方行，用薑、桂各五分。又思痛經八日，飲食不進，胃氣必傷，用下藥恐重傷胃氣，乃加白朮、茯苓、半夏以和胃止嘔。作一大劑服下，果解出黑物若干，腹痛減半。次日病人精神如舊，稍進飲食。余曰：「去疾莫如盡。」仍用大黃三錢，余悉照前藥，再一劑。服下未幾，下黑血半淨桶，腹痛立止。

臂 痛

一同堂家嬸，岸先孺人，於甲子年十一月六十壽。正於壽日早起梳洗，忽而右手自肩膊至指尖痛法非常，不惟不能撐高垂低，並不能屈伸，肌肉上指彈不著，號呼哭泣，幾不欲生。群謂老人是血虛痛，余思血虛痛不應如是之驟，即痛亦不如是之甚。

診其脈，浮數而緊，斷為風寒無疑。用羌活、防風、秦艽、川芎、五加皮、桂枝、桑皮、當歸，服二劑，痛減十之三。再服二劑，痛減十之七，手能運動，再去羌活加黃耆，倍當歸，服四劑痊癒。

痞 塊

竭田兩女人，妯娌也，同就治於余。其一叔母年二十餘，虛損泄瀉，脈微無神，余謂此證神仙莫能療矣，勉強予藥二劑，瀉止，嗽減，熱退，其效如神，病家甚喜，余曰：「用對證藥，自無不效，奈真氣已絕，萬難復生。」後果不起。

其一伯母年三十餘，發熱出汗，不能進飲食，腹內右旁有一塊，六七寸長，如極大黃瓜直豎臍右邊，痛苦異常。痛時吸吸跳動，如有嘴在腹內亂咬，痛不可忍。小便少而澀，時作嘔吐，呻吟不已，備極苦狀來索診，時甲子十月也，其腹內之塊已經數年矣。

余診其脈，兩寸虛浮而數，其數為虛數也，病久且出汗，則虛矣。關尺俱沉細，此陰寒之真象也。閱其歷年所服諸煎丸方，非枳殼、厚朴、卜子、蘇子、三棱、莪朮一

切耗正氣之藥，即黃連、花粉、天冬、麥冬、丹皮、黑梔子一切寒涼敗胃之藥。余謂此證雖凶卻可治，不似令叔母之必不能救，但因從前誤服寒涼破氣藥，故令正氣漸虛，病日增劇耳。余用白朮、半夏、陳皮、炙甘草、炮薑以和中健胃，用肉桂、吳茰以治肝經之陰寒結塊，用川椒、胡蘆巴、附子以溫通腎臟。蓋肝腎同源，肝經有寒，腎經亦有寒。再用茯苓、澤瀉、車前子以利小便，使肝腎之寒邪從小便而去，加參蓍以輔正氣，退虛熱。

予藥四劑，女人不知他種藥性，但見用參便嚇云：「腹內有塊，恐服參補住不得消。」余曰：「正氣旺，邪氣自消，他人日用消藥，愈消愈長大愈堅固。余用補藥，愈補愈消，漸將化為烏有。」

越數日，復來就診，極稱感激。云服頭一劑更痛，服第二劑痛減，熱退汗斂。服過第三劑，痛全止，可食飯一碗，服盡四劑，其塊平下。再令多服十餘劑，其塊竟摸不著，小便利，飲食增，由是痊癒。

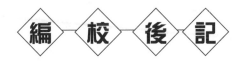

　　清·姚龍光說：「熟讀王叔和，不如臨證多。此
乃世醫欺人之悟，非確論也。心中無此理解，即臨證
百千仍屬茫然不悟。所以，多讀名賢專集爲第一
義。」

　　近期整理了幾本「名賢專集」，去年校注了《素
圃醫案》，現在又編校了這本《吳天士醫話醫案
集》。兩本書有一個共同點，即原作者鄭重光和吳天
士均可稱爲火神派前期的扶陽名家，其理論與臨床都
彰顯著鮮明的火神派風格。而我多年來一直在探討火
神派的學術思想，已經出了5本專著。

　　由是凡有關火神派的書籍、資料，我都有著濃厚
的興趣，竭力發掘出更深刻、更新穎的東西來。這即
是出版本書的初衷。

　　不同的是，《素圃醫案》屬於單純的校注，相對
簡單些。而本書則是編校，即對原書重新予以編輯校
注，這就不簡單了，因爲這裏有再創作的成分。要把
《醫驗錄》初集和二集綜合在一起，全盤打亂原來次
序，重新按病症編排起來，顯然要費事多了，至少要
比單純的校注複雜多了。但我們還是選擇了編校這種

費事的方法，理由是這麼好的東西不忍心讓其素面問世。

吳天士輯案未按前人醫案常規，分門別類加以編排，而以治驗先後爲序，編年紀案，各類病症混雜於一起，未免顯得斑駁，這就如同一塊璞玉，未經雕琢便拿了出來。由是我們以病症爲綱，合併同類項，將原書重新編排次序，以求條理清晰，利於研讀。再有，《醫驗錄》二集各案未立標題，我們據案意擬立了標題。應該說，這麼做都是很正常的。後人有責任整理前輩的東西，這是繼承中醫的十分重要的內涵，當然前提是忠於原著。

當年，清代王孟英的醫案就存在像《醫驗錄》之類的問題，竟然有陸士鄂、石念祖、盛增秀三位近現代名家各自操刀重新編排王氏醫案，結果先後出了3種版本的《王孟英醫案》，這種事恐怕還不止一宗。這樣說，無非證明我們這麼做是很正常的。由此深感中醫寶庫裏尚未發拙整理的東西還有好多，我輩當繼續努力。

還有，我們撰寫了一篇長文「吳天士學術思想探討」，較爲詳細地梳理了吳氏學術思想，以期拋磚引玉，增進讀者對本書的理解。毫無疑義，這同樣是很費力的事。一般而言，編校也好，校注也好，並未要求這麼做，市面上多少同類書也沒這麼做，嫌費事恐怕是主要原因。作爲火神派的傳承者，推出一本書，

就要對它進行研究，並把研究成果公布出來，與讀者分享，這是責任所在，否則似乎有偷懶之嫌。至於是否得當，還望高明賜教。

龍年新春，我已虛度66歲，夕陽無限好，壯心猶未已。不禁想起顧炎武贈送傅青主的一副名聯；「蒼龍日暮還行雨，老樹春深更著花。」今當用以自勉，老有所爲，老有所樂。

最後要感謝遼寧科學技術出版社的壽亞荷編輯，是她的眼光促成了本書的問世。還有澳洲道友趙效勤先生，是一位很有才氣的中醫，去年邀請我赴澳洲講學，我們交流甚洽，共同策劃編校了本書。我的弟子楊洪雲、聶晨旭、白龍、史瑞鋒、呂濤、車群、李昊、吳紅麗、王波等人，爲本書做了很多工作，在此一併表示感謝。

張存悌　壬辰年正月抄　於紫荊花苑

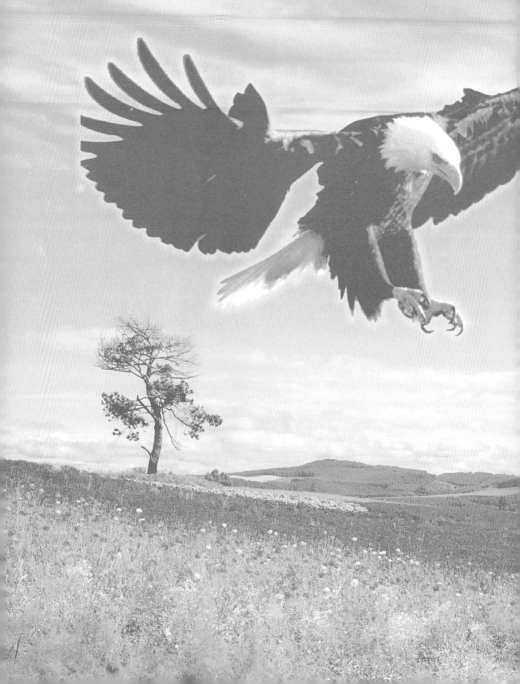

大展好書　好書大展
品嘗好書　冠群可期